DER ANTI-STRESS-PLAN

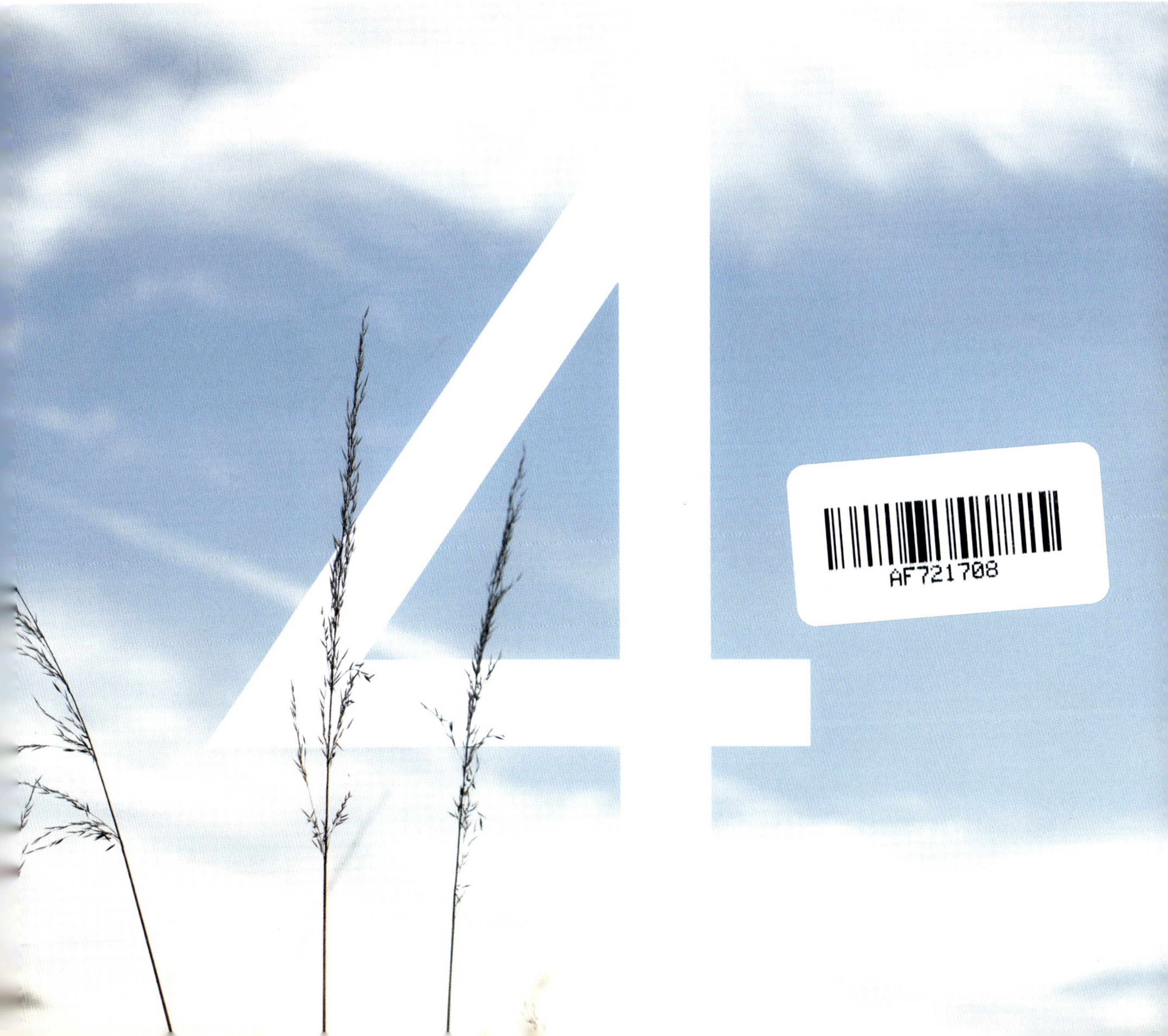

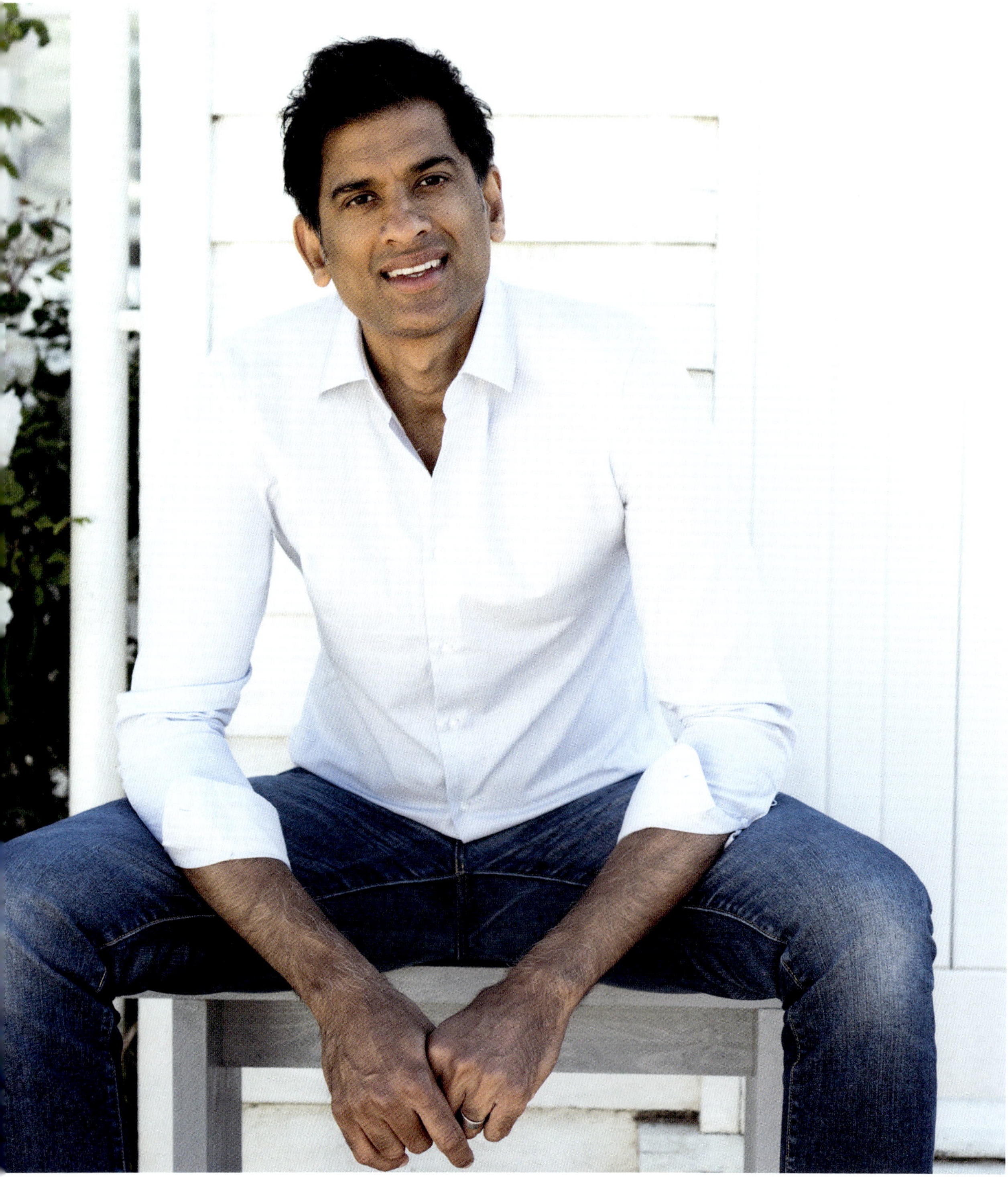

DR. RANGAN CHATTERJEE

DER ANTI-STRESS-PLAN

In 4 Schritten zu mehr Gelassenheit und Gesundheit

AUS DEM ENGLISCHEN VON IMKE BRODERSEN

FOTOS VON SUSAN BELL

GOLDMANN

Die englische Originalausgabe erschien 2018 unter dem Titel
»The Stress Solution« bei Penguin Life, Penguin Random House UK.

Dieses Buch ist auch als E-Book erhältlich.

MIX
Papier aus verantwortungsvollen Quellen
FSC® C106600

Verlagsgruppe Random House FSC® N001967

1. Auflage
Deutsche Erstausgabe Juni 2020

Umschlag: Uno Werbeagentur, München
Umschlagfotos: Susan Bell
Fotos: © Susan Bell 2018
Redaktion: Andrea Kalbe
Satz: Uhl + Massopust, Aalen
Druck und Bindung: DZS Grafik d. o. o., Ljubljana
Printed in Slovenia
CH · Herstellung: CF
ISBN 978-3-442-17870-4
www.goldmann-verlag.de

Besuchen Sie den Goldmann Verlag im Netz:

Für Vidhaata.

Danke, dass du auf dieser Reise bei mir bist.

INHALT

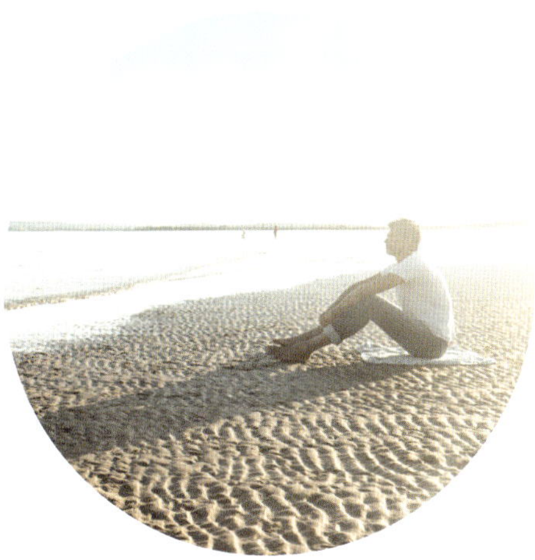
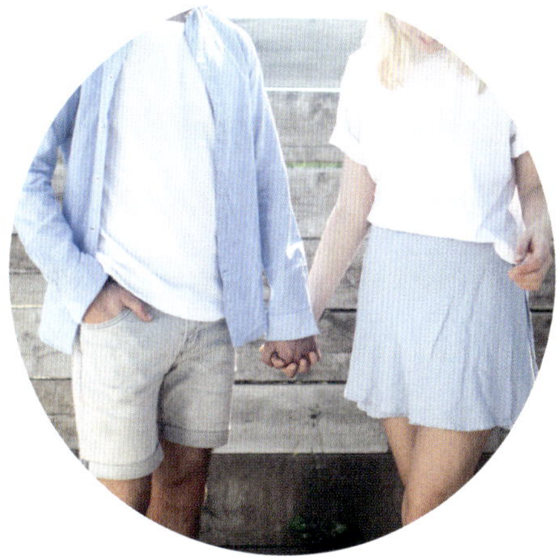
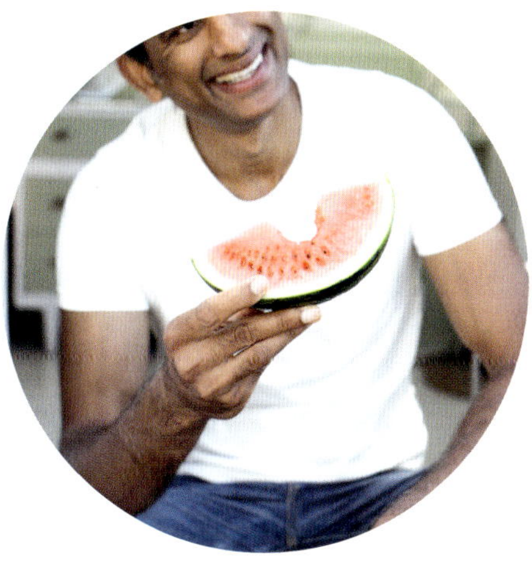
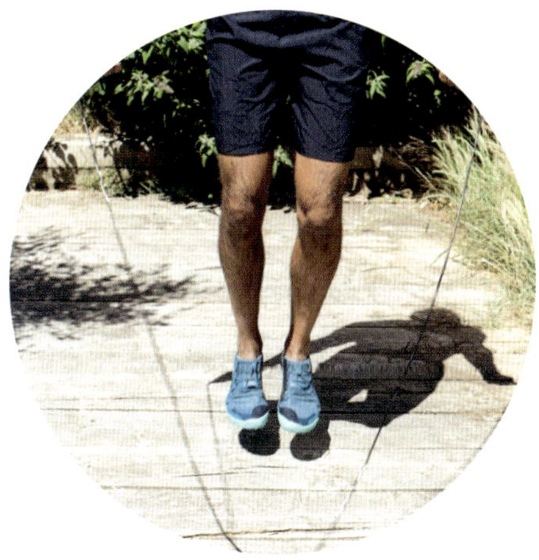

EINLEITUNG

Darf ich vorstellen? Das Kruschtelregal. Es hängt in meiner Küche. Wenn ich zur Tür hereinkomme, sehe ich drei tiefe Regalbretter, vollgestopft mit den Alltagsresten eines ganz normalen Familienlebens. Auf den ersten Blick entdecke ich einen Golfball, zwei Hammer, einen ganzen Stoß ungeöffneter Briefe, einen Reisepass, einen Fachartikel über Mitochondrien, der eigentlich in mein letztes Buch hätte einfließen sollen, was leider misslang, weil er hier herumflog, einen zerbrochenen Schraubendreher, zwei Taxiquittungen, eine Glühlampe (die noch funktioniert oder auch nicht), Spielfiguren von einem Brettspiel, einen Kinderhandschuh und eine Ladestation für eine elektrische Zahnbürste. Das Chaos in diesem Regal ist das kumulative Ergebnis diverser stressiger Momente im Alltag meiner jungen Familie, ab dem Moment, wo meine Tochter ihren Handschuh verlor, über den Augenblick, wo das Bild herunterfiel und ich zu viel um die Ohren hatte, um den Hammer wieder in den Keller zu bringen, bis hin zu dem Tag, wo ich erst auf den letzten Drücker zur Arbeit rannte und mir nicht mehr die Zeit nahm, den Mitochondrien-Artikel wieder in seinen Ordner zurückzustecken.

Das Kruschtelregal ist ein doppeltes Problem, denn es ist nicht nur ein *Ergebnis* von Stress, sondern es kann auch selbst Stress *erzeugen*. Praktisch alles darin hat das Potenzial, neue Ängste und neuen Frust zu schüren: Wenn wir ein Brettspiel auspacken und ein paar Teile fehlen; wenn wir loswollen und meine Tochter den zweiten Handschuh braucht; wenn die Zahnbürste versagt und wir das Ladegerät nicht finden; wenn wir zum Flughafen düsen und ein Pass unauffindbar ist. Schon der Anblick dieses Regals ist eine Stressquelle. Ich spüre seine tadelnden Blicke, wenn wir in der Küche essen, weil es unablässig an all das erinnert, was wir noch nicht erledigt haben. Obwohl es mir nicht ständig bewusst ist, funkt es meinem Gehirn ununterbrochen Informationen zu und beharrt überraschend nachdrücklich darauf, dass ich mein Leben nicht im Griff habe und dass es um mich herum Probleme gibt, derer ich nicht Herr werde.

Das ist ganz typisch für Alltagsstress. Seine pure Existenz hat die Macht, in unserem Leben, in der Psyche und im Körper neuen Stress zu erzeugen. Je mehr sich ansammelt, desto schlechter werden wir damit fertig und desto näher kommen wir der Schwelle, an der wir unser Leben einfach nicht mehr erfolgreich bewältigen. An diesem Punkt werden wir überempfindlich, aufbrausend, müde und irgendwann krank. Unter Stress kommt es leichter zu Zerwürfnissen, man stopft sich mit ungesundem Essen voll oder trinkt zu viel Alkohol, und in den Regalen sammeln sich Alltagsprobleme an, die im ungünstigsten Moment zur Lawine mutieren.

STRESS BLEIBT NICHT FOLGENLOS

Stress kann für die Gesundheit gravierende Langzeitfolgen haben. Im Übermaß trägt er zum Entstehen von Adipositas, Typ-2-Diabetes, Bluthochdruck, kardiovaskulären Erkrankungen, Schlaganfall und Alzheimer-Krankheit bei. Auch bei Schlafstörungen, Burnout und Autoimmunkrankheiten kommt Stress eine Schlüsselrolle zu, ebenso bei vielen psychischen Erkrankungen wie Angststörungen oder Depressionen.

Dennoch tun viele dieses Thema schulterzuckend ab. Obwohl wir Raubbau mit unserer Gesundheit treiben, glauben wir, dass wir ewig ungeschoren davonkommen. Aber das stimmt nicht. Ich habe tagtäglich mit Patienten zu tun, die sich durch Dauerstress sprichwörtlich ein frühes Grab schaufeln. Ein Wirtschaftsprüfer aus meinem Umfeld steht ständig unter Strom. Er schaltet niemals ab, und seine Frau macht sich schon Sorgen. Da er jedoch momentan keine schwerwiegenden Symptome hat, hört er weder auf sie noch auf mich. Er geht einfach davon aus, dass alles in Ordnung ist und der Stress ihm nicht schadet. Allerdings setzt ihm diese Lebensweise wahrscheinlich derart zu, dass ihm vermutlich schon in wenigen Jahren ein ernsthaftes Gesundheitsproblem droht.

Machen Sie sich nichts vor: Stress hat heutzutage epidemische Ausmaße angenommen und wird von der Weltgesundheitsorganisation (WHO) als »Seuche des 21. Jahrhunderts« eingestuft. Bis zu 80 Prozent aller Termine beim Allgemeinmediziner haben vermutlich in irgendeiner Form mit Stress zu tun. In diesem Buch will ich praktische Hinweise geben, wie Sie Ihr Leben stressärmer gestalten können. Vieles davon ist ganz einfach. Andere Maßnahmen kosten keine Viertelstunde pro Tag. Da ich erlebt habe, wie diese Methoden so vielen meiner Patienten helfen konnten, weiß ich, dass sie auch bei Ihnen wirken werden.

MSD: MIKROSTRESS IN FEINEN DOSEN

Ein vollkommen stressfreies Leben ist nicht möglich. Heutzutage ist Stress unvermeidbar. Tagtäglich werden wir mit Informationen überflutet, mit Arbeit überhäuft und überfordern unseren Körper mit Zucker, Alkohol und viel zu langem Sitzen. Der Druck auf den Einzelnen scheint unablässig zuzunehmen, während die Unterstützung immer mehr zurückgeht. Denken Sie nur an eine Urlaubsreise: Vor 20 Jahren wären Sie ins Reisebüro marschiert, hätten dort gebucht und keinerlei Scherereien gehabt. Heute machen viele alles selbst, und so ist es bei zahlreichen Dingen. Im Supermarkt ziehen wir selbst die Ware über das Band, den Computer bringen wir selbst wieder zum Laufen (oder auch nicht), indem wir in Onlineforen herumsuchen und endlose Antworten auf »Häufige Fragen« durchscrollen. Dank des explosiven technischen Fortschritts übernehmen wir immer mehr Aufgaben, und das macht das Leben stressiger. Ich bezeichne diese einzelnen Stressfaktoren als Mikrostressoren, die in Mikrostressdosen (MSD) daherkommen. Ob sie von der Alltagstechnik herrühren oder lediglich die üblichen Begleiterscheinungen eines Lebens in einer Partnerschaft, als Eltern, Chefs oder Angestellte sind, es vergeht kein Tag, ohne dass wir mit etlichen dieser Mikrostressoren konfrontiert sind.

Nehmen wir als Beispiel eine Stunde aus dem Leben von Alexandra, einer berufstätigen Mutter. Am Vorabend ist sie ausgegangen. Jetzt weckt sie das Handy um 6:45 Uhr (MSD 1). Sie schaltet es an und wirft einen Blick auf Facebook, wo sie das Bild eines Arbeitskollegen entdeckt, der auf einer atemberaubenden, griechischen Insel den Sonnenaufgang betrachtet (MSD 2). Sie tippt eine Pushmeldung an und sieht schreckliche Fotos von einer Gasexplosion auf einer Hauptstraße (MSD 3), danach eine Schlagzeile zu einem rassistischen Verbrechen irgendwo in Kanada (MSD 4). Ihr Mobilfunkanbieter schickt ihr eine Nachricht, dass sie ihre Rechnung abrufen kann (MSD 5). Ihr Ehemann reagiert kopfschüttelnd auf das Pingen ihres Handys (MSD 6). Erst jetzt bemerkt sie, dass ihr Magen noch etwas gegen das zweite Glas Wein rebelliert, das sie sich nach dem stressigen gestrigen Tag abends zur Pizza genehmigt hat (MSD 7), und ihr Kopf ist auch noch nicht ganz klar (MSD 8). Auf der Bettdecke sieht sie Pfotenabdrücke, denn offenbar hat die Katze schon wieder auf dem Bett geschlafen (MSD 9). Aber nun geht sie erst einmal ihren Sohn wecken, der sie sofort anmault (MSD 10). Übermüdet und gereizt giftet sie zurück (MSD 11), geht in die Küche, stellt fest, dass es regnet (MSD 12) und wie dreckig die Scheiben sind (MSD 13), erinnert sich daran, dass sie einen Klempner finden muss, der dem merkwürdigen Tropfgeräusch nachgeht, das aus dem Heißwasserboiler zu hören ist (MSD 14), sieht noch einmal kurz auf ihr Handy (MSD 15, 16, 17, 18), während das Wasser heiß wird, bemerkt die Schokokekse, die vom Vorabend noch herumliegen und denkt: Ach egal, ich nehme einen (MSD 19). Da merkt sie, dass ihr Sohn noch nicht aufgestanden ist (MSD 20), ist plötzlich richtig frustriert und schimpft durchs Treppenhaus, dass er sich *verdammt noch mal in Bewegung* setzen soll (MSD 21).

Erst elf von 60 Minuten! Wenn ich jeden kleinen Mikrostressor aufzählen müsste, mit dem Alexandra im Laufe des Tages konfrontiert wird, wäre dieses Buch vermutlich schon voll. Aber Sie verstehen sicher, worum es geht: Unablässig stürmt Mikrostress auf uns ein, selbst wenn wir den Eindruck haben, dass gar nichts Stressiges passiert. Und niemand kann sich diesem Stress vollständig entziehen. Deshalb möchte ich in diesem Buch aufzeigen, wie man seine Wirkung erfolgreicher abfedert, und natürlich, wie man sein Leben so organisiert, dass deutlich weniger Stressoren entstehen.

LEBENSWICHTIGE INFORMATIONEN

Um das Thema Stress zu erfassen, müssen wir Leben und Gesundheit von einer neuen Warte aus betrachten. In jedem Augenblick unseres Lebens tauschen Körper, Gehirn und Umwelt Informationen aus. Ständig beobachtet das Gehirn, wie es uns geht – es überwacht die Atmung, den Hormonspiegel, was in unserem Darm vor sich geht, und natürlich, wie die Außenwelt auf uns einwirkt. All diese Aktivitäten betrachtet es als Informationen über unseren momentanen Zustand. In ähnlicher Form entnimmt der Darm der zugeführten Nahrung Informationen, die ihm verraten, ob es da, wo wir sind, reichlich zu essen gibt oder ob gerade eine Hungersnot herrscht. Auch das Immunsystem betrachtet alles, was uns körperlich oder seelisch widerfährt, als Information.

Menschen bewegen sich in einem *Informationsökosystem,* in dem diverse Informationsquellen ständig miteinander kommunizieren. Letztlich geht es dabei jedoch immer um genau eine Frage: »Bin ich in Sicherheit, oder droht mir Gefahr?« Das Schwierige an unserem derzeitigen Umgang mit Stress ist, dass wir häufig versuchen, ihn einseitig anzugehen. Wenn man mentalen Stress durch Überarbeitung angeht, indem man meditiert oder eine Urlaubsreise bucht, bleibt die Wirkung möglicherweise begrenzt, solange die Entscheidungen, die wir in der Küche (oder am Imbiss mit den Brathähnchen) treffen, dem Körper über den Darm weiterhin dauerhaft Stresssignale zufunken. In diesem Buch gehe ich daher auf diverse Stressfaktoren ein, darunter mentalen und emotionalen Stress, Ernährungsstress, körperlichen Stress, Technikstress, Stress durch die Lebensumstände und vieles mehr. Ich möchte das gesamte Ökosystem veranschaulichen, damit Sie am Ende aus jeder Richtung die Information bekommen, dass Sie in Sicherheit sind und nicht bedroht werden.

GESTRESST ODER GELASSEN?

Wenn unser persönliches *Informationsökosystem* beschließt, dass wir in Gefahr sind, schaltet es von Gelassenheit auf Stress um. Im Stressmodus werden zwei eigenständige biologische Systeme aktiviert. Das eine ist das autonome Nervensystem, das all jene körperlichen Prozesse steuert, die automatisch ablaufen, ohne dass wir darüber nachdenken müssen – zum Beispiel die Atmung oder die Verdauung. Dieses System besteht aus zwei Gegenspielern, dem Sympathikus und dem Parasympathikus. Wenn der Körper Gefahrensignale empfängt, setzt der Sympathikus die Stresshormone Adrenalin und Noradrenalin frei, die den Rest des Körpers prompt auffordern, diverse Funktionen zu verändern, zum Beispiel das Herz schneller schlagen zu lassen, damit die Muskeln besser durchblutet werden und mehr Sauerstoff erhalten. Das ist eine Stressreaktion. Erst wenn diese Prozesse wieder abebben, kommt das parasympathische Nervensystem, der Ruhemodus, wieder zum Zug und übernimmt die Regulierung.

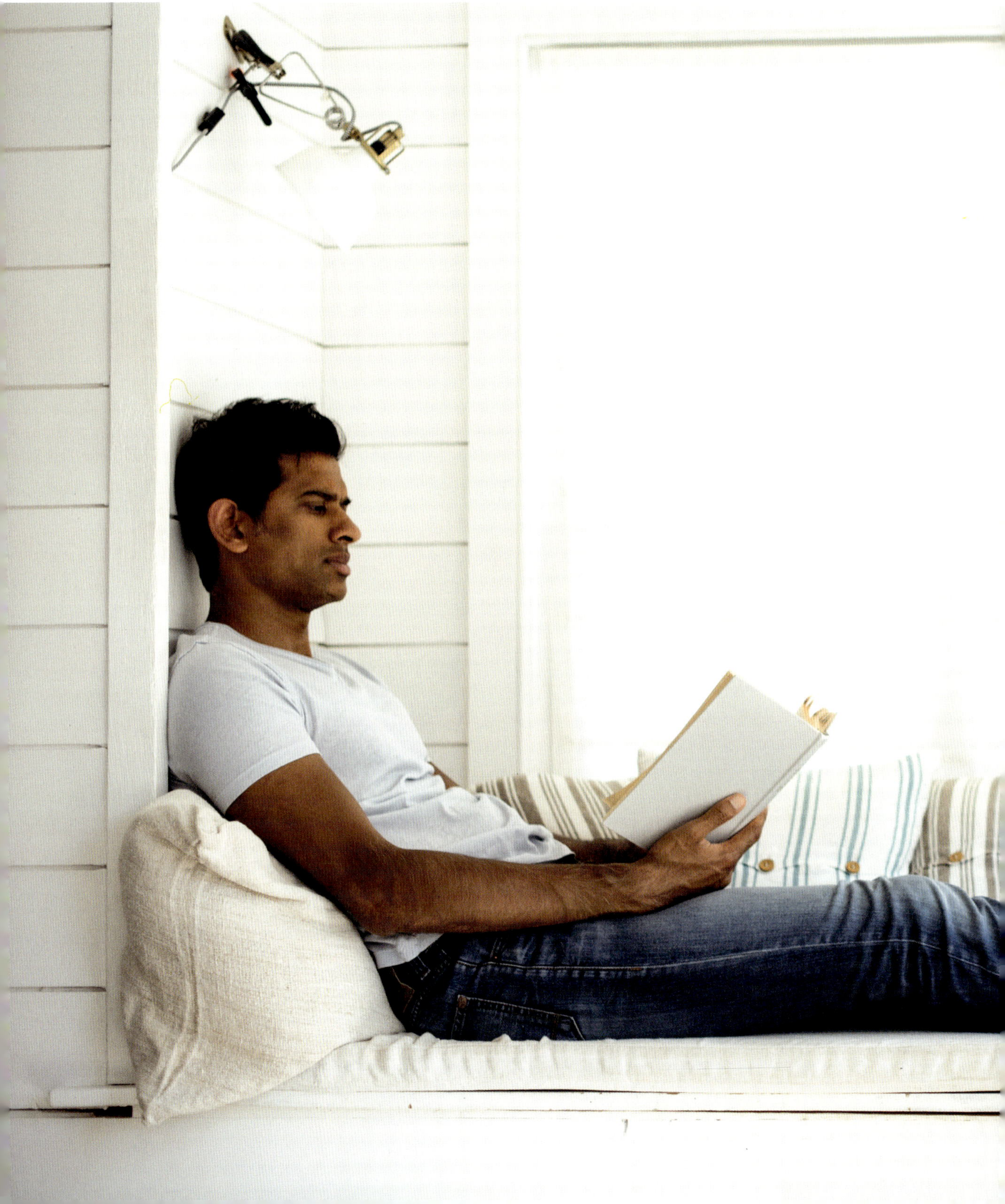

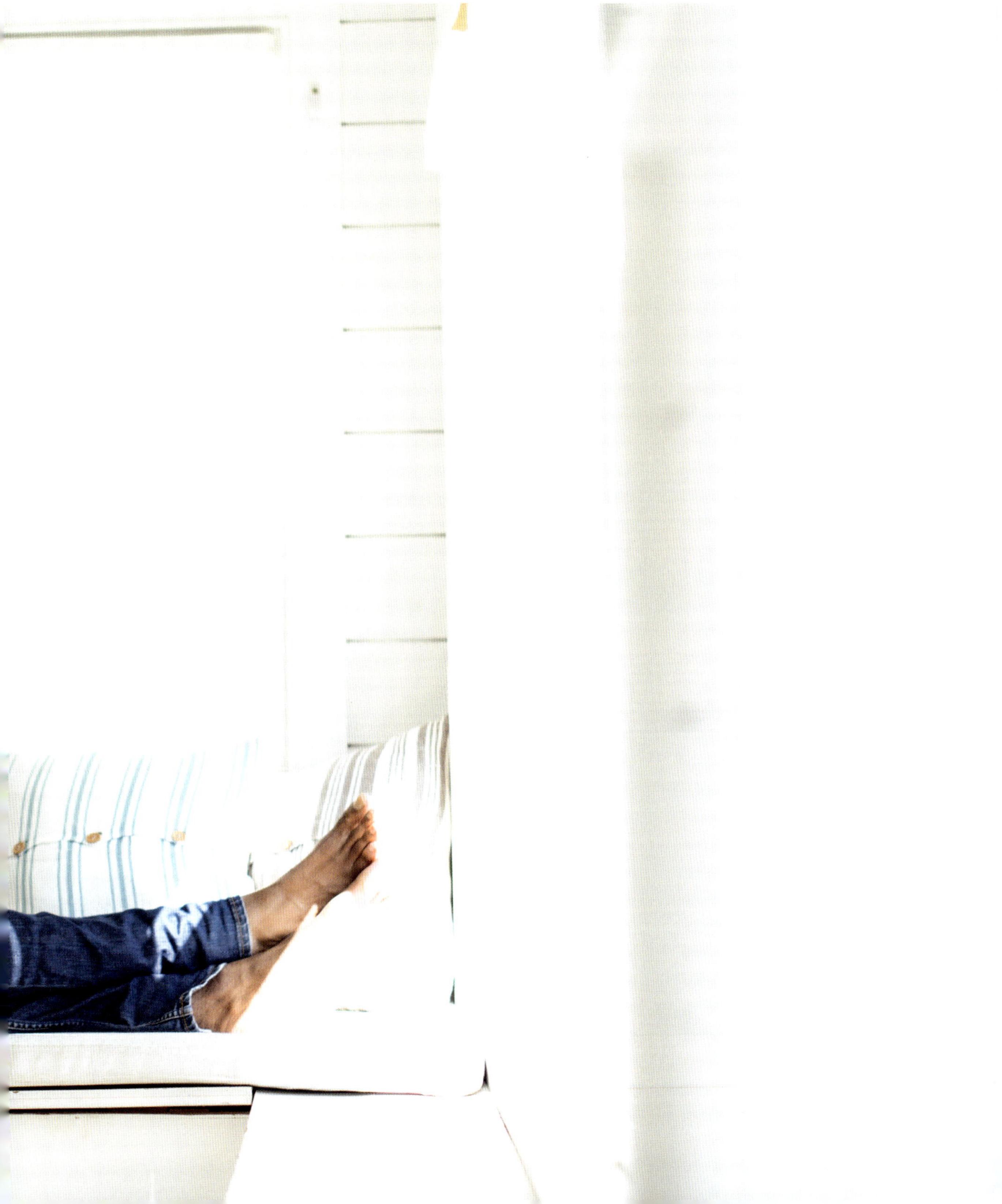

Das zweite biologische System, das unter Stress aktiviert wird, ist die Hypothalamus-Hypophysen-Nebennieren-Achse (HPA-Achse, nach der englischen Bezeichnung *hypothalamic-pituitary-adrenal axis*). Sie ist sozusagen unsere Stresssirene. Stress in jeglicher Form, ob körperlich oder emotional, wird vom Hypothalamus registriert. Wenn dieser Teil des Gehirns, der aus sehr frühen Phasen der Evolution stammt, Stress wahrnimmt, sendet er ein Stresssignal an die Hypophyse (Hirnanhangsdrüse), die daraufhin ein Hormon ausschüttet, das dieses Signal bis hinunter zu den Nebennieren weitergibt, die ganz oben auf unseren Nieren sitzen. Diese Drüsen erzeugen dann das Nebennierenhormon Cortisol, das wie die Hormone Adrenalin und Noradrenalin zu den primären Stresshormonen des Körpers zählt. Gemeinsam versetzen sie den Körper in die Bereitschaft zu »Kampf oder Flucht«, damit wir besser gegen Gefahren gewappnet sind.

STRESS HAT AUCH VORTEILE

Der Stressmodus ist keineswegs ausschließlich von Nachteil, ganz im Gegenteil. Immerhin hat sich die Kampf-oder-Flucht-Reaktion über rund drei Millionen Jahre hinweg zu unserem Schutz herausgebildet. Im Verlauf der Evolution mussten wir mit allen möglichen Gefahren fertigwerden, nicht zuletzt mit dem beängstigenden Dinofelis, der »Schreckenskatze« – sie jagte bevorzugt den Frühmenschen, dessen Erwachsenenschädel ihr Kiefer und ihre Zähne perfekt knacken konnten. Um einem Dinofelis zu entkommen, mussten unsere Vorfahren über sich hinauswachsen.

In einem solchen Fall setzten die Stresshormone im Körper eine Reaktionskaskade in Gang, die unsere Überlebenschancen optimieren sollte. Die Pupillen erweiterten sich, und es wurde reichlich Zucker ins Blut ausgeschüttet, damit wir schneller rennen konnten. Gleichzeitig verschlossen sich Muskel- und Leberzellen gegen das Hormon Insulin, um mehr Zucker im Blut zu belassen, anstatt es in die Zellen einzulagern.

So blieb der Zucker für das wichtigste Organ überhaupt, das Gehirn, verfügbar. Das Herz schlug schneller, und der Blutdruck stieg an, damit das Blut sich rasch im ganzen Körper verteilen konnte. Zudem konnten wir uns besser konzentrieren, und das Gehirn nahm extrem wachsam jegliche denkbare Bedrohung wahr. Bestimmte Botenstoffe des Immunsystems (die Zytokine) stiegen an und verteilten ihrerseits im ganzen Körper Stresssignale, selbst die Blutplättchen wurden aktiviert, um das Blut bei eventuellen Verletzungen besser gerinnen zu lassen. Parallel dazu ging die Libido stark zurück, und die Verdauung wurde praktisch abgeschaltet. In diesem Moment ging es nicht mehr darum, das Frühstück zu verdauen oder sich fortzupflanzen – jetzt ging es ums nackte Überleben. Alles, was dafür nicht erforderlich war, lief auf Sparflamme oder lag gänzlich still.

Und diese Veränderungen verhalfen uns nicht nur zur Flucht. Selbst wenn das Raubtier uns verletzte oder wenn wir beim Davonlaufen stolperten und fielen, konnten sie uns noch das Leben retten. Nehmen wir einmal an, wir hätten uns die Haut aufgerissen: Das ohnehin alarmierte Immunsystem wäre sofort zur Stelle, um eine Infektion abzuwenden. Bei einer blutenden Wunde hingegen würde der erhöhte Blutdruck dafür Sorge tragen, dass das Gehirn besser versorgt würde als der Rest des Körpers, und wir würden nicht so leicht verbluten, weil das Blut eine erhöhte Gerinnungsbereitschaft hätte.

All diese Vorgänge sind unglaubliche Geschenke der Evolution. Aber sie waren nur für kurze Zeiträume gedacht, für den Umgang mit einer unmittelbaren Gefahr, ob durch einen Säbelzahntiger oder einen aggressiven Menschen. Evolutionstechnisch ist der Mensch dazu bestimmt, den größten Teil seiner Zeit im gelassenen Ruhemodus zu verbringen. Stress sollte nur kurz anhalten. Das Hauptproblem der modernen Gesellschaft ist, dass wir von Stressfaktoren umgeben sind, gegen die wir evolutionär nicht gewappnet sind. Sie versetzen uns permanent in Stress, sodass wir mehr Zeit im Stressmodus als im Ruhemodus verbringen, und das kann der Gesundheit ernsthaft schaden.

GESUNDE STRESSREAKTIONEN UND IHRE GEFÄHRLICHEN LANGZEITFOLGEN

Gesunde kurzfristige Stressreaktion

Blutdruckanstieg versorgt das Gehirn kurzfristig mit mehr Blut.

Verstärkte Gerinnungsbereitschaft kann bei einer blutenden Wunde lebensrettend sein, weil sich die Wunde schneller schließt.

Erhöhte Insulinresistenz verhindert kurzfristig, dass der Körper Zucker in Leber und Muskeln einlagert. So bleibt mehr Zucker im Blut und damit für das Gehirn verfügbar.

Der Körper stellt Ressourcen für das Stresshormon Cortisol bereit, um mit der unmittelbaren Bedrohung fertigzuwerden – auf Kosten von Sexualhormonen wie Östrogen und Testosteron.

Der Körper zieht Ressourcen von der Verdauung ab, die für das Überleben derzeit zweitrangig ist.

In kleinen Mengen verbessert Cortisol die Hirnfunktion, das daraufhin in einer kurzen Stresssituation (Raubtierangriff oder eine wichtige Prüfung) besser arbeitet.

Der emotionale Teil des Gehirns ist in höchster Alarmbereitschaft, was bei Lebensgefahr sehr nützlich ist.

Das aktivierte Immunsystem sorgt über eine kurzfristig erhöhte Entzündungsbereitschaft dafür, dass wir die Bedrohung besser bewältigen und eine eventuell infizierte Wunde schneller heilt.

Schädliche Wirkung von Dauerstress

Chronischer Bluthochdruck erhöht das Risiko für koronare Herzkrankheit, Schlaganfall und viele andere Erkrankungen.

Eine langfristig erhöhte Gerinnungsbereitschaft erhöht das Risiko für Schlaganfall, Herzinfarkt oder eine tiefe Venenthrombose (TVT).

Anhaltende Insulinresistenz trägt zum Entstehen von Typ-2-Diabetes, Übergewicht, Bluthochdruck und der Produktion schädlicher Cholesterinmoleküle (wie VLDL) bei.

Wenn die Cortisolproduktion längerfristig Ressourcen bindet, gerät der Hormonhaushalt aus dem Gleichgewicht, was diverse Probleme wie Libidoverlust und menopausale Symptome nach sich ziehen kann.

Wenn der Körper zu lange nicht verdauen darf, kommt es zu Verdauungsbeschwerden wie Verstopfung, Blähungen, Magenproblemen und Reizdarmsymptomatik.

Bei anhaltender Cortisolfreisetzung sterben irgendwann Nervenzellen im Hippocampus ab (dem Erinnerungszentrum im Gehirn), und das Alzheimer-Risiko steigt.

Dauerhaft erhöhte Wachsamkeit macht anfälliger für Ängste und übertriebene Sorgen, bis man Gefahren sieht, wo gar keine sind.

Chronische Entzündungen können unbehandelt das Risiko für die meisten Zivilisationskrankheiten wie Typ-2-Diabetes, koronare Herzkrankheit, Übergewicht und viele Formen der Depression erhöhen.

UNSER VERHALTEN BEI KRANKHEIT

In den vergangenen Jahren schälte sich immer deutlicher heraus, dass viele Formen der Depression auf chronische Entzündungen zurückgehen könnten. Wie andere Stressreaktionen können uns auch Entzündungen kurzfristig das Leben retten, indem sie beispielsweise eine infizierte Verletzung abheilen lassen. Wenn sie jedoch nicht mehr abgeschaltet werden, können sie uns schaden. In einem Körper, der regelmäßig Informationen empfängt, die er als belastend und gefährlich einstuft, können Entzündungen chronisch werden und dauerhaft vor sich hin schwelen, was wiederum dazu führt, dass der Körper sich »angegriffen« fühlt. Es ist ein ziemlich schlauer Zug der Evolution, dass wir bei einer Entzündungsreaktion müde werden und den Appetit verlieren. Als Frühmenschen hätten wir uns bei Erschöpfung und Übelkeit in den hinteren Bereich der Höhle zurückgezogen und fernab der Gefahr im Dunkeln abgewartet, bis das Immunsystem die Keime besiegt hätte und wir wieder fit wären.

Inzwischen spekuliert die Forschung, dass Depressionen auf vergleichbare Schutzmechanismen zurückgehen könnten. Zu den typischen Symptomen einer Depression zählen unter anderem Niedergeschlagenheit, Gleichgültigkeit und Anhedonie (Freudlosigkeit). Solche Schilderungen höre ich in meiner Sprechstunde überaus häufig. Ein Beispiel wäre Emily (48 Jahre), eine lebhafte, selbstbewusste Frau, die immer gern ihre Hunde ausführte. Kürzlich stellte sie sich bei mir vor und klagte, wie schlecht es ihr ginge. Selbstbewusstsein, Motivation und Energie waren im Keller, und sie hatte keine Lust mehr, mit den Hunden unterwegs zu sein oder sich mit ihren Freunden zu treffen. Dieselben Symptome bestehen auch bei einer Entzündung. Der Körper reagiert, als hätte ihn ein Virus befallen oder ein Raubtier angegriffen, doch in Wahrheit ist es der Angriff unserer modernen Welt. Die Entzündung scheint eine Wirkung auf unsere Psyche zu haben, indem sie versucht, uns in die Höhle (oder mit zugezogenen Vorhängen ins Bett) zu treiben.

DAS EMOTIONALE GEHIRN

Wahrscheinlich werden derartige Formen der Depression durch spezifische Veränderungen im Gehirn verschärft. Menschen besitzen zwei große neurologische Systeme, die man (sehr locker) als das rationale Gehirn (das für logische Entscheidungen zuständig ist) und das emotionale Gehirn (das unsere Gefühle und Befürchtungen verarbeitet) bezeichnen könnte. Stellen Sie sich nun vor, dass diese Systeme ständig miteinander wetteifern, wer gerade die Oberhand hat. Im Ruhemodus hat normalerweise das logische Gehirn das Sagen, und wir können kluge Entscheidungen fällen. Unter Stress tritt das logische Gehirn allerdings in den Hintergrund und überlässt dem emotionalen Gehirn die Bühne.

Auf gefährlichem Terrain ist das auch genau das Richtige. In diesem Zustand reagiert das Gehirn hypervigilant, also extrem sensibel auf Gefahren, was die körperliche Kampf-oder-Flucht-Reaktionsbereitschaft ergänzt. Sobald der Stressreiz jedoch verschwunden ist, sollte das logische Gehirn wieder übernehmen. Leider ist das menschliche Gehirn »plastisch« und verändert mit der Zeit seine Form. Das heißt: Je häufiger wir uns gestresst fühlen, desto mächtiger wird das emotionale Gehirn. Je mehr Mikrostressdosen (MSD) auf Sie einwirken, desto seltener kommt das rationale Gehirn zum Zuge und desto stärker wird das emotionale Gehirn.

Ein zentraler Bestandteil dieses emotionalen Gehirns ist die Amygdala, die sich aus zwei kleinen, mandelförmigen Bereichen zusammensetzt. Diese Areale wachsen, wenn wir über lange Zeit immer wieder MSD erhalten. Bei Schwierigkeiten schlägt die Amygdala Alarm. Je mehr sie anschwillt, desto stärker wird sie und desto sensibler reagiert sie auf Warnsignale in ihrer Umgebung. Wenn das emotionale Gehirn übermächtig wird, wittert man schließlich Gefahren, wo gar keine sind. Der Rauch der Grillparty scheint auf einen Hausbrand hinzudeuten, eine kurz angebundene E-Mail von der Chefin wird als bevorstehende Kündigung interpretiert, und den fragenden Blick eines Freundes nehmen wir als versteckte Botschaft wahr, als sarkastisch und feindselig. Dann hat das emotionale Gehirn unangefochten das Sagen.

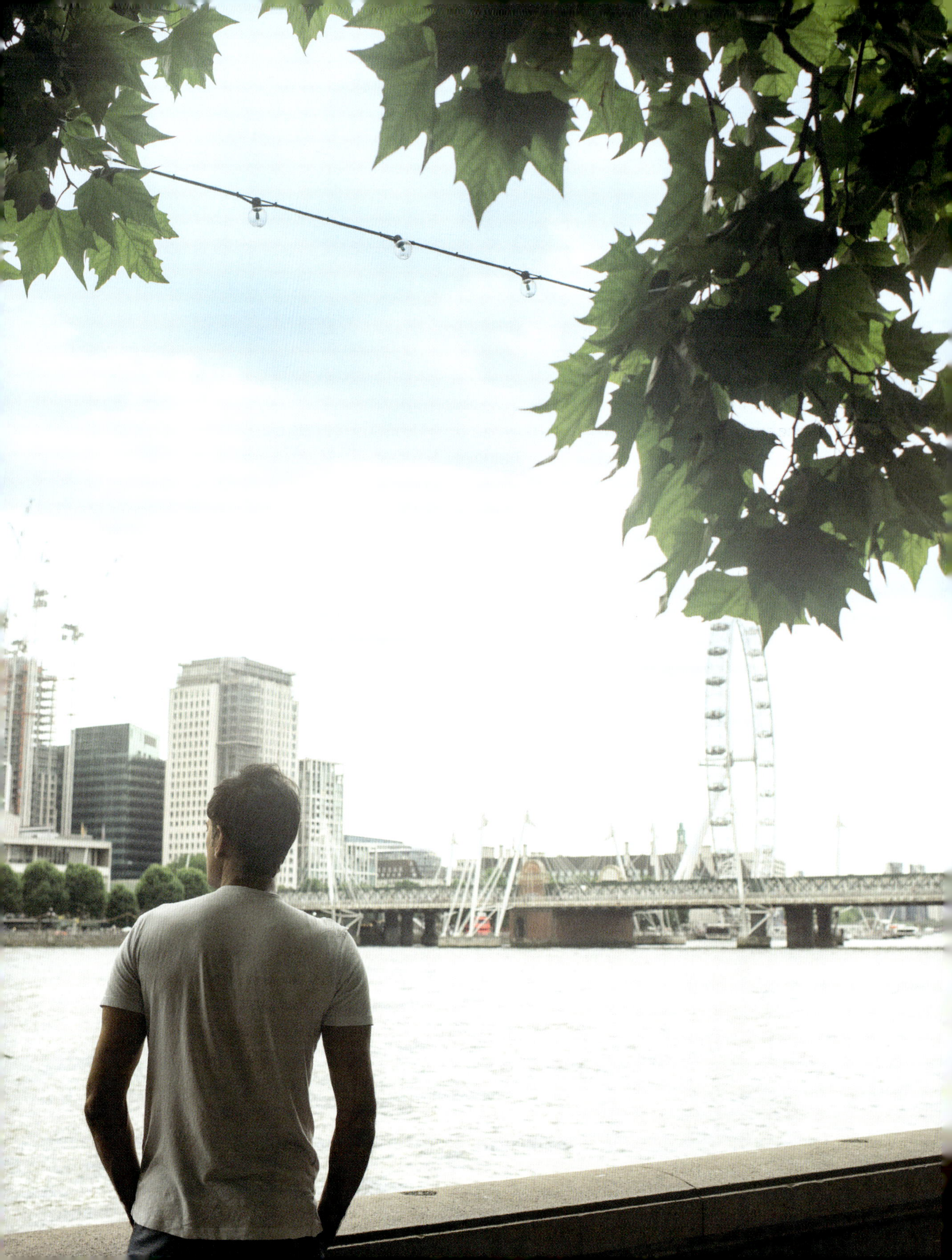

STRESS ERZEUGT STRESS

Der Mikrostress, mit dem uns das moderne Leben in kleinsten Dosen bombardiert, bringt all diese wunderbar ausgewogenen biologischen Systeme aus dem Gleichgewicht. Dabei verändert sich das Gehirn, nimmt Bedrohungen insgesamt aufmerksamer wahr und macht uns dafür empfänglicher. Parallel dazu funkt die körpereigene Stresssirene auch dann Alarmsignale, wenn sie eigentlich Glückssignale senden müsste. Wie mein Kruschtelregal ist das ein sich selbst verstärkender Regelkreis. Der erlebte Stress verstärkt die Sensibilität gegenüber Bedrohungen, weil Körper und Gehirn sich gegen eine Umgebung wappnen, die sie als gefährlich einstufen. Je mehr Stress eine Person erlebt, desto empfindlicher reagiert sie auf weitere Stressfaktoren. Das emotionale Gehirn dominiert und treibt uns in die Defensive oder lässt uns geradezu paranoid erscheinen. Viele Menschen treffen dann ungünstige Ernährungsentscheidungen, schlafen weniger oder trinken mehr Alkohol. Mit der Zeit erschöpft der physische Stresszustand den Körper, der ständig auf Hochtouren läuft, und man fühlt sich schlechter.

MAKROSTRESS

Einerseits geht es in diesem Buch in erster Linie um den Umgang mit Mikrostress. Andererseits ist mir vollauf bewusst, dass manche meiner Patienten erhebliche Makrostressdosen mit sich herumschleppen. Was sie durchgemacht haben, hat auch später noch Einfluss auf Verhalten, Psyche, Persönlichkeit und Gesundheit. In den letzten Jahren wurden aufschlussreiche Studienergebnisse zu Kindheitstraumata *(englisch: Adverse Childhood Experiences bzw. ACE)* publiziert. Dabei stellte sich heraus, dass Menschen mit traumatischen Kindheitserlebnissen deutlich häufiger diverse unerwünschte Gesundheitsprobleme wie Autoimmunkrankheiten und Herzprobleme entwickeln. Aber auch Erwachsene können von Makrostress betroffen sein. Manche verlieren Kinder oder werden Opfer eines Gewaltverbrechens, erleben schlimme Situationen im aktiven Dienst beim Militär oder werden auf andere Weise dauerhaft traumatisiert. Falls Sie zu diesen Menschen gehören, könnte dieses Buch Ihnen aus meiner Sicht noch mehr helfen, denn es ist sehr wahrscheinlich, dass Sie weitaus näher an Ihrer persönlichen Stressgrenze leben als die breite Masse. Und das bedeutet, dass Sie bereits bei einer geringeren Anzahl alltäglicher Mikrostressoren Probleme bekommen.

Die dauerhaften Auswirkungen einer Makrostressdosis kennt meine Frau Vidh sehr gut. Wenn ich bei der Arbeit war, konnte sie oft schlecht schlafen. Obwohl wir in einer sehr belebten Straße wohnen, wo es jede Menge Leute gibt, reagierte sie unwillkürlich extrem besorgt und ängstlich. Sie nahm die Kinder mit in ihr Zimmer, vergewisserte sich mehrfach, dass alle Türen und Fenster verschlossen waren, und verrammelte die Schlafzimmertür mit einem Stuhl. Dennoch lag sie die halbe Nacht wach und lauschte hypersensibel auf jedes ungewöhnliche Geräusch. Vidh ist in Kenia aufgewachsen, wo es Anfang der 1980er Jahre – als sie noch klein war – zu einem Putsch kam. Dörfer wurden überfallen, Menschen angegriffen und getötet, Häuser geplündert. Als die Banden auch vor ihrer Tür standen, versteckte Vidhs Mutter sie und ihren Bruder in einem Küchenschrank und schärfte ihnen ein, keinen Mucks zu machen. Jeden Abend verbarrikadierte der Vater die Türen mit großen Sofas und schweren

Möbeln. Bewusst kann sie sich nicht mehr daran erinnern, aber als diese Geschichte eines Abends bei Tisch erzählt wurde, reagierten alle extrem emotional. Vidh brach in Tränen aus. Nachdem ihr klar geworden war, dass ihr heutiges Verhalten auf einem Erlebnis beruht, das sich in ihr Unterbewusstsein eingebrannt hat, suchte sie einen Therapeuten für posttraumatische Belastungsstörung (PTBS) auf und hat inzwischen deutlich weniger Angst, wenn ich nicht zu Hause bin. Und seit sie diese Makrostressdosis angehen kann, federt sie all die kleineren Mikrostressdosen, die sie derart in Stress versetzt haben, leichter ab, denn jetzt verläuft ihr Leben in größerem Abstand zu ihrer ganz persönlichen Stressschwelle.

WAS UNS TRÖSTET UND BERUHIGT

Kleinere oder größere Stressfaktoren sind natürlich nichts Neues. Und das Einzigartige am Menschen ist, dass er sich nicht nur auf seine evolutionär bedingten biologischen Systeme verlässt, sondern ergänzend auf eine Kultur, die uns unterstützt und formt. Seit Jahrtausenden haben Menschen kulturelle Methoden zum Umgang mit Stress entwickelt, und ich halte es für äußerst nützlich, sich offen mit den Lösungen auseinanderzusetzen, die bis heute überliefert sind. Man muss weder religiös noch besonders spirituell veranlagt sein, um zu begreifen, welchen Trost Generation um Generation aus einem Gebet, bewusstem Danken oder Meditation gezogen haben. Manches davon versteht die Wissenschaft zumindest ansatzweise, bei anderen Methoden ist sie ambivalent oder höchst skeptisch. Zum Glück bin ich kein Wissenschaftler, sondern Allgemeinmediziner. So muss ich mich zwar einerseits mit neuesten Forschungsergebnissen befassen, kann aber auch einbeziehen, was meinen Patienten in den 17 Jahren meiner Tätigkeit geholfen hat.

WIE SIE DIESES BUCH VERWENDEN SOLLTEN

Mein Lösungsangebot bei Stress stützt sich auf vier Säulen: Sinnfrage, Beziehungen, Körper und Psyche. Jede dieser Säulen stellt einen Turbostresskanal dar, den jede und jeder, die oder der dieses Buch liest, in den Griff bekommen sollte.

Im ersten Abschnitt spreche ich mit der Sinnfrage »Wozu das alles?« ein großes Thema an, das im Zusammenhang mit der Gesundheit oft ausgeklammert bleibt. Im zweiten Abschnitt geht es um Beziehungen und um die Frage, wie die moderne Welt sie beeinflusst und belastet. Der dritte Abschnitt befasst sich mit körperlichen Stressmanifestationen durch Ernährungsfehler, Fehler beim Sport und ungesunde Angewohnheiten. Erst im vierten Abschnitt geht es um die Psyche, an der im 21. Jahrhundert aus allen Richtungen gezerrt wird, was eine enorme Belastung darstellt.

Wichtig ist, dass jeder Turbostresskanal in beide Richtungen funktioniert. Zu wenig Lebenssinn kann Stress erzeugen, aber wenn wir zu stark gestresst sind, fällt es uns schwerer, den Sinn des Ganzen zu erkennen. Ein Mangel an tragfähigen Beziehungen ist ein Stressfaktor, aber Stress kann Beziehungen auch beeinträchtigen. Durch falsche Entscheidungen zum Lebensstil setzen wir unseren Körper stark unter Stress, doch unter Stress neigen wir zugleich verstärkt dazu, nicht die beste Wahl zu treffen. Und wenn wir der seelischen Gesundheit keine Priorität einräumen, hebt dies definitiv das Stresslevel und umgekehrt. Wie mein Kruschtelregal ist dieser Zustand nicht nur die Folge von Stress, sondern auch selbst eine Stressquelle.

In diesem Buch finden Sie alltagsgerechte Lösungsansätze, die sich unmittelbar umsetzen lassen. Jede Säule bietet eine breite Auswahl an Lösungen, mit denen Sie Ihrem Gehirn und Körper andere Informationen anbieten können. Am besten fangen Sie langsam an: Wählen Sie zunächst aus jeder Säule nur eine oder zwei der leichteren Methoden aus, und bauen Sie langsam darauf auf. Es geht nicht darum, in einem bestimmten Bereich perfekt zu werden. Wichtiger ist, alle vier im Gleichgewicht zu halten.

Auf keinen Fall sollten Sie *jede* Empfehlung umsetzen. Wählen Sie das, was Ihnen zum jetzigen Zeitpunkt in Ihrem Leben am wichtigsten erscheint. Je mehr Elemente Sie tatsächlich angehen, desto leichter fällt der Rest, denn auch dieser Regelkreis verstärkt sich selbst. Wenn Sie unsicher sind, wie Sie beginnen sollen, wählen Sie einfach etwas, das Sie Ihrer Meinung nach sofort schaffen, und probieren Sie es eine Woche lang aus. So bekommen Sie den Stress in Ihrem Leben Stückchen für Stückchen und Schritt für Schritt in den Griff und lernen, wie man jeden Turbostresskanal von der freitäglichen Rushhour in einen gemütlichen Sonntagsausflug verwandelt.

Für mich hat die erste Säule Priorität, denn ich glaube, dass die meisten Menschen heutzutage nicht mehr wissen, wofür sie sich eigentlich abstrampeln. Um diese Frage anzugehen, brauchen Sie Ruhepausen, in denen Sie innehalten und nachdenken und schließlich neuen Aktivitäten nachgehen können, die Ihnen wichtig sind. Um genau das Leben zu führen, das Sie sich immer erträumt haben, sollten Sie sich ganz persönliche Ziele stecken, die Ihrem Leben einen Sinn geben.

SINNFRAGE

Tägliche Affirmationen
(siehe Seite 37)

Neubewertung
(siehe Seite 38 bis 44)

Bewusste Dankbarkeit
(siehe Seite 47)

Zeit freischaufeln
(siehe Seite 55, 59 und 62 f.)

Morgenrituale
(siehe Seite 67)

Vier Kernelemente: L. I. V. E.
(siehe Seite 71 bis 82)

BEZIEHUNGEN

Berührungstagebuch
(siehe Seite 95)

Übung »Ich seh dir in die Augen«
(siehe Seite 106)

Die 3D-Begrüßung einführen
(siehe Seite 109)

Intimität einplanen
(siehe Seite 112)

Regelmäßige Begegnungen
(siehe Seite 119)

Zeit für Freunde reservieren
(siehe Seite 125)

KÖRPER

In 30 Tagen durch das Alphabet (siehe Seite 144)

Rezept für tägliche Bewegung (siehe Seite 163)

Stress verbrennen (siehe Seite 164)

Zwölf-Stunden-Intervalle für alle Mahlzeiten (siehe Seite 187)

Flüssigen Stress vermeiden (siehe Seite 190)

Gönnen Sie sich mehr Schlaf (siehe Seite 195)

PSYCHE

Digitale Auszeit (siehe Seite 206 und 207)

Abschalten üben (siehe Seite 212 bis 215)

Fünf Methoden zum Entrümpeln (siehe Seite 227)

Die tägliche Portion Natur (siehe Seite 228)

Mindestens fünf Minuten am Tag meditieren (siehe Seite 244)

Regelmäßige Atemübungen (siehe Seite 245)

1/SINNFRAGE

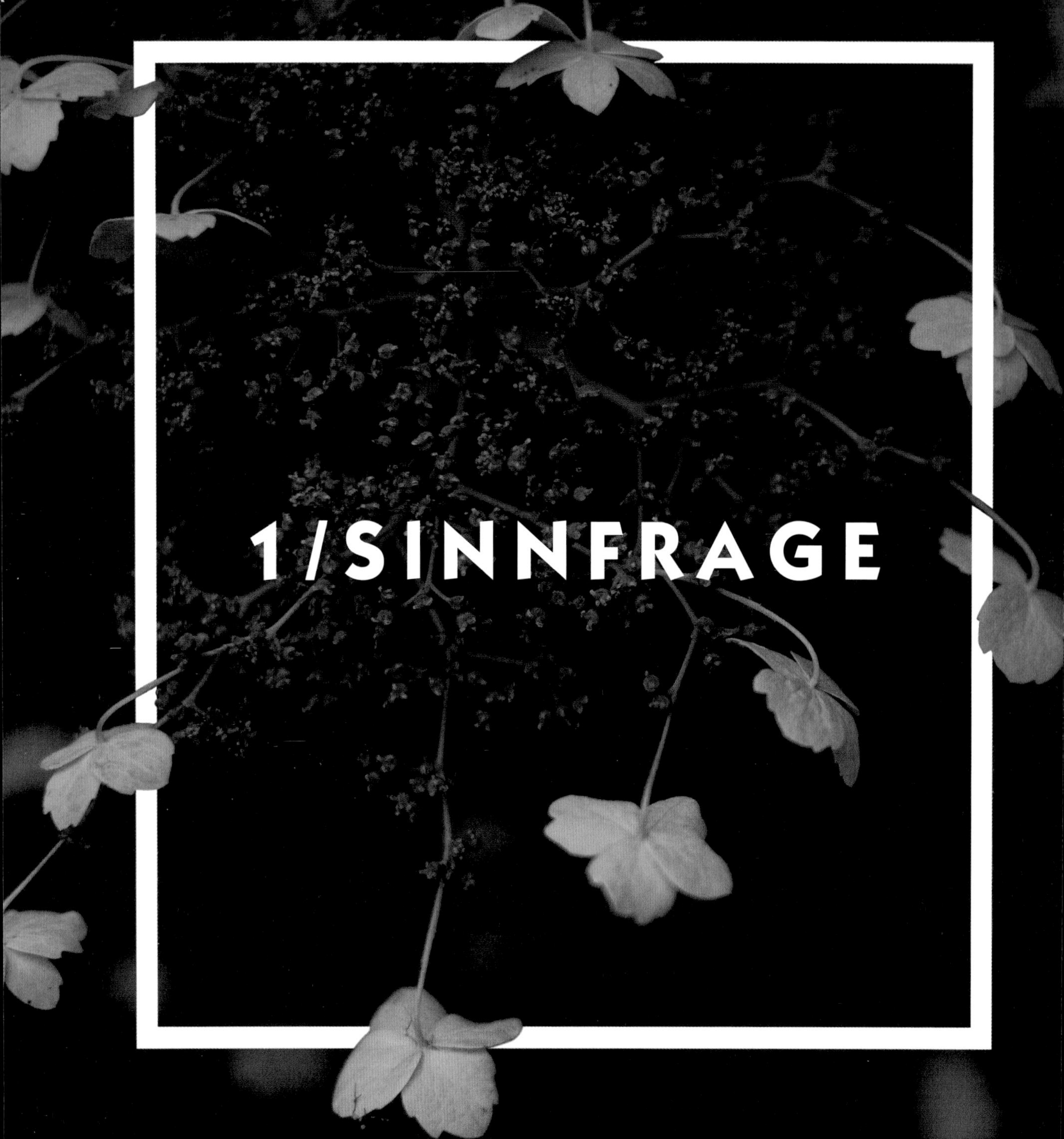

Beim Thema Stress denkt kaum jemand spontan an die Frage nach dem Lebenssinn. Dabei ist ein sinnentleertes Leben unglaublich stressig. Ich würde sogar behaupten, dass ein starkes Gefühl für den Sinn des Lebens der Königsweg zu mehr Gelassenheit und Glück ist. Aber was verstehe ich unter dem »Sinn des Lebens«? Nun, vielleicht können Sie sich darunter einfach ein persönliches Lebensziel vorstellen.

Zielstrebige, erfüllte Menschen sind im Durchschnitt deutlich gesünder als Menschen ohne ein klares Lebensziel. So haben sie zum Beispiel seltener mit Herzproblemen, Schlaganfall oder Depressionen zu kämpfen. Forschungen zufolge schlafen sie auch besser und leben länger. Vor allem jedoch leben sie glücklicher.

Als Allgemeinmediziner sehe ich oft Patienten, die zunächst gute Fortschritte machen, irgendwann aber einfach nicht weiterkommen. Wenn ich genauer nachhake, stellt sich häufig heraus, dass sie nicht ihr eigener Herr sind. Ihr Leben *passiert* ihnen einfach, und sie erfüllen nur noch ihre diversen Rollen, anstatt selbst zu entscheiden, welche Rolle sie spielen möchten. Irgendwann glauben sie, dass ihr Beruf oder ihre Elternrolle ihr Wesen ausmacht. Wenn ich sie frage, was ihr Leben ausmacht, sagen sie: »Ich bin Mutter«, »Ich bin Vater«, »Ich programmiere« oder »Ich unterrichte«. Doch das alles verrät mir nicht, wer sie *wirklich* sind.

Das ist jedoch eine entscheidende Frage, der sich jeder Mensch stellen muss. Versuchen wir lediglich, den Erwartungen anderer (aus der Familie, in der Partnerschaft oder im Berufsleben) zu entsprechen? Oder leben wir ganz authentisch? Um diese Frage zu beantworten, muss man sich gut genug kennen. Wer hier Nachholbedarf hat, sollte sich fragen: »Warum reagiere ich auf stressige Ereignisse so und nicht anders? Bin das wirklich ich, der so reagiert, oder spiegele ich nicht eher meinen Vater, die Kollegen oder vielleicht eine Freundin, die ich bewundere? Welche Verhaltensweise möchte ich ändern?« Das sind keine einfachen Fragen, und manch einer braucht das ganze Leben, um ihnen auf den Grund zu gehen. Aber das schadet nichts, denn – so klischeehaft es auch klingt – das Leben ist tatsächlich eine Reise. Und uns selbst näherzukommen ist ein elementarer Teil dieser Reise.

WOFÜR LEBE ICH?

Ein guter Ausgangspunkt ist die Frage, was wir eigentlich für uns selbst wollen. Die Franzosen sprechen diesbezüglich vom persönlichen *raison d'être,* dem »Grund (da) zu sein«, die Deutschen fragen nach dem »Sinn des Lebens«. Fragen Sie sich ruhig: Wofür stehe ich morgens auf? Geht es um all die vielen Dinge, die ich erledigen muss, oder steige ich tatendurstig aus dem Bett, weil mir bestimmte Dinge am Herzen liegen? Fehler bei der Lebensweise wie ungünstige Ernährungsentscheidungen oder zu viel Alkohol rühren sehr oft daher, dass jemand nicht mit seinem wahren Wesen in Kontakt ist. Wer seine Arbeit hasst, die Kollegen nicht mag und dann noch unter der Pendelei im Berufsverkehr leidet, braucht sich nicht zu wundern, wenn spätestens am Freitagabend zuallererst die Flasche Rotwein oder die köstliche Schokolade lockt.

Natürlich könnte ich an dieser Stelle erklären, dass Alkohol und Zucker schädlich sind. Eine Woche, einen Monat oder gar zwei hallen solche Erklärungen nach. Aber wenn übermäßiger Alkoholkonsum oder ungesunde Ernährung eine Leere im Leben übertünchen sollen, bleibt es schwierig, und irgendwann beiße ich bei meinen Patienten auf Granit. Denn in Wahrheit geht es darum, dass sie keinen Grund haben, morgens aus dem Bett zu steigen.

Genau hier liegt das Problem: Um herauszufinden, wer wir sind und was wir wirklich wollen (und dann das Leben zu ändern!), brauchen wir Zeit. Und Zeit ist in der modernen Welt zur Mangelware geworden. So richtig bewusst wurde mir diese Erkenntnis, als ich vor einigen Jahren an einem Sonntag in der französischen Dordogne von einer Hochzeit heimfuhr. All die kleinen Dörfer, durch die ich fuhr, erinnerten an Geisterstädte – die Geschäfte geschlossen, die Fensterläden zugeklappt, kaum jemand auf der Straße. Fasziniert stellte ich fest, dass den Franzosen der Sonntag noch immer heilig ist. Sonntage sind wichtige Tage, die dazu dienen, sich mit anderen zu treffen, stundenlang beim Essen zu sitzen, sich im Garten zu vergnügen und beglückenden Hobbys nachzugehen. Leider beginnt auch diese alte Tradition sich langsam aufzulösen, besonders in den urbaneren Regionen des Landes. In meinen Augen ist das eine Tragödie.

Vor 30 Jahren gab es noch echte Sonntage. Sonntags konnte man keine beruflichen E-Mails abrufen. Auch die Supermärkte hatten geschlossen. Wir konnten auch nicht online einkaufen, und im Fernsehen gab es lediglich Billard, Formel-1-Rennen oder Schwarz-Weiß-Filme (jedenfalls, soweit ich mich erinnere). Wenn man Samstag kein Brot mehr gekauft hatte, gab es erst Montag wieder welches. Und wissen Sie was? Es ging auch so. Wir kamen zurecht. Wohingegen uns inzwischen kollektiv die elementare Ressource Zeit gestohlen wird, ob am Sonntag oder an den ständig stärker beanspruchten Abenden. Und das kommt uns teurer zu stehen, als wir auf den ersten Blick begreifen. Insbesondere beraubt es uns der Muße, wirklich einmal über uns und den Sinn und Zweck unseres Lebens nachzudenken. Jeder Mensch braucht das Gefühl, dass es in seinem Leben noch etwas anderes gibt als den monatlichen Geldeingang auf dem Konto. Ohne dieses Bewusstsein verläuft das Leben automatisch gefährlich dicht an der persönlichen Stressschwelle.

In diesem ersten Abschnitt stelle ich verschiedene Strategien vor, mit deren Hilfe Sie sich innerlich und äußerlich in die Lage versetzen können, die Sinnfrage zu stellen. Zuerst beschäftigen wir uns mit Möglichkeiten, das Leben anders und positiver zu sehen. Mit einer solchen Einstellung ist man irgendwann stark und gelassen genug, gewisse Veränderungen vorzunehmen. Danach helfe ich Ihnen, trotz aller Belastungen etwas Eigenzeit für sich zu reservieren, in der Sie in Ruhe nachdenken können. Zuletzt erhalten Sie von mir ein neues Bezugssystem, mit dessen Hilfe Sie sich auf die Suche nach dem Sinn Ihres Lebens begeben können, nach dem Grund, morgens aus dem Bett zu steigen. Sobald Sie davon erfüllt sind, sind Sie auf dem besten Wege zu wahrer Selbstverwirklichung, weil Sie sich selbst besser kennen.

Sie gehören zu den Glücklichen, die bereits sicher sind, dass sie authentisch leben und wissen, was sie wollen? Nun, die Prinzipien, die ich für diese Säule vorstelle, können Ihnen dennoch guttun, denn sie tragen dazu bei, sich selbst noch besser zu verstehen und die eigenen Ziele noch klarer zu erfassen.

Kapitel 1

GELASSENHEITS-RITUALE

In diesem Kapitel geht es um Übungen und Gewohnheiten, mit deren Hilfe man seine Denkweise verändern kann. Hierzu gehören drei Dinge, die ich als Gelassenheitsrituale bezeichne: *Affirmationen, Neubewertung* und *Dankbarkeit.* Bitte probieren Sie diese einfachen Übungen zu unterschiedlichen Tageszeiten aus. Sie brauchen nicht alles umzusetzen, vielmehr geht es darum, dass die eine oder andere Methode Ihnen helfen soll, in Gang zu kommen. Sie können so vorgehen, wie ich es beschreibe, oder es aber nach eigenem Gusto so verändern, dass es in Ihr Leben passt. Manches wirkt zunächst vielleicht abschreckend oder merkwürdig, doch ich möchte Sie dringend dazu ermuntern, es zumindest zu versuchen. Sobald Sie Geschmack daran finden, können diese Übungen unglaublich hilfreich sein, denn sie helfen dabei, die eigenen Gedanken zu sortieren, bis man das Gute erkennen kann, das einem tagtäglich widerfährt. So wendet man die Aufmerksamkeit vom Negativen ab (das die Menschen von Natur aus beschäftigt) und dem Positiven zu.

1. Affirmationen

2. Neubewertung

3. Dankbarkeit

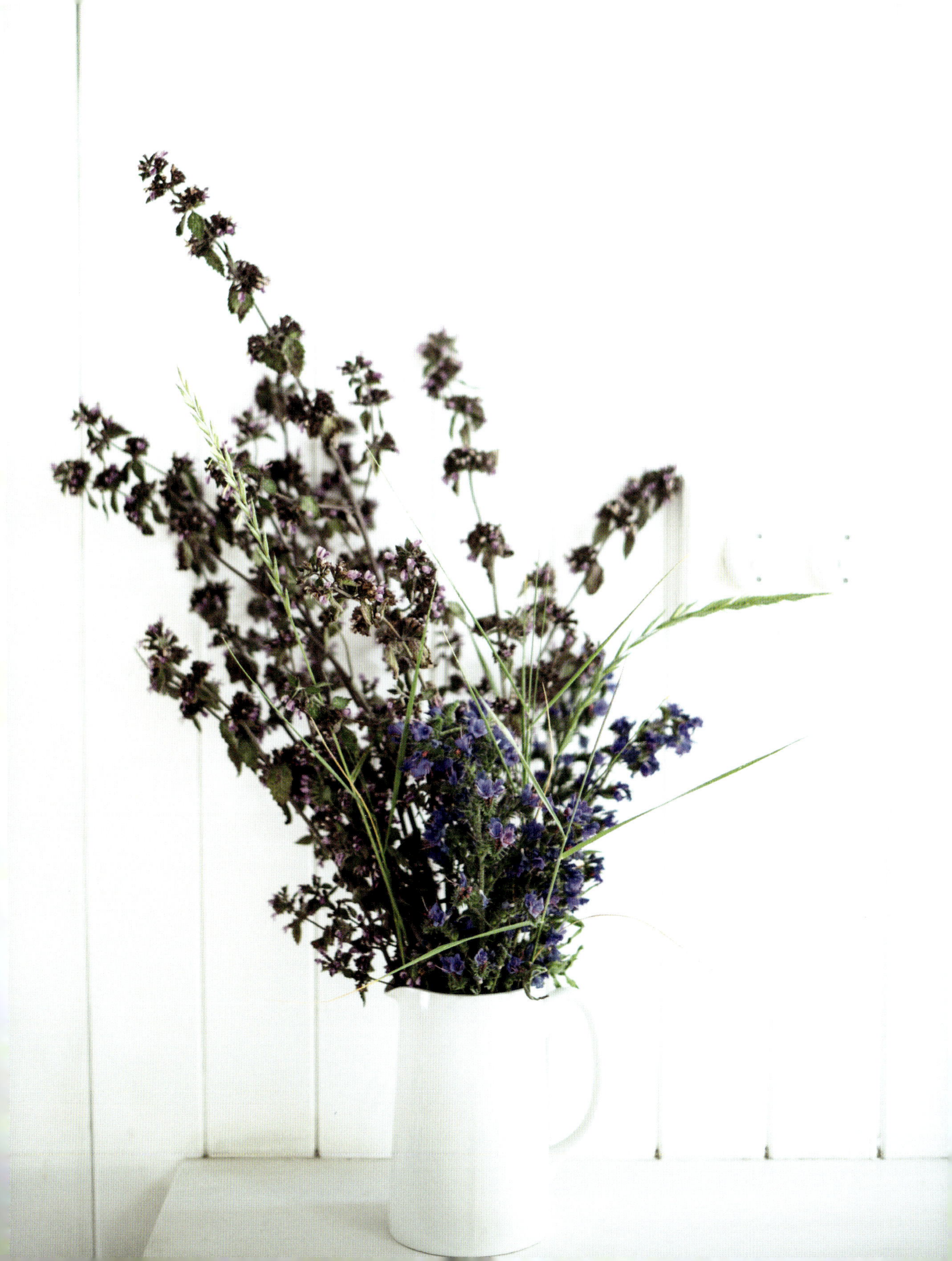

AFFIRMATIONEN ZUM FRÜHSTÜCK

Selbst wenn Sie kein religiöser Mensch sind – für mich liegt auf der Hand, dass wir von den Göttern vieles lernen können. Jede Religion enthält Regeln, die beschreiben, wie wir in Harmonie mit unseren Mitmenschen ein Leben führen können, das sowohl für die Erde als auch für uns gut ist. Viele religiöse Traditionen und philosophische Schulen spenden auf ihre Weise echten, tiefen Trost, ob über die Beichte, über Meditation oder über bewusste Vergebung, und haben deshalb auf der ganzen Welt in vielen Kulturen ihren Platz.

Meine Schwiegermutter zum Beispiel ist in Indien aufgewachsen und davon überzeugt, dass Affirmationen ihr Leben verändert haben. Eine Affirmation ist eine kurze, eindringliche, positive Absichtserklärung, die man regelmäßig wiederholt. »Beim Wiederholen meiner Affirmationen habe ich das Gefühl, dass ich wirklich umdenke«, erklärte sie mir. »Indem ich sie so oft wiederhole, verpasse ich meinen Gedanken eine neue Struktur.« Als ich sie fragte, welche Regeln für ihre Affirmationen gelten, antwortete sie: »Eine Affirmation muss prägnant sein. Sie muss positiv sein. Und man muss die richtige Zeitform wählen: Es heißt *›Ich bin so‹*, nicht etwa *›Ich will so sein‹*.« Mit einer Affirmation spricht man das eigene Unterbewusstsein an und programmiert es auf das, was man von seinem Leben will. Eine Affirmation kann so allgemein sein wie jene, die meine Frau früher verwendete (»Ich bin glücklich, gelassen und stressfrei«), oder spezifischer (»Ich helfe meinen Patienten, ein glücklicheres, gesünderes Leben zu führen«).

Das Gehirn reagiert unablässig auf die Welt, die uns umgibt, und wertet ihre Informationen aus. Die Umgebung, der wir uns aussetzen, bestimmt, wie gestresst wir sind. Affirmationen sind eine Methode, das Gehirn unmittelbar mit positiven Informationen zu füttern und es auf Erfolg zu programmieren. Regelmäßiges Üben stellt die Weichen für einen entspannten, stressfreien Tag und verändert die Sichtweise auf uns selbst und die Welt.

SIEBEN IDEEN FÜR WIRKUNGSVOLLE AFFIRMATIONEN

1. **Die Affirmation aufschreiben.** Eine Affirmation muss kurz sein, damit man sie ständig wiederholen kann, und sie wird in der Gegenwart formuliert.

2. **Überlegen Sie, welche Ihrer Eigenschaften Sie negativ einstufen,** zum Beispiel: »Ich bin sehr angespannt.« Eine passende Affirmation wie »Ich bin ruhig und entspannt« kann solche Sätze hervorragend umkehren. Andere Beispiele wären: »Ich entscheide mich, glücklich zu sein«, oder: »Ich gestalte meine Gesundheit.«

3. **Experimentieren Sie mit unterschiedlichen Affirmationen.** Welche Gefühle und Gedanken lösen sie aus?

4. **Sprechen Sie die Affirmation laut aus und stellen Sie sich dabei vor, Sie wären dieser Mensch.** Bei der Affirmation »Ich bin voller Energie« sehen Sie sich selbst als eine überaus vitale Person.

5. **Sagen Sie die Affirmation jeden Morgen, auch wenn Ihnen nicht danach ist.** Am besten sagen Sie sie jeden Tag um dieselbe Zeit, damit sie zur Gewohnheit wird. Ideale Zeitpunkte wären kurz vor dem Frühstück oder gleich beim Aufwachen. Versuchen Sie, den Satz eine oder zwei Minuten lang zu wiederholen, immer wieder.

6. **Wiederholen Sie den Satz im Laufe des Tages so oft wie möglich.** In Gesellschaft anderer kann das auch einfach im Kopf ablaufen.

7. **Sie dürfen Ihre Affirmation ändern,** je nachdem, welche Botschaft Sie Ihrem Gehirn einhämmern wollen.

DEN TAG NEU BEWERTEN

Ob wir motiviert und zielstrebig bleiben, hängt häufig davon ab, wie wir ein stressiges Ereignis interpretieren. Jeder kennt den Mitarbeiter (oder sind Sie das selbst?), der immer nur das Negative sieht: *Warum passiert so etwas immer mir? Typisch für mich! Warum werde ich eigentlich nie befördert? Immer werde ich übersehen.* Das Problem an einer derartigen Opfermentalität ist, dass sie leicht zur selbsterfüllenden Prophezeiung wird. Wer ständig so denkt, trainiert sich dieses negative Selbstbild an. Jedem passiert einmal etwas Schlimmes, und jeder kann sich aus diversen Gründen missachtet oder gar unterdrückt vorkommen. Aber wie wir die jeweilige Situation bewerten, ist unsere Entscheidung. Solche Bewertungen nehmen alle Menschen vor, die ganze Zeit, ob es uns bewusst ist oder nicht. Und man tut sich einen enormen Gefallen, wenn man selbst die Verantwortung für die Bewertung des eigenen Lebens übernimmt, damit diese Bewertungen *für* uns arbeiten, nicht gegen uns.

Ein unglaublich lebensbejahendes Beispiel lieferte die Dokumentation *Happy* von 2011. Die Eingangsszene entführt uns in einen Slum der indischen Megacity Kolkata, wo wir den Rikscha-Fahrer Manoj Singh kennenlernen. Um fünf Uhr morgens steht er auf, trinkt eine kleine Tasse Tee und verabschiedet sich von seiner Familie. Dann schlüpft er in seine Flipflops, springt auf sein Rad und strampelt in die Innenstadt, wo er den ganzen Tag auf den Beinen ist und Kunden in seiner Rikscha transportiert. Manche davon beschimpfen oder schikanieren ihn, besonders wenn sie betrunken sind, aber Manoj beschwert sich niemals, denn dann würden sie nicht mehr mit ihm fahren.

An dieser Stelle werden wir mit beeindruckenden Zahlen konfrontiert: Manoj Singh ist genauso glücklich wie ein durchschnittlicher Amerikaner. Wenn er abends in sein bescheidenes Heim zurückkehrt und sein kleiner Sohn ihm entgegenläuft, strahlt er übers ganze Gesicht. »In dem Moment bin ich überglücklich«, sagt er. Er erzählt, dass er jeden Tag in der Sonne sei, und wenn es regnet, dann wisse er, dass es nicht lange dauert und er bald wieder trocken ist. »Mein Haus ist gut«, fügt er hinzu. Dabei würde wohl niemand im Westen dieses Haus als »gut« bezeichnen. Über das Dach ist eine Plastikplane gespannt. »Eine Seite ist offen, und das Zimmer ist gut belüftet«, erklärt er uns. »Im Monsun regnet es rein, dann wird es etwas ungemütlich«, räumt er ein, »aber davon abgesehen haben wir ein gutes Leben.« Manchmal reicht das Geld nur für Reis mit Salz, aber dennoch sagt er: »Wenn ich meine Kinder ansehe, komme ich mir nicht arm vor, sondern reich.« Ich staune über seine Bewertung. Er wünscht sich gar keinen besseren Job, sondern ist dankbar, dass er mit seiner Arbeit seine Familie ernähren kann und zwei Kinder hat, für die er sorgen muss.

Wie wirkungsvoll eine Neubewertung sein kann, lernte ich auf die harte Tour, als die Allgemeinpraxis, in der ich arbeitete, von einem privaten Unternehmen übernommen wurde. Bis dahin hatte ich dort viel Autonomie, was ein wichtiger Faktor für das psychische Wohlbefinden ist. Die neuen Eigentümer führten jedoch Systeme ein, die uns viel von dieser Autonomie raubten. Zum Beispiel bestanden sie darauf, in all ihren Praxen dieselben Öffnungszeiten anzubieten. Einige Patienten, die schon seit Jahren zu mir kamen, arbeiteten jedoch in Nachtschicht und brauchten Termine, wenn sie morgens nach Hause gingen. Ich war immer bereitwillig schon um 7:15 Uhr in der Praxis gewesen, um sie zu betreuen, aber jetzt durfte ich das nicht mehr, weil die neue Geschäftsleitung auf Einheitlichkeit beharrte. Bald kontrollierten ihre Systeme nahezu jede Minute meiner Tätigkeit, und ein Manager wollte uns sogar genau vorschreiben, wann wir die Ergebnisse der Blutuntersuchungen durchgehen sollten. Vor oder nach dem vorgesehenen einstündigen Zeitfenster hätte es Ärger gegeben.

Für mich war das alles immens frustrierend, und ich kam immer öfter entnervt und gestresst nach Hause. Sobald ich nach der 45-minütigen Heimfahrt, auf der ich wütend vor mich hinbrütete, zur Tür hereinkam, beschwerte ich mich bitterlich bei Vidh, wie schlimm mein Tag doch gewesen sei, dass niemand mehr auf mich höre, dass es keiner verstehen wolle und so weiter und so fort. Noch im Bett seufzte ich vor mich hin, und wenn ich morgens wieder zur Arbeit aufbrach, ging es mir noch schlechter. Vidh fand, ich sollte kündigen, aber wir brauchten das Geld und mussten insbesondere die Hypothek abzahlen. Aus meiner Sicht konnten wir uns diesen Schritt nicht leisten.

Was also konnte ich noch tun? Immerhin hatte ich von psychologischen Studien gehört, denen zufolge Menschen glücklicher sind, wenn sie für andere arbeiten. Also begann ich, in der Mittagspause spazieren zu gehen und über den Vormittag nachzudenken, wobei ich mich auf all das Gute konzentrierte, das ich getan hatte. Ich erinnerte mich bewusst daran, dass ich in meinem Beruf für andere da war. Ich tat meine Arbeit nicht für mich oder meine neuen Chefs, sondern weil ich die Schmerzen und das Leid meiner Mitmenschen lindern wollte. Diese Neubewertung meiner Situation war unglaublich beflügelnd und schenkte mir frische Energie.

Es gibt viele fantastische Belege dafür, wie sehr wir davon profitieren, wenn wir unsere täglichen Stressfaktoren aus einer neuen Perspektive betrachten. Eine Studie von 2012 kam zu dem Ergebnis, dass eine veränderte Einstellung zu einem stressreichen Erlebnis nicht nur die körperliche Gesundheit verbessert, sondern auch die Art und Weise, wie das Gehirn auf Mikrostressdosen (MSD) reagiert. Bei den Teilnehmern dieser Studie, die solche MSD neu bewerteten, war im Gegensatz zur Vergleichsgruppe, die keine Neubewertung vornahm, der Blutdruck niedriger, die Aufmerksamkeit höher und sogar der Herzschlag effizienter. Wenn wir stressige Ereignisse in einem anderen Licht sehen, fühlt sich das nicht nur gut an, sondern wir profitieren unmittelbar von erheblichen physiologischen Veränderungen im Körper. Schon eine neue Betrachtungsweise kann den schädlichen Einfluss der vielen kleinen Nadelstiche des Alltags dämpfen.

Bei einer solchen Neubewertung kommt es darauf an, den Blick nicht nach innen, auf das eigene Selbst, zu richten, sondern auf die größere Welt. Versuchen Sie, das größere Bild zu sehen. Stellen Sie sich vor, Sie könnten die ganze Situation von oben aus der Luft wahrnehmen, und Sie selbst wären nur ein ameisengroßes Pünktchen auf der Straße. Tatsächlich sind Sie nur ein kleiner Teil einer großen Welt, und Sie sind dazu da, etwas Gutes zu bewirken. Eine überarbeitete, unterbezahlte Krankenschwester könnte also sagen: »Ich werde vom System ausgebeutet«, oder: »Ich habe die Chance, mich um all diese Menschen zu kümmern und ihnen zu helfen, gesund zu werden.«

Wenn Ihnen das schwerfällt, stellen Sie sich zu Ihrer Arbeit oder Ihrer wichtigsten Rolle die drei Warum-Fragen: *Warum ist das wichtig? Warum ist das wichtig? Warum ist das wichtig?* Jedes Mal, wenn Sie diese Frage stellen, erweitern Sie den Blickwinkel, bis Sie den wahren Grund erkennen. Bei einem Fernfahrer könnte das beispielsweise so klingen: Warum ist es wichtig, dass diese Lieferung den Supermarkt pünktlich erreicht? *Weil ich verderbliche Ware bringe, die in die Auslage muss.* Warum ist das wichtig? *Weil die Kunden sich darauf verlassen, dass die Ware kommt.* Warum ist das wichtig? *Weil das Eltern sind, die ihren Kindern etwas zu essen vorsetzen wollen, und gestresste Berufstätige, die nach einem langen Tag nur noch nach Hause gehen und dann bei einer guten Mahlzeit zur Ruhe kommen wollen.* Mit nur drei Sätzen kann ein Fahrer seine Situation komplett anders betrachten. Anstatt gelangweilt und genervt auf der Kriechspur vor sich hinzubrüten, fühlt er sich wie ein Held des Alltags, dessen Einsatz vielen anständigen Menschen das Leben ein ganzes Stück leichter macht.

WARUM DIE NEUBEWERTUNG SO WICHTIG IST

Wenn von allen Seiten an uns gezerrt wird, übernimmt das emotionale Gehirn das Kommando, und das rationale Gehirn wird an die Seitenlinie verbannt. Damit kann man die Dinge nicht mehr logisch analysieren. Ohne eine passende, erprobte Strategie geraten wir leicht in den Sog einer irrationalen Negativspirale. Wer sich nicht bewusst bemüht, seine Erfahrungen neu zu bewerten, dürfte häufig feststellen, dass der Stresspegel im Tagesverlauf ansteigt, weil das emotionale Gehirn ständig weitergrübelt, was einem da eigentlich gerade passiert, und weitere »Beweise« dafür liefert, dass das eigene Leben ein Chaos ist, man selbst ein Opfer und die Welt ein ungerechter, unsicherer Ort. Grübeln bedeutet, dass man sich bevorzugt mit unangenehmen, besorgniserregenden Situationen befasst oder immer wieder dasselbe Problem wälzt. Kurzfristig kann sich das hilfreich anfühlen, aber langfristig ist es schädlich, denn dieses Training macht das emotionale Gehirn immer mächtiger. Und dadurch steigt die Wahrscheinlichkeit, dass man auch in Zukunft viel Zeit mit Grübeln verbringt und somit ängstlicher reagiert.

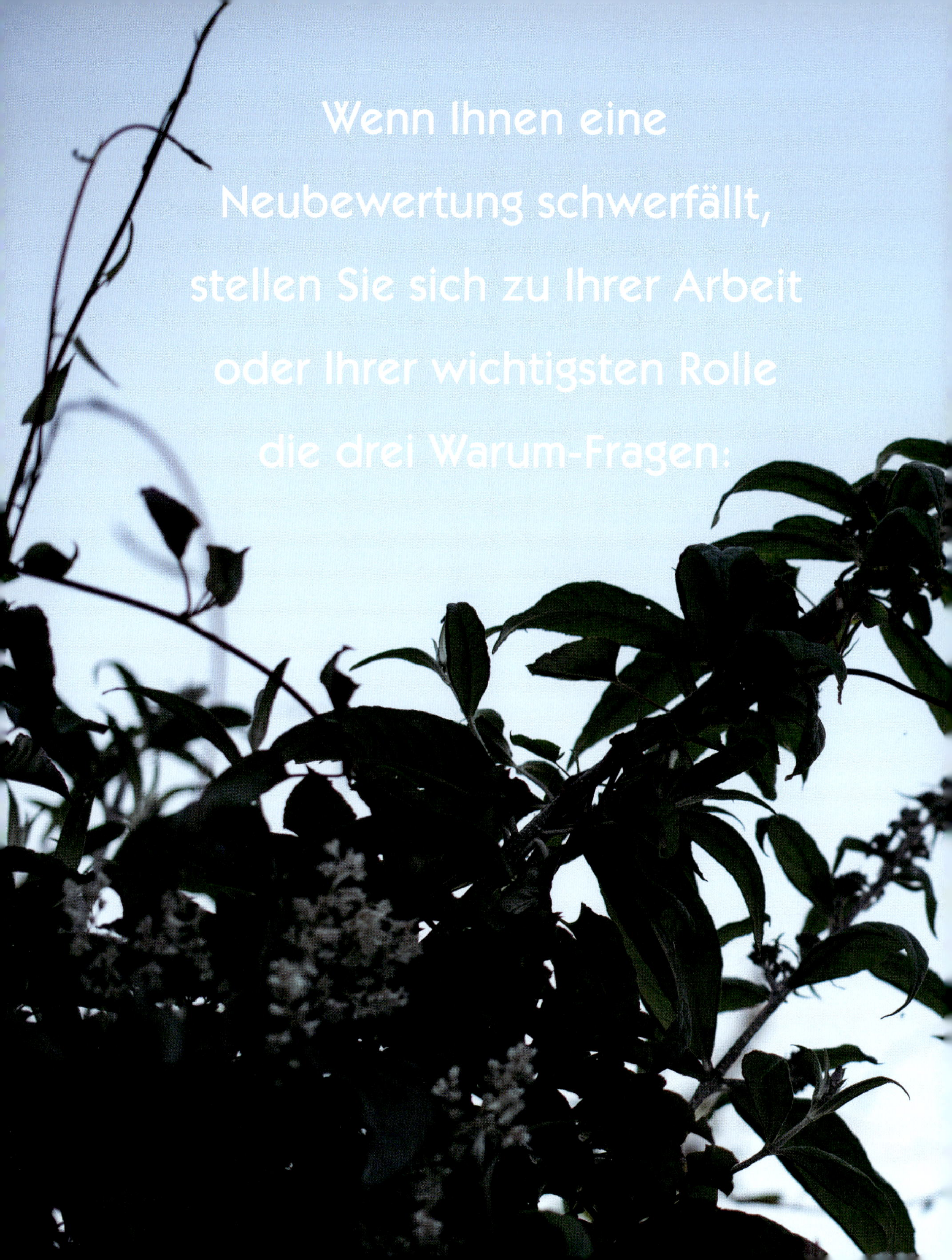

Wenn Ihnen eine
Neubewertung schwerfällt,
stellen Sie sich zu Ihrer Arbeit
oder Ihrer wichtigsten Rolle
die drei Warum-Fragen:

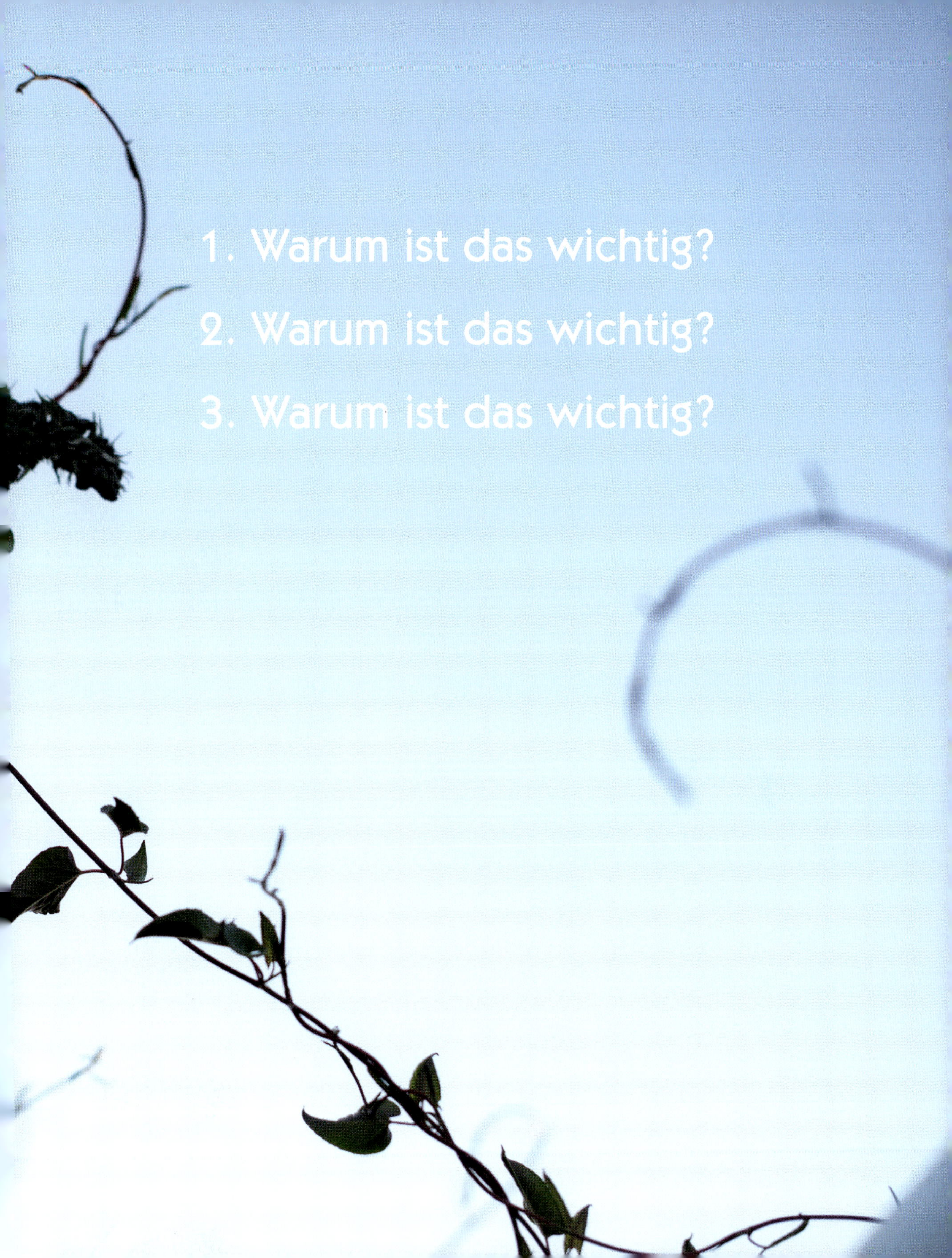

1. Warum ist das wichtig?
2. Warum ist das wichtig?
3. Warum ist das wichtig?

DREI VORSCHLÄGE FÜR EINE SINNVOLLE NEUBEWERTUNG

1. **Das Erlebnis aufschreiben.** Beim Schreiben urteilen wir normalerweise automatisch rationaler und aus einer größeren Distanz. Wir können die Situation dabei klarer und in einem anderen Zusammenhang schildern, als wenn wir sie nur im Kopf immer wieder durchspielen. Und schriftlich sind wir oft gnädiger mit uns selbst.

2. **Auf die Ursache konzentrieren.** Nehmen wir an, jemand hätte Sie auf der Fahrt zur Arbeit geschnitten. Anstatt sich auf sich selbst und den eigenen Stress zu konzentrieren, können Sie überlegen, ob der andere Fahrer vielleicht gerade selbst Stress hatte, weil es seiner Mutter schlecht geht, weil er sich mit seiner Frau gestritten hat oder weil ihn die Kinder die ganze Nacht wach gehalten haben. Vielleicht hatte die andere Person es eilig, weil sie schon wieder zu spät aus dem Haus gekommen ist und deshalb auf der Arbeit schon abgemahnt wurde. Sobald Sie sich auf die andere Person konzentrieren und überlegen, was dort alles schiefgelaufen sein mag, stellen Sie das Ereignis in einen neuen Zusammenhang. Denn ein negatives Verhalten anderer Menschen demonstriert lediglich, dass es diesen Leuten schlecht geht und ihr Leben nicht nach Wunsch verläuft.

3. **Das Ereignis aus Sicht eines Beobachters analysieren.** Wenn man sich in die Person eines stillen Beobachters hineinversetzt, erzeugt dieser Perspektivwechsel wertvolle Distanz zwischen dem Ego und dem, was geschehen ist. Stellen Sie sich vor, Sie wären ein Sportberichterstatter, der den Ablauf schildert. Bezeichnen Sie sich selbst als »er« oder »sie«, oder geben Sie sich einen anderen Namen. Das rückt Sie aus dem Zentrum des Geschehens und ermöglicht einen breiteren, weniger selbstbezogenen Blickwinkel, der vor dem Katastrophisieren bewahrt.

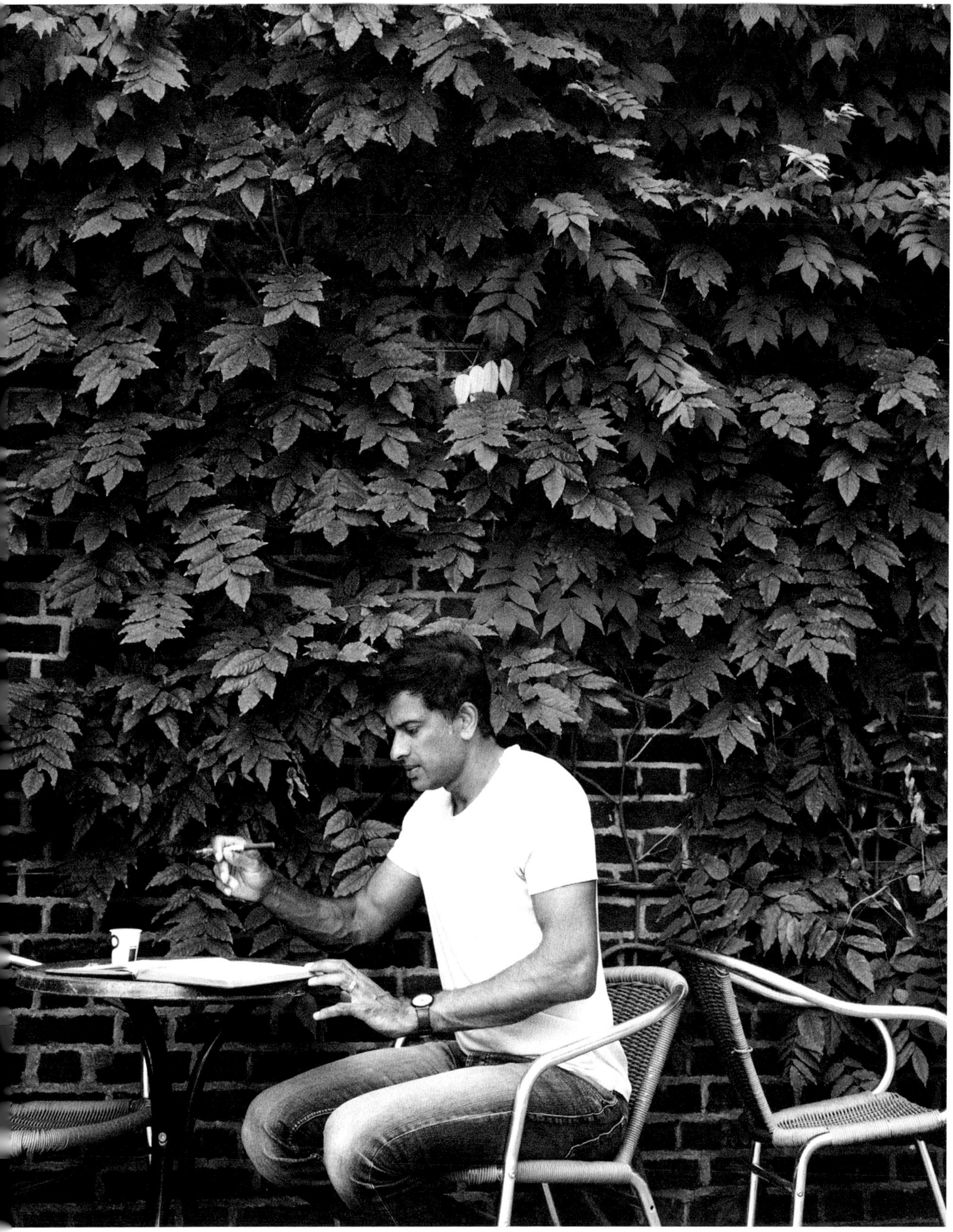

DANKBARKEIT AM ABEND

Heute wissen wir, dass Grübeln ausgesprochen schädlich sein kann. Wenn man über unangenehme Zwischenfälle vor sich hin brütet, erscheinen diese auf die Dauer immer schlimmer. Das aktiviert das Stresssystem und lässt das emotionale Gehirn dominieren. Das passende Gegenmittel ist Dankbarkeit. Solange wir uns selbst darauf programmieren, nur die schlimmen Dinge wahrzunehmen, verpassen wir Unmengen positiver Geschehnisse, sei es die E-Mail, mit der sich jemand bei uns bedankt, oder der flüchtige Blütenduft auf der Fahrt zur Arbeit.

Zum Teil ist diese Intervention durch die Meditation »Liebevolle Güte« inspiriert, die in vielen Formen praktiziert wird. Allen gemeinsam ist, dass sie dazu beitragen, eine positive Grundeinstellung, Wärme und Güte zu entwickeln. Vielleicht nehmen Sie einfach zwei Menschen, die Sie kennen, und wünschen ihnen bewusst, dass sie glücklich sind. Oder Sie wählen zwei Unbekannte. Wählen Sie beim nächsten Cafébesuch ein beliebiges Pärchen aus und wünschen Sie den beiden in Gedanken von Herzen, dass sie glücklich werden. Wie geht es Ihnen dabei?

Tägliches Üben kann eine tiefgreifende Wirkung haben. Studien zufolge kann es eine breite Palette an positiven Emotionen wie Liebe, Freude, Dankbarkeit, Zufriedenheit und Hoffnung anstoßen und zugleich die Aktivität des emotionalen Gehirns dämpfen. Erst neulich las ich erfreut eine Analyse zu bisherigen Veröffentlichungen zu diesem Thema, die zu dem Ergebnis kam, dass die »Meditation der liebevollen Güte positive Emotionen im Alltag mehren« kann. Damit bestätigt die Wissenschaft, was ich seit vielen Jahren im Rahmen meiner Tätigkeit beobachte.

Bei meiner Patientin Sophie (42 Jahre) hat diese Meditation ihr Leben verändert. Sophie hatte seit einer Weile mit Panikattacken zu kämpfen und suchte verzweifelt nach einem Ausweg. Ich konnte sie überzeugen, diese Meditationsform auszuprobieren. Sie wählte dafür den Schulhof. Nachdem sie ihre Kinder in der Schule abgeliefert hatte, suchte sie sich zwei andere Eltern aus, jemanden, den sie mochte, und jemanden, der ihr unsympathisch war, und wünschte ihnen von ganzem Herzen wahres Glück. Einige Tage später sagte ihr Mann: »Was ist eigentlich mit dir los? Du kommst mir neuerdings so glücklich vor. Deine Schritte sind richtig federnd!« In den darauffolgenden Wochen und Monaten verspürte sie immer weniger Stress, und auch ihre Panikattacken wurden deutlich seltener.

Wenn Sie jetzt glauben, dass solche Übungen Ihnen ganz bestimmt nicht helfen, dann probieren Sie's doch einfach mal aus! Es ist ziemlich schwierig, dabei nicht zu lächeln. Sie werden stolz auf sich sein, richten die Aufmerksamkeit nach außen, und der Stresspegel sinkt ins Bodenlose.

DREIMAL BEWUSST »DANKE« SAGEN

Ein tägliches Dankbarkeitsritual trägt wunderbar zur Senkung des Stresspegels bei. Der Zeitpunkt dafür ist im Grunde egal. Besonders wirksam ist es jedoch am Abend, denn es kann tatsächlich dazu beitragen, Stress abzubauen, leichter abzuschalten und in aller Ruhe tief einzuschlafen.

Meine persönliche Version der »Meditation der liebevollen Güte« nimmt abends nur wenige Minuten in Anspruch und rankt sich um drei Dankbarkeitsübungen:

EIN ANDERER. EIN AUGENBLICK. EIN AUSBLICK.

Denken Sie an eine Person, der Sie heute dankbar sind. Konzentrieren Sie sich mit aller Kraft darauf, dass der oder die andere diese Dankbarkeit empfangen möge. Danach praktizieren Sie dieselbe Übung in Bezug auf einen erfreulichen Augenblick an diesem Tag. Das kann die geruhsame Kaffeepause sein oder eine kostbare neue Erinnerung, vielleicht mit einem Kind. Rufen Sie sich diesen Moment eindringlich ins Gedächtnis und lassen Sie sich von Dankbarkeit überfluten. Und zuletzt denken Sie an etwas, das im Laufe des Tages geschehen ist und erfreuliche Aussichten verspricht. Vielleicht haben Sie sich mit Freunden verabredet, oder es zeichnet sich beruflich eine erfreuliche Entwicklung ab, oder Sie freuen sich einfach auf ein bestimmtes Paar Schuhe, das Sie kaufen möchten. Stellen Sie sich vor, wie dieses Ereignis wirklich geschieht, und konzentrieren Sie sich intensiv auf die Dankbarkeit für diese positiven Aussichten. Um die Übung noch intensiver auszukosten, können Sie die Dinge aufschreiben, für die Sie dankbar sind.

DER SINNFRAGE EINEN SCHRITT NÄHER

Alle Übungen in diesem Kapitel sollen Sie in die Lage versetzen, Ihre Frage nach dem Sinn leichter zu beantworten. Die drei Gelassenheitsrituale – *Affirmationen, Neubewertung* und *Dankbarkeit* – tragen dazu bei, den Stresspegel spürbar zu senken, und legen den Grundstein für eine Haltung, von der aus sich die großen Fragen nach dem Sinn und Zweck gut angehen lassen. Um dies zu tun, braucht man jedoch noch etwas, nämlich *Zeit*. Wie Sie die finden, ist das Thema des nächsten Kapitels.

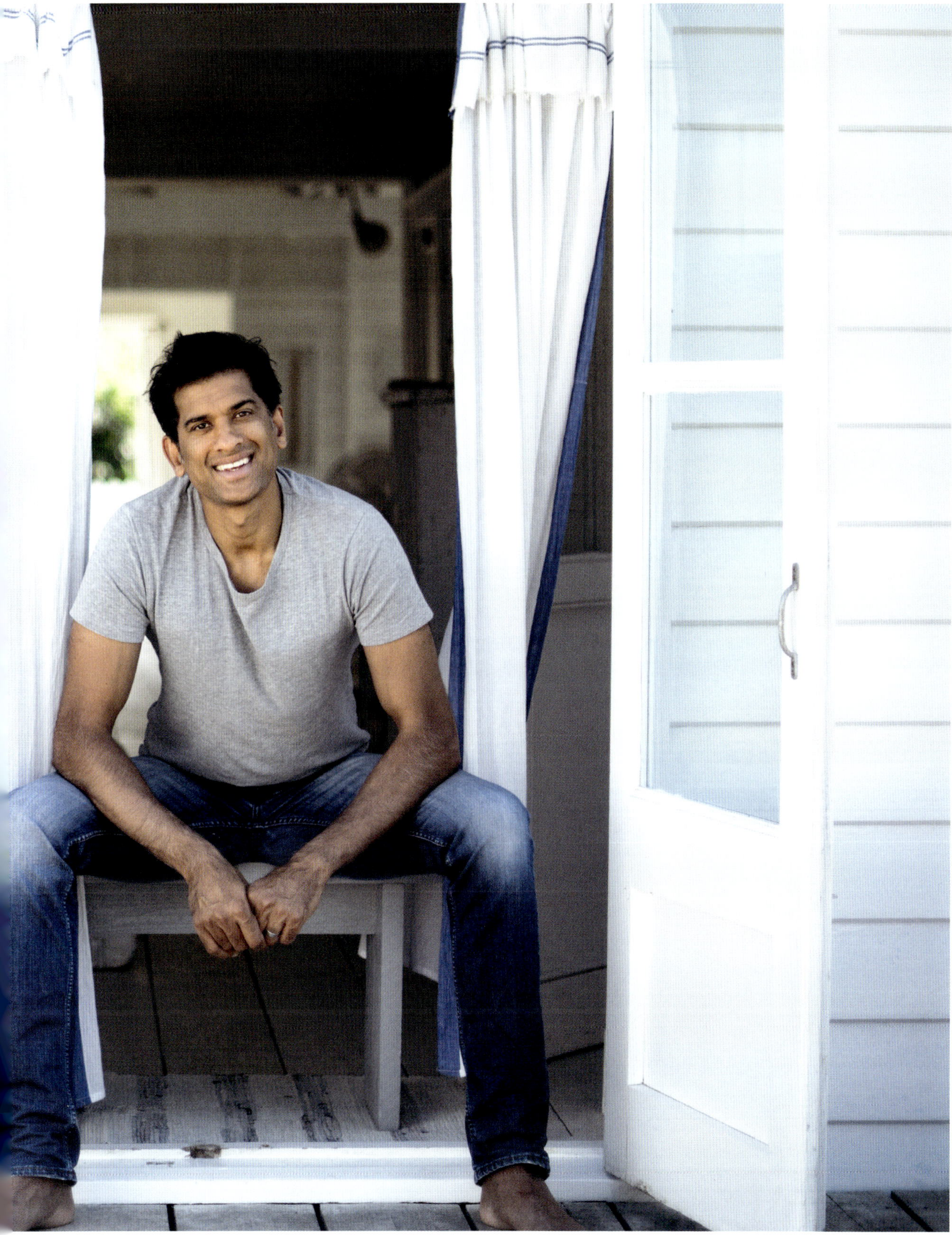

Kapitel 2
ZEIT FREISCHAUFELN

Meine Frau war eine erfolgreiche Strafverteidigerin. Mit 30 beschloss sie, beruflich vorübergehend zu pausieren, um sich ganz auf das Muttersein zu konzentrieren. Es schockierte uns alle beide, als sich herausstellte, dass die Kindererziehung sie mehr stresste als die hochspezialisierte Anwaltstätigkeit der vergangenen Jahre. Besonders irritierend war für sie das Gefühl, nie genug Zeit zu haben. Wenn sie unseren Sohn in die Krippe gebracht hatte, kam sie nach Hause, räumte auf, erledigte die Wäsche und schaffte dann gerade noch die diversen Besorgungen in der Stadt, ehe es auch schon wieder Zeit wurde, ihn abzuholen. So ging es pausenlos, tagein, tagaus, mit niederschmetternder Unabdingbarkeit. »Ich habe einfach nie Zeit für mich«, sagte sie regelmäßig. »Ich schaffe überhaupt nichts mehr.« Inzwischen ist mir klar, wie verbreitet dieses Problem ist, das ich sowohl in meiner Praxis als auch im Freundeskreis beobachte: unglaublich intelligente, ehrgeizige, erfolgreiche Frauen und Männer, die freiwillig beruflich kürzertreten, um sich um ihre Kinder zu kümmern, und am Ende in ständiger Angst leben.

Also überlegten Vidh und ich, was wir gegen dieses Gefühl unternehmen könnten. Ich würde nun gern behaupten, dass ich die Lösung gefunden habe, doch es war meine kluge Frau. Irgendwann schrieb sie einen genauen Zeitplan für den Tagesablauf, der jede Minute erfasste. Dort stand: »6:30 Uhr aufwachen; 6:45 bis 7:05 Uhr fertigmachen; 7:05 bis 7:25 Uhr Frühstück« und so weiter, den ganzen Tag bis zum Abend. Dieses Programm kam mir ziemlich straff vor. Würde es ihre Ängste nicht noch verstärken, anstatt sie zu lindern? Aber Vidh half ihr Plan. Sie hatte das Gefühl, ihr Leben

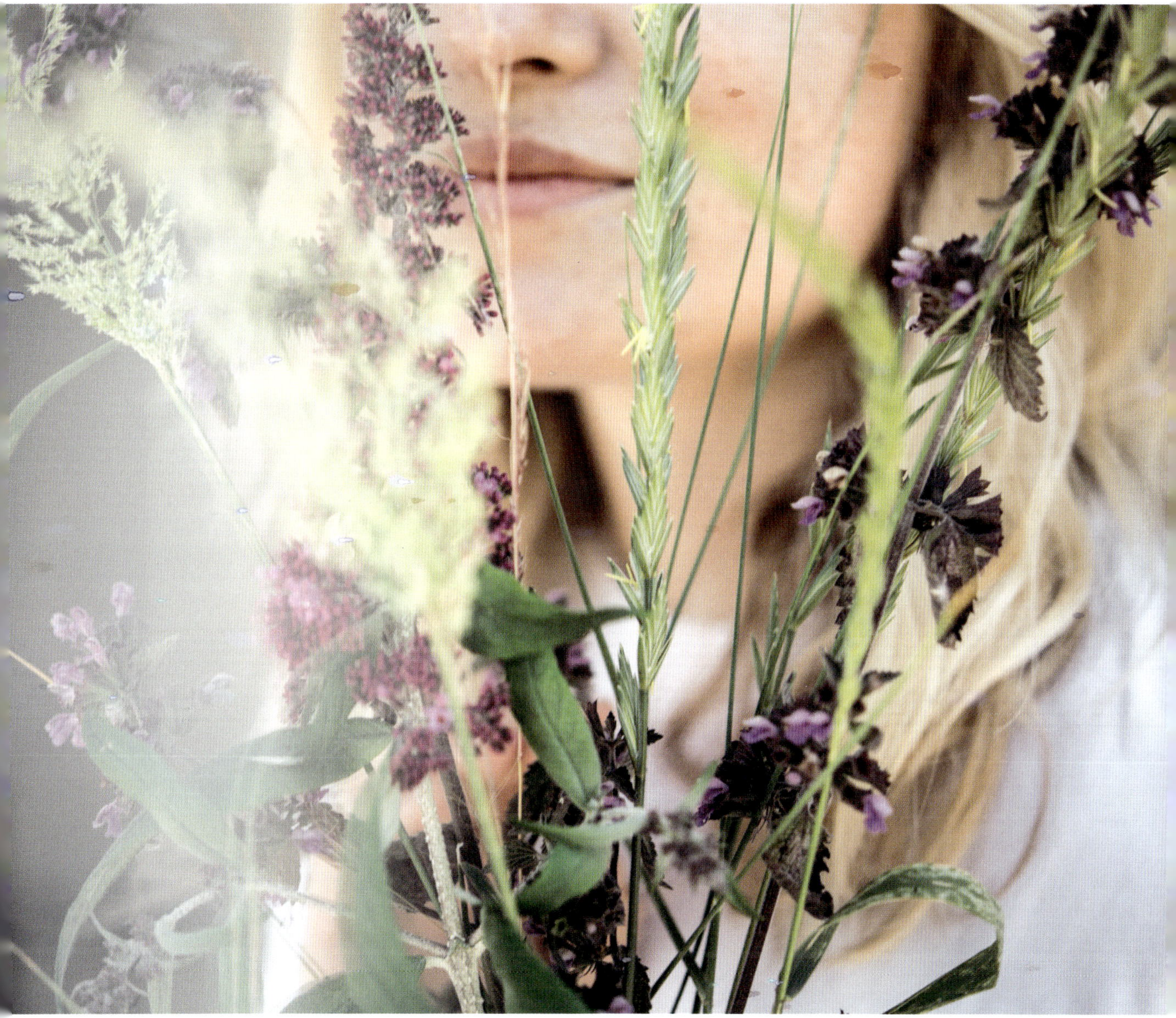

besser im Griff zu haben. Sie konnte mehr erledigen und war endlich in der Lage, die Zeit zu genießen, die sie für sich reserviert hatte, um Yoga zu machen oder auch mal ohne Schuldgefühle im Internet zu surfen. Während sie früher den Eindruck hatte, überhaupt nichts mehr auf die Reihe zu bekommen, zeigte ihr Notepad nun jeden Abend eine lange Liste abgehakter Aufgaben.

In mancherlei Hinsicht sind wir Menschen ganz einfach gestrickt. Wenn wir eine Aufgabe abschließen, belohnt uns das Gehirn mit einer kleinen Portion Dopamin. Deshalb lieben wir das Gefühl, etwas abzuhaken. Schon der manuelle Vorgang des Abhakens schickt dem Gehirn eine positive Information: Wir haben den Tag im Griff, das Leben ist gut. Vidhs Tagesplan hatte aber einen noch größeren Einfluss. Irgendwann begann sie, ihren eigenen Plan auszutricksen, und das machte ihr Spaß. Es war wie ein Wettkampf gegen sich selbst, und sie fand schon bald Zeitfenster im täglichen Plan, die es vorher nicht gegeben hatte.

Heute weiß ich, dass viele Topmanager auf der Welt genau aus diesem Grund Zeitpläne aufstellen. Die Pläne verhelfen ihnen zu mehr Produktivität, stellen aber gleichzeitig sicher, dass sie noch ausreichend Zeit für ihre Hobbys und ihre Familien haben. Falls Sie also zu den vielen Menschen gehören, die befürchten, dass der Tag nicht genug Stunden hätte und dass sie unmöglich alles schaffen können, sollten Sie Ihren Tag einmal genauer unter die Lupe nehmen. Bei einer ehrlichen Analyse werden Sie wahrscheinlich schockiert sein, wie viel Zeit Sie für die sozialen Medien aufwenden, für E-Mails oder für Ausflüchte, bis Sie tatsächlich das angehen, was unaufschiebbar ist. Es könnte sich natürlich auch herausstellen, dass Sie tatsächlich versuchen, zu viele Dinge in zu kurzer Zeit zu schaffen. Auch dagegen hilft ein Zeitplan, denn so können Sie den wichtigsten Punkten Priorität einräumen, zielstrebiger vorgehen und mehr Zeit für die Dinge finden, die Ihnen wichtig sind.

Besonders wichtig ist die Tagesplanung, wenn eine Person das Gefühl hat, ihr Leben sei sinn- und wertlos. Stellen wir uns einmal vor, Sie möchten ein Buch schreiben und sehen sich als Autorin. Sie wollen wirklich loslegen – aber erst, wenn alles perfekt passt: Wenn Sie ein paar Stunden richtig frei haben, wenn die Inspiration anklopft, wenn es still wird im Haus, wenn Sie das Chaos auf dem Küchentisch weggeräumt haben, das Ihr Mann hinterlassen hat. Aber so wird das nichts, denn diesen Moment gibt es nicht. Deshalb müssen Sie sich angewöhnen, jeden Tag zu schreiben, ob die Muse Sie küsst oder nicht, und auch wenn es laut ist. Und dann wird die Inspiration auch kommen! Warten Sie nicht, bis sich alles richtig anfühlt, sondern planen Sie Ihr Vorhaben fest ein.

In diesem Kapitel werde ich Ihnen einige Fragen stellen und diverse Strategien präsentieren, mit denen Sie mehr Eigenzeit freischaufeln können. Diese Strategien stellen sicher, dass Sie mehr von dem tun können, was Sie mögen, weniger gestresst sind und kostbare Zeit finden, um allein zu sein und nachzudenken. Außerdem verrate ich Ihnen eine äußerst effektive Technik, mit deren Hilfe jeder Tag fernab von Ihrer persönlichen Stressschwelle beginnt und Sie sich ganz auf ein sinnerfülltes Leben konzentrieren können.

EIGENZEIT AKTIV GESTALTEN

Als Vidh ihre Zeit aktiv einteilte, stellte sie bereits nach drei Wochen fest, dass ihr genug Zeit für ein Hobby blieb, das sie schon immer einmal ausprobieren wollte, nämlich Indoorklettern. Zweimal in der Woche ging sie nun in ein Kletterzentrum und kam wie verwandelt zurück. In diesen zwei Stunden an der Wand musste sie sich so intensiv konzentrieren, dass die Alltagssorgen in dieser Zeit wie weggeblasen waren. Das war etwas völlig anderes, als auf dem Sofa zu liegen oder online herumzusurfen. Es war keine »Ich-Zeit«, sondern »Aktiv-Zeit«. Solange wir gezielt etwas tun und uns aktiv einbringen, konzentrieren wir uns zwangsläufig nicht auf den Alltagsärger. Für Vidh hatte das Klettern den zusätzlichen Vorteil, dass es etwas war, das sie noch nie getan hatte. Studien haben ergeben, dass neue Erfahrungen das Gehirn über die Aktivierung anderer Signalwege zum Wachstum veranlassen. Und das wiederum trägt dazu bei, aus dem Stressmodus herauszutreten.

DREI FRAGEN FÜR IHRE ZEITPLANUNG

1. **Was würden Sie gern häufiger tun? Wofür glauben Sie** im Alltag nicht genug Zeit zu finden?

2. **Welche drei Punkte würden Ihnen beim Abhaken das Gefühl vermitteln,** dass der jeweilige Tag richtig gut gelaufen ist?

3. **Mit welchem (oder welchen) Menschen möchten Sie mehr Zeit verbringen als gegenwärtig möglich?**

Damit Wünsche wahr werden, sollten Sie sie einplanen. Ohne Perfektionsanspruch. Schon etwas Nachdenken und der Versuch, das eine oder andere einzuplanen, können viel bewirken.

DIE HEILKRAFT DES ALLEINSEINS

Vidhs neue sportliche Aktivität hatte noch einen zweiten Vorteil: Dort oben an der Kletterwand war sie ganz allein. Sie hatte Zeit zum Nachdenken. Eines meiner Lieblingszitate stammt von Pulitzer-Preisträger Carl Sandburg:

» Ein Mann braucht auch Zeit für sich selbst. Zeit ist die Währung unseres Lebens. Wenn wir nicht achtgeben, geben andere sie für uns aus. (…) Hin und wieder muss ein Mann alleine losziehen und sich der Einsamkeit stellen, im Wald auf einem Stein sitzen und sich fragen: ›Wer bin ich, und wo war ich, und wo will ich hin?‹ (…) Wenn man nicht achtgibt, rauben einem die Zeitvertreibe die Lebenszeit. «

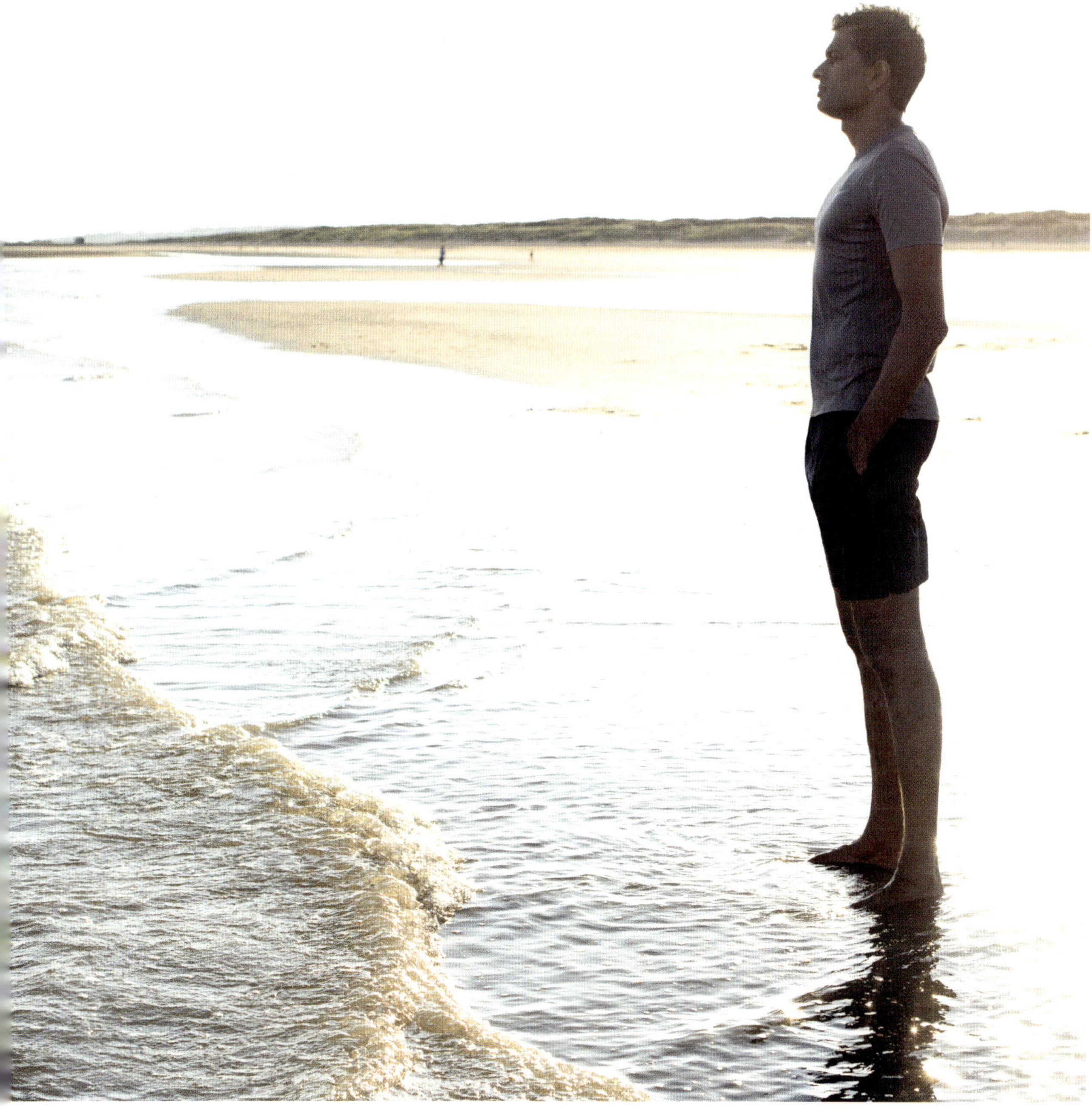

Ich selbst lernte diese Lektion in den Monaten, nachdem mein Vater gestorben war, um den ich mich viele Jahre gekümmert hatte. Ich hatte ein kleines Kind zu Hause, eine Frau und als Arzt einen fordernden Beruf, aber ansonsten galt jeder freie Moment meinen Eltern. Mein Telefon war nie abgeschaltet. Nachts lag es auf dem Nachttisch, weil ich ständig mit einem Notruf rechnete: »Papa ist gestürzt, kannst du kommen und uns helfen?«, oder: »Papa kommt nicht aus dem Bett hoch, kannst du kommen?« Ich war maximal gestresst. Wenn dann noch ein schwieriger Patient dazukam, ein Problem mit den Kindern oder eine Schüssel, die nicht am gewohnten Platz stand, war ich sofort entnervt, weil meine Stressschwelle weit überschritten war. Ich hatte einfach keinen Puffer mehr übrig.

Nach dem Tod meines Vaters war da plötzlich Raum. Zum ersten Mal in meinem Erwachsenenleben konnte ich mich hinsetzen und nachdenken. Mir wurde klar, dass ich seit Jahren mit 150 km/h durchs Leben raste und nie die Zeit gefunden hatte herauszubekommen, wer ich eigentlich war. Ab dem Augenblick unserer Geburt stellt man uns auf unsere ganz persönliche, schmale Erfolgsspur. Lehrer und Eltern vermitteln uns: »Du musst gut in der Schule sein, und wenn du gute Noten schreibst, bekommst du einen guten Job, und dann lebst du glücklich und zufrieden bis an dein Ende.« Außerdem hören wir, dass wir heiraten und eine perfekte Kleinfamilie gründen müssen, um glücklich zu sein.

Viele Menschen (auch ich) haken diese Aufgaben einfach ab, die uns die Gesellschaft als bedeutsam vermittelt. Und eines Tages wachen wir auf und fühlen uns geprellt. Zumindest galt das für mich, und vielleicht gilt es auch für Sie. Genau deshalb brauchen wir Zeit, um herunterzukommen: Um das Getöse der Außenwelt auszublenden und nur noch uns selbst wahrzunehmen. Nur so finden wir heraus, wer wir wirklich sind. Die Zeit, die ich damals zum Nachdenken hatte, war für mich der Beginn eines erfüllteren, authentischeren Lebens.

DREI DINGE EINPLANEN, DIE STRESS ABBAUEN

4. **Etwas, das Freude macht.** Die tägliche Portion Freude können wir uns auf unterschiedlichste Weise verschaffen. Vielleicht möchten Sie beim Heimkommen fünf Minuten tanzen oder Musik hören. Chronischer Stress erschwert dem Gehirn das Empfinden von Freude und Genuss. Wappnen Sie sich dagegen, indem Sie sich täglich eine kleine Freude gönnen.

5. **Etwas, das die Fähigkeit zum Belohnungsaufschub trainiert** (siehe Seite 210). Das kann ein neuer Sport sein oder ein Hobby, eine neue Sprache oder ein Musikinstrument.

6. **Etwas, das mit Bewegung oder Anstrengung einhergeht.** Der eine braucht fünf Minuten Krafttraining, die andere eine Stunde Aerobic, die dritte ihre Joggingrunde. Es gibt keine Regeln, aber mit einem festen Zeitplan kommt man wirklich dazu.

EINEN BAUM BETRACHTEN

Zu den großen Problemen unserer Zeit gehört, dass man als erfolgreich gilt, wenn man viel zu tun hat. Es herrscht die schädliche Vorstellung, dass man es nur dann zu etwas bringt, wenn man jeden Tag rund um die Uhr seinen Zielen nachjagt. Erzählen Sie das mal Armando Iannucci, einem der größten britischen Satiriker unserer Zeit, der mit seinen Filmen auch in Amerika höchst erfolgreich ist. »Ich weigere mich, abends oder am Wochenende zu arbeiten«, sagte er in einem Interview. »Wenn sich meine Protagonisten laut Drehbuch zum Abendessen treffen, streiche ich das durch und sorge dafür, dass sie gemeinsam zu Mittag essen. Nach 18 Uhr schalte ich das Telefon ab. Den Amerikanern habe ich mitgeteilt, dass ich danach nicht mehr ans Telefon gehe.« Und was macht er mit dieser Zeit? »Ich mache einfach, was ich will, allen möglichen Mist. Einen Baum betrachten oder was auch immer!«

Damit ist er vermutlich klüger, als ihm bewusst ist. Denn kaum jemandem ist klar, wie unglaublich produktiv es sein kann, einfach einen Baum zu betrachten. Wenn wir »abschalten«, läuft im Gehirn das Ruhemodusnetzwerk (in der Fachsprache: *Default Mode Network* oder DMN) zur Hochform auf. Genau hier sitzt unser Ideengenerator, und deshalb kommen einem die besten Ideen häufig unter der Dusche oder wenn wir den Hund ausführen. Das Erfolgsgeheimnis hinter Iannuccis unglaublicher Kreativität könnte durchaus in seinem eisernen Beharren auf regelmäßigen Auszeiten liegen.

Ich weiß, dass auch Sie eine Menge auf dem Schirm haben und unter Druck stehen. Aber wenn Armando Iannucci diese Zeit findet, schaffen Sie das vielleicht auch. Denn letztlich ist auch »viel zu tun« eine eigene Entscheidung. Dass Sie so viel um die Ohren haben, ist kein Zustand, sondern aktives Tun – und es geht mir genauso. Auch für mich ist das ein Dauerproblem. Allerdings habe ich festgestellt, dass ich mit einem festen Zeitplan, der meine Eigenzeit schützt, den Rest der Woche viel produktiver bin. Glücklicher. Gelassener. Wir machen uns gerne vor, dass wir folgenlos Tag für Tag arbeiten können, ohne Pause. Doch das stimmt nicht.

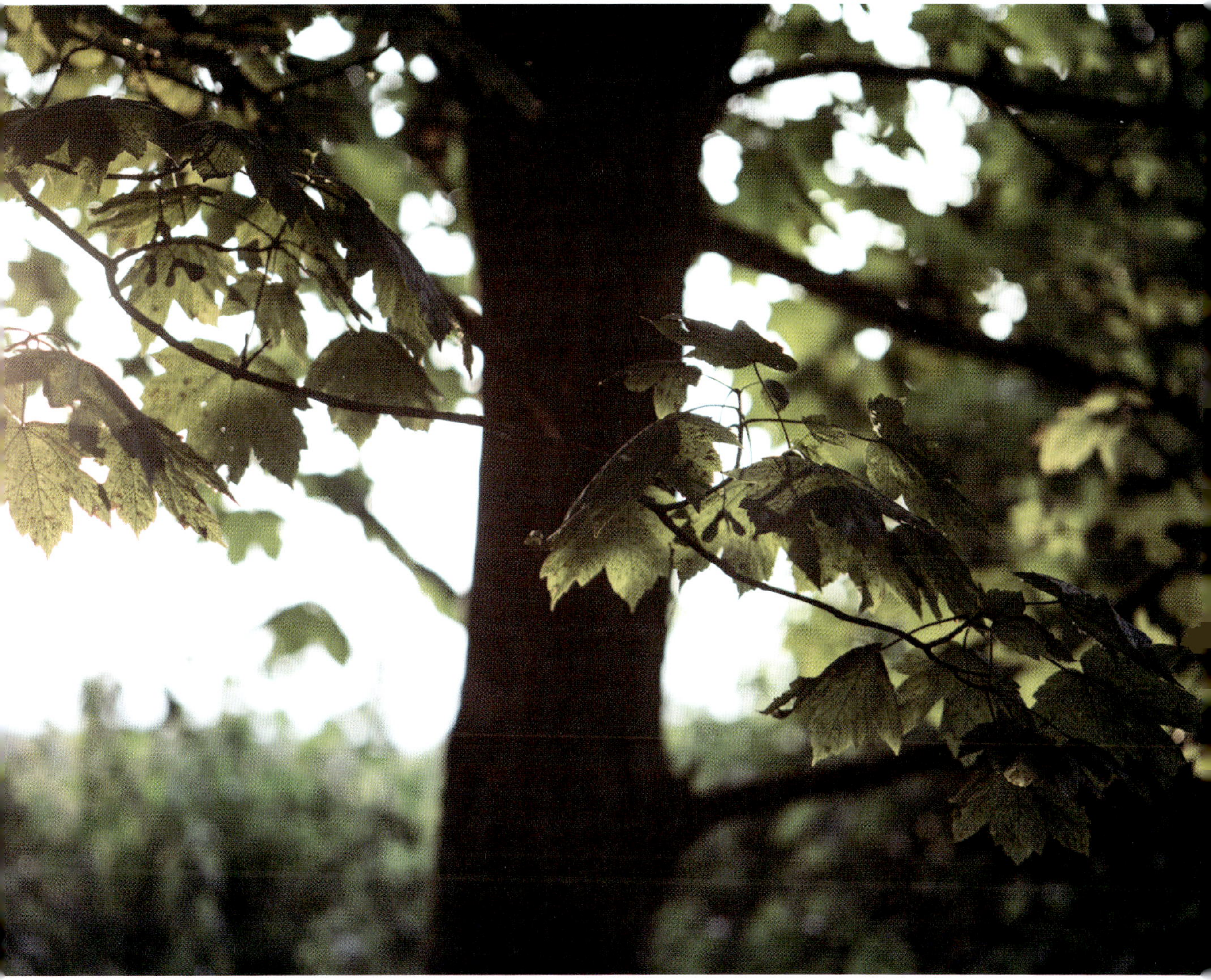

DREI MAL ABSCHALTEN

1. **Jeden Tag Eigenzeit freihalten.** Selbst wenn es nur zehn Minuten sind. Was wir einplanen, setzen wir eher um – ein kurzer Gang durch den Park, ein paar Minuten Tiefenatmung oder nur im Café sitzen und die Welt an sich vorbeiflanieren lassen.

2. **Beim Pendeln einen inspirierenden Podcast oder Entspannungsmusik hören, zu einer App meditieren oder sich auf Tiefenatmung konzentrieren.** Damit schaltet das Gehirn unmittelbar von Dauerstress auf eine entspanntere, ruhigere Gangart um.

3. **Beim Warten einfach mal gar nichts tun.** Greifen Sie in der Schlange nicht automatisch zum Smartphone, um Nachrichten abzurufen. Wir neigen dazu, unser Gehirn in jeder entspannten Minute mit noch mehr Informationen zu bombardieren. Bleiben Sie präsent, nehmen Sie lediglich wahr, was gerade geschieht, und nutzen Sie diesen Moment der Ruhe, indem Sie einfach da sind.

Diese Übungen lassen das Gehirn vom Stressmodus in den Ruhemodus wechseln.

DEN TAG KOMPLETT DURCHSTRUKTURIEREN

Ich empfehle dringend, wenigstens ein einziges Mal den Tag komplett durchzuplanen. Beziehen Sie absolut alles ein, was Sie tun müssen. Im Idealfall machen Sie das eine volle Woche lang. Üblicherweise stellt man dabei fest, dass man viel mehr Dinge erledigen kann, als man ursprünglich dachte. Es ist eine ausgezeichnete Übung, selbst wenn Sie anschließend nur noch die wichtigsten Punkte des Tages einplanen.

Dabei kommt es darauf an, dass Sie nicht nur das notieren, was Sie tun müssen, sondern auch Ihre Freizeit. Das klingt jetzt vielleicht nach Bevormundung, aber ich versichere Ihnen, dass man mit diesem Vorgehen auf einmal deutlich mehr Flexibilität gewinnt, um all die Dinge zu tun, die man tun möchte.

Gehen Sie den ganzen Plan dann jeden Abend durch. Wie viel Zeit haben Sie mit Dingen verbracht, die Sie tun *müssen*, wie viel Zeit mit Dingen, die Ihnen wirklich am Herzen liegen? Versuchen Sie, zunehmend mehr von Letzterem zu tun.

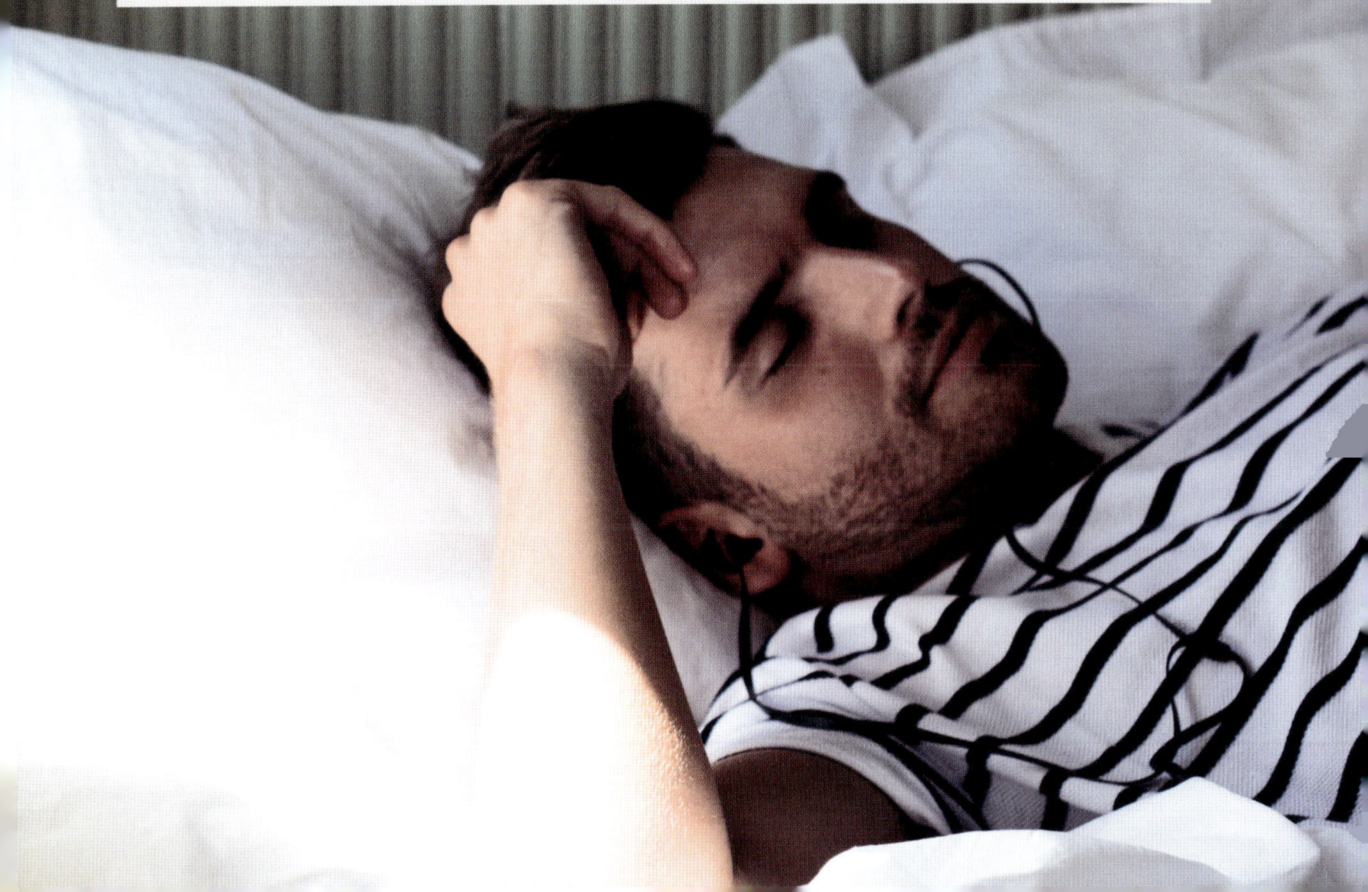

DEN TAG LANGSAM ANGEHEN LASSEN

Den ganzen Tag durchzustrukturieren ist Ihnen zu viel? Dann führen Sie wenigstens ein Morgenritual ein, das Ihnen hilft, den Tag langsam anzugehen. Aus meiner Sicht ist das eine der besten Methoden, Gehirn und Körper Ruhe und Sicherheit zu vermitteln. Unser Handeln prägt nämlich unsere psychische Verfassung. Wenn man jeden Tag zur selben Zeit dasselbe macht, vermittelt dies dem Körper, dass er in Sicherheit und alles in Ordnung ist. So kann er zum passenden Zeitpunkt in den Ruhemodus schalten. Was Sie im Rahmen Ihres ganz persönlichen Rituals tun, verstärkt Schicht um Schicht den Ablauf an sich.

Bei einer Patientin ließ das Morgenritual völlig unerwartet ihre Haut abheilen. Die 37-jährige Victoria hatte mit Ekzemen und Angst zu kämpfen. Ihr fiel auf, dass das Ekzem unter Stress aufflammte. Einmal stellte sie zerknirscht fest, dass es »auf ihr Leben reagierte«, womit sie die Stressfaktoren, den Frust, die Sinnlosigkeit ihrer endlosen To-do-Liste und das Gefühl, keine Kontrolle über ihr Leben zu haben, meinte.

Victoria stellte den Wecker auf die letztmögliche Minute. Dann schrillte er los, und sie drückte im Halbschlaf vier bis fünf Mal die Weckwiederholung. Ab dem eigentlichen Erwachen begann die Rennerei, und so startete jeder neue Tag auf einem Stressniveau, das bereits gefährlich an ihrer persönlichen Stressschwelle kratzte (oder diese bereits überschritt). Ich versuchte, sie von einem Morgenritual nach dem Aufstehen zu überzeugen, aber davon hielt sie nichts. Es würde ihr nicht helfen, sagte sie, denn sie hatte zwei Kinder von sieben und neun Jahren, die pünktlich in der Schule sein mussten. Schließlich konnte ich sie doch überreden, zehn Minuten früher aufzustehen und mit einem Ritual ihrer Wahl zu beginnen. Sie entschied sich dafür, eine Kerze anzuzünden, drei Minuten abwechselnd durch beide Nasenlöcher zu atmen (siehe Seite 241), drei Minuten die Yogaübung Sonnengruß durchzuführen und zwei Minuten Affirmationen zu sprechen (siehe Seite 36).

Alles in allem waren das nur zehn Minuten, und sie schaffte es jeden Tag. Nach dem Morgenritual weckte sie ganz normal die Kinder. Sie erzählte mir, dass der Morgen sofort viel stressfreier war. Davon profitierte nicht nur ihr Hautzustand, sondern sechs Monate später fühlte sie sich auch stark genug, größere Veränderungen anzugehen. Nicht das schlechteste Ergebnis für nur zehn Minuten Extraaufwand pro Tag.

ZEIT FINDEN

Mir ist durchaus bewusst, dass nicht jeder sich dazu aufraffen kann, den Morgen ganz bewusst anzugehen. Wichtig ist, dass Sie überhaupt einen passenden Zeitpunkt finden. Die Eltern unter meinen Patienten verlegen ihr Morgenritual teilweise auf zehn Minuten im Auto, nachdem sie die Kinder zur Schule gebracht haben. Manche Patienten machen das Ritual, kurz bevor sie in ihre Firma gehen. Ich selbst halte den Zeitpunkt gleich nach dem Aufwachen für optimal, weil sich Körper und Geist damit auf den Tag einstimmen können. Aber Sie haben jegliche Freiheit!

Für mich macht es einen Riesenunterschied, ob ich den Morgen langsam angehen lassen kann oder nicht. Das Morgenritual bereitet meinen Körper auf den Tag vor, und ich zehre bis abends davon. Wenn ich ein bisschen zu spät aufwache und keine Zeit mehr habe, wenn ich keine Lust habe und lieber Facebook und meine E-Mails checke, ist es völlig anders. Dann beginnt der Tag von vorneherein näher an meiner Stressschwelle. So sehr ich meinen Schlaf zu schätzen weiß, halte ich diese zehn bis 15 Minuten weniger Schlaf für wichtiger. Nehmen Sie sich morgens dieses bisschen Raum und Zeit, um nicht blind zu reagieren, sondern proaktiv vorzugehen. Was wir zu Beginn eines jeden Tages tun, bildet den Rahmen für die Grundeinstellung an diesem Tag, und all die einzelnen Tage summieren sich zu einem ganzen Leben – einem bewussten, sinnerfüllten Leben.

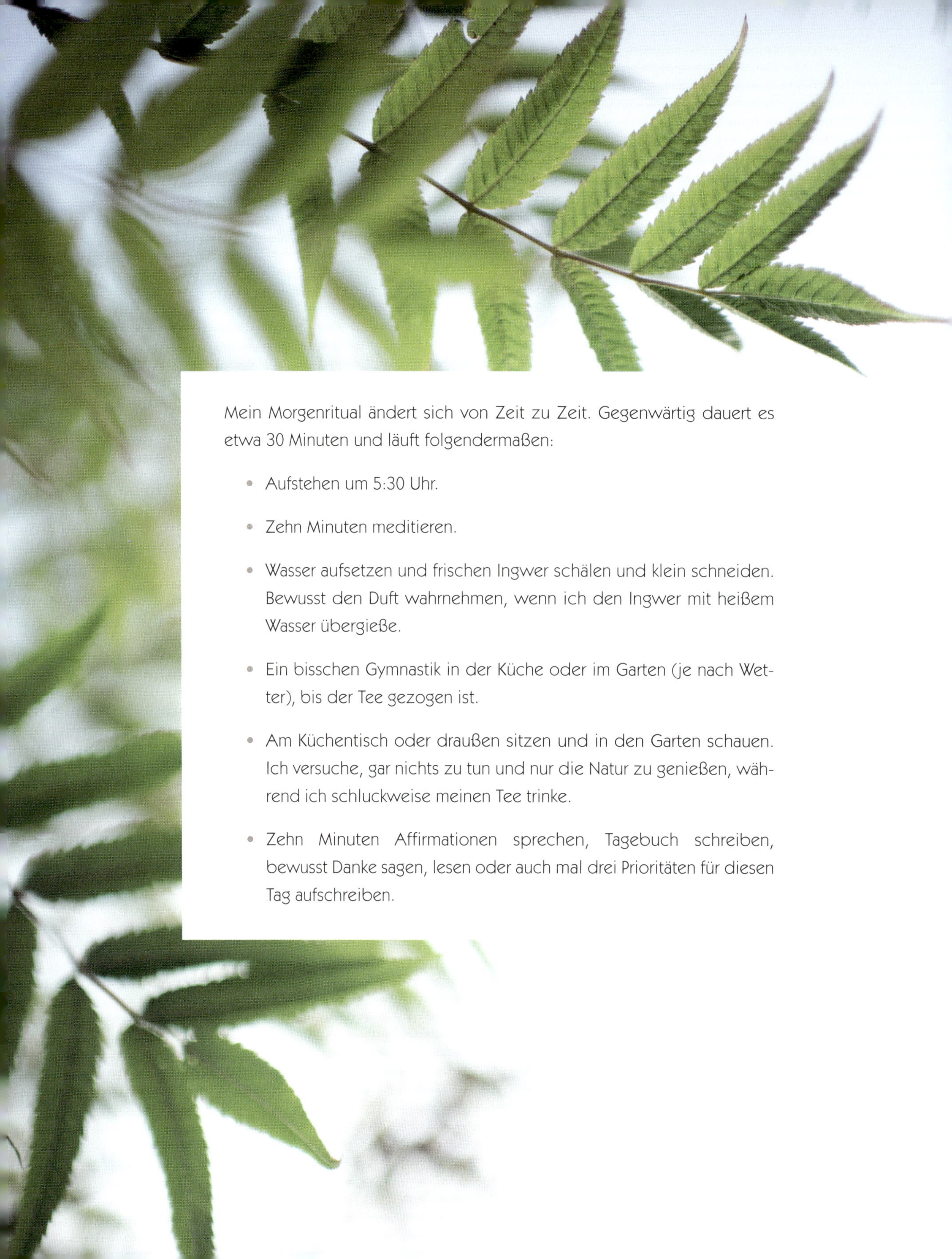

Mein Morgenritual ändert sich von Zeit zu Zeit. Gegenwärtig dauert es etwa 30 Minuten und läuft folgendermaßen:

- Aufstehen um 5:30 Uhr.
- Zehn Minuten meditieren.
- Wasser aufsetzen und frischen Ingwer schälen und klein schneiden. Bewusst den Duft wahrnehmen, wenn ich den Ingwer mit heißem Wasser übergieße.
- Ein bisschen Gymnastik in der Küche oder im Garten (je nach Wetter), bis der Tee gezogen ist.
- Am Küchentisch oder draußen sitzen und in den Garten schauen. Ich versuche, gar nichts zu tun und nur die Natur zu genießen, während ich schluckweise meinen Tee trinke.
- Zehn Minuten Affirmationen sprechen, Tagebuch schreiben, bewusst Danke sagen, lesen oder auch mal drei Prioritäten für diesen Tag aufschreiben.

DEN MORGEN LANGSAM ANGEHEN

Für Ihr Morgenritual eignen sich Methoden aus allen vier Säulen der Stressbewältigung. Das Ritual kann nur fünf Minuten in Anspruch nehmen oder eine volle Stunde. Es sollte aber die drei Grundelemente einbeziehen.

ACHTSAMKEIT: Achtsamkeit vermittelt prompt eine Minidosis an innerer Ruhe. Beispiele sind Atemübungen, Naturerleben oder Meditation.

BEWEGUNG: Aktivieren Sie Ihren Körper durch Seilspringen, Tai-Chi oder Yogaübungen (mehr dazu siehe Seite 166).

GRUNDEINSTELLUNG: Denken Sie positiv. Beispiele sind dankbare Gedanken, Affirmationen oder die Meditation der liebevollen Güte.

Es ist eine große Hilfe, morgens eine kostbare Stunde ohne Mobilgerät zu verbringen. In dieser Zeit können Sie noch die Träume der letzten Nacht verarbeiten, anstatt gleich mit schlimmen Nachrichten zu beginnen. Lassen Sie Ihre Gedanken schweifen. So ergeben sich häufig sehr kreative Ideen, ob für den Beruf, für ein Spiel oder gegen quälende Probleme im eigenen Umfeld.

Kapitel 3

MEHR LEBEN

Vor zwei Jahren kam der Finanzchef eines ortsansässigen kunststoffverarbeitenden Unternehmens in meine Praxis. Simon war Anfang 50, und seit mindestens anderthalb Jahren fühlte er sich gestresst und depressiv. Seine Ernährung war okay, wenn auch nicht berauschend, doch beruflich war er stark eingespannt, und die Belohnungserlebnisse blieben rar. Im Gesprächsverlauf fragte ich ihn, ob er in seiner Jugend ein spezielles Hobby gehabt habe, das ihm am Herzen gelegen hätte. Etwas peinlich berührt gestand er, dass er gern mit seiner elektrischen Eisenbahn gespielt hätte.

»Haben Sie die noch?«, fragte ich.

»Oh Gott, keine Ahnung.« Er lächelte, dachte aber kurz nach. »Die steckt irgendwo in den Kisten auf dem Dachboden.«

»Tun Sie mir einen Gefallen«, bat ich. »Packen Sie am Sonntag Ihre Eisenbahn aus. Bauen Sie sie auf und beobachten Sie, wie es Ihnen dabei geht.«

Diesen Vorschlag nahm er überraschend gut auf, kam aber nie wieder zur Nachuntersuchung. Erst als ich Monate später auf dem Weg zu einem Hausbesuch auf dem Parkplatz seiner Frau begegnete, erfuhr ich, wie es mit ihm weitergegangen war.

»Er holt gerade Angebote für einen großen Schuppen im Garten ein«, erzählte sie. »Ich habe Simon noch nie so begeistert erlebt. Das Ding ist für seine Eisenbahn. Er spricht von nichts anderem mehr. Es ist fantastisch! Ich habe das Gefühl, endlich wieder den Mann zu haben, den ich einst geheiratet habe. Auf eBay sucht er nach Sammlerstücken, liest diese ganzen Zeitschriften und freut sich total, wenn der Postbote kommt. Es ist diese kindliche Freude – ich hatte ganz vergessen, wie das bei ihm mal war. Wirklich sehr erfreulich!«

Ich war überglücklich, das zu hören. Simon hatte ein klaffendes Loch in seinem Leben geschlossen, das – wenn die Geschichte einen anderen Verlauf genommen hätte –

leicht zu dem Versuch hätte führen können, es mit Alkohol, ungesundem Essen, Zucker oder Antidepressiva zu füllen. Doch was genau war das für ein »Loch«? Was fehlte Simon und mit ihm Millionen anderer Erwachsener?

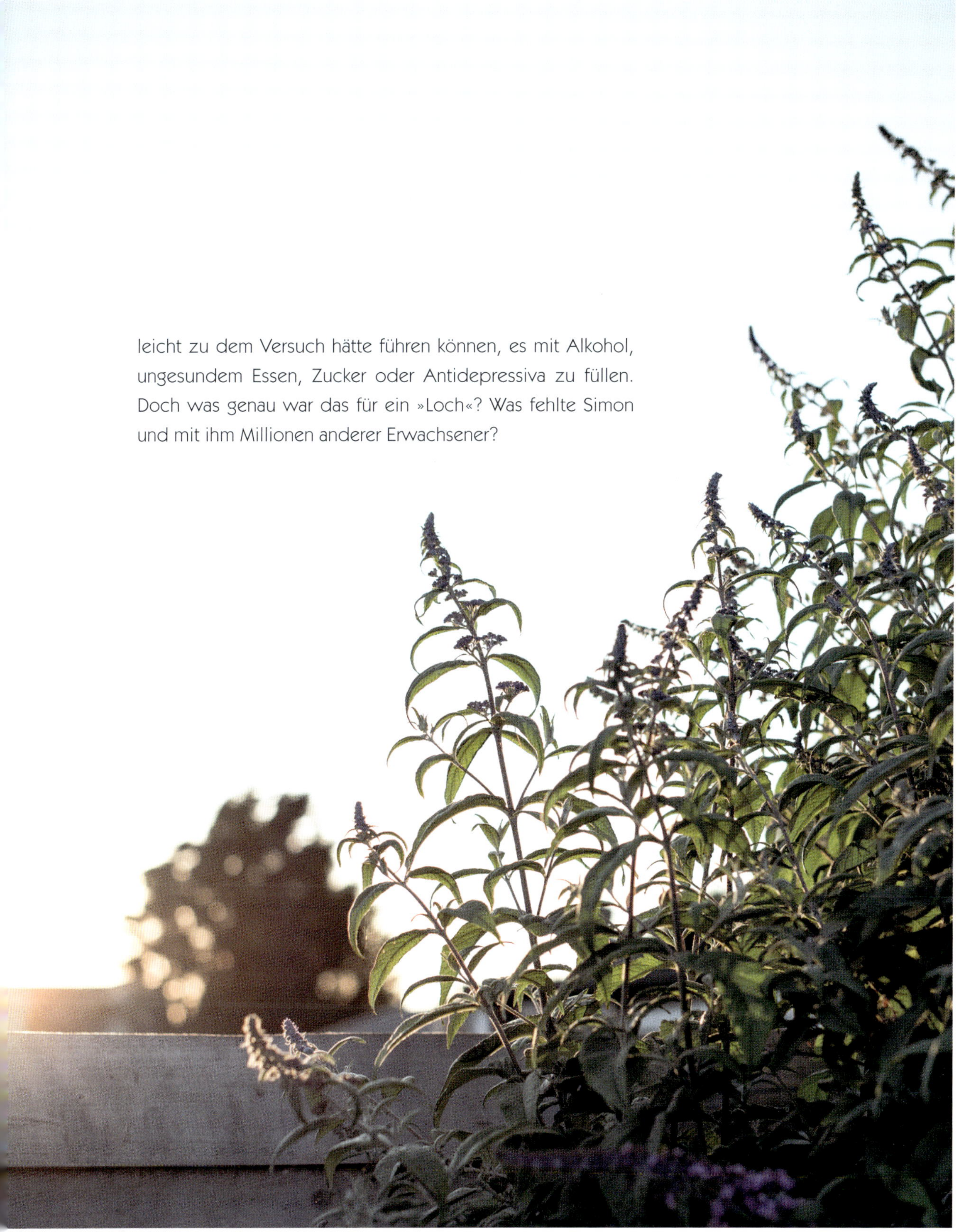

IKIGAI

Diese ebenso wichtige wie komplexe Frage rührt an die Wurzeln des menschlichen Wesens. Eine kluge Antwort darauf stammt aus Japan, wo man wahrscheinlich gesagt hätte, dass Simon sein *Ikigai* fehlte. Das Wort *Ikigai* wird von dem Verb *iku,* »leben«, abgeleitet und von dem Substantiv *gai* für »Grund«. Das klingt zwar ganz ähnlich wie das französische *raison d'être,* doch in Japan steckt noch etwas mehr dahinter. Wer sein *Ikigai* gefunden hat, weiß traditionsgemäß etwas mit seinem Leben anzufangen, das die folgenden vier Kriterien erfüllt:

1. **Etwas, das du liebst**
2. **Etwas, worin du gut bist**
3. **Etwas, das die Welt braucht**
4. **Etwas, womit du Geld verdienst**

Einer meiner Patienten ist Autor. Er ist 43 Jahre alt, lebt mit seiner Frau zusammen, und sie haben zwei Hunde, aber bewusst keine Kinder. Dieser Mann schreibt den ganzen Tag. Er liebt es, er ist ziemlich gut darin, er schreibt kluge Texte, die die Welt besser machen, und er verdient damit sein Geld. Sein ganzes Leben dreht sich ums Schreiben. Selbst während er die Hunde ausführt, denkt er über seine Arbeit nach und diktiert seine Gedanken und Ideen über eine App in sein Mobilgerät. Wie vielen Menschen ist dieses Glück vergönnt? Bestimmt nur wenigen. Wer könnte sein Leben und das der Familie derart umkrempeln? Wohl noch weniger. Wenn man so viele Kriterien anlegt, ist *Ikigai* sehr schwer zu erreichen.

Noch schöner wäre die Geschichte demnach gewesen, wenn Simon eine Möglichkeit gefunden hätte, in guter Lage ein Geschäft für Sammler zu eröffnen und in der Firma zu kündigen. Aber dass er nicht alle vier Aspekte von *Ikigai* erreicht hat, bedeutet nicht, dass er keine Fortschritte gemacht hätte. Er hat etwas gefunden, das ihn begeistert, ihn erfüllt und ihn glücklich macht. Viele von uns raffen sich leider nicht einmal zu dem Versuch auf. Aber hier zeichnet sich allmählich eine Veränderung ab. Die Angehörigen der Generationen X und Y – also alle, die ab den frühen 1960er Jahren bis Ende der 1990er geboren wurden, stehen in dem Ruf, dass sie beruflich etwas Sinnvolles tun und die Welt aktiv verbessern wollen. Viele von ihnen sagen, dass sie langfristig etwas machen möchten, das sie wirklich begeistert. Das 20. und das beginnende 21. Jahrhundert haben große Fortschritte gebracht, aber vieles davon war rein materiell. Erst allmählich begreifen wir, dass *Dinge* uns nicht glücklich machen. Sie binden Energie. Was die Struktur und das Wesen unseres Lebens tatsächlich verändert, ist das, was wir *tun.*

L. I. V. E.

Wenn jemand nicht sehr jung ist und das Glück hat, dank der entsprechenden Mittel und Chancen seine Leidenschaft zum Beruf zu machen, ist *Ikigai,* gemessen an den genannten Kriterien, vermutlich kein realistisches Ziel. Deshalb habe ich die Kernstücke dieses wunderbaren philosophischen Ansatzes mit all dem kombiniert, was meinen Patienten über die letzten 20 Jahre zu Heilung und mehr Lebensqualität verholfen hat, und daraus meine eigene progressive Lösung entwickelt. Ich bezeichne sie als L. I. V. E., denn sie besteht aus vier Kernelementen:

LIEBE. INTENTION. VISION. ENGAGEMENT.

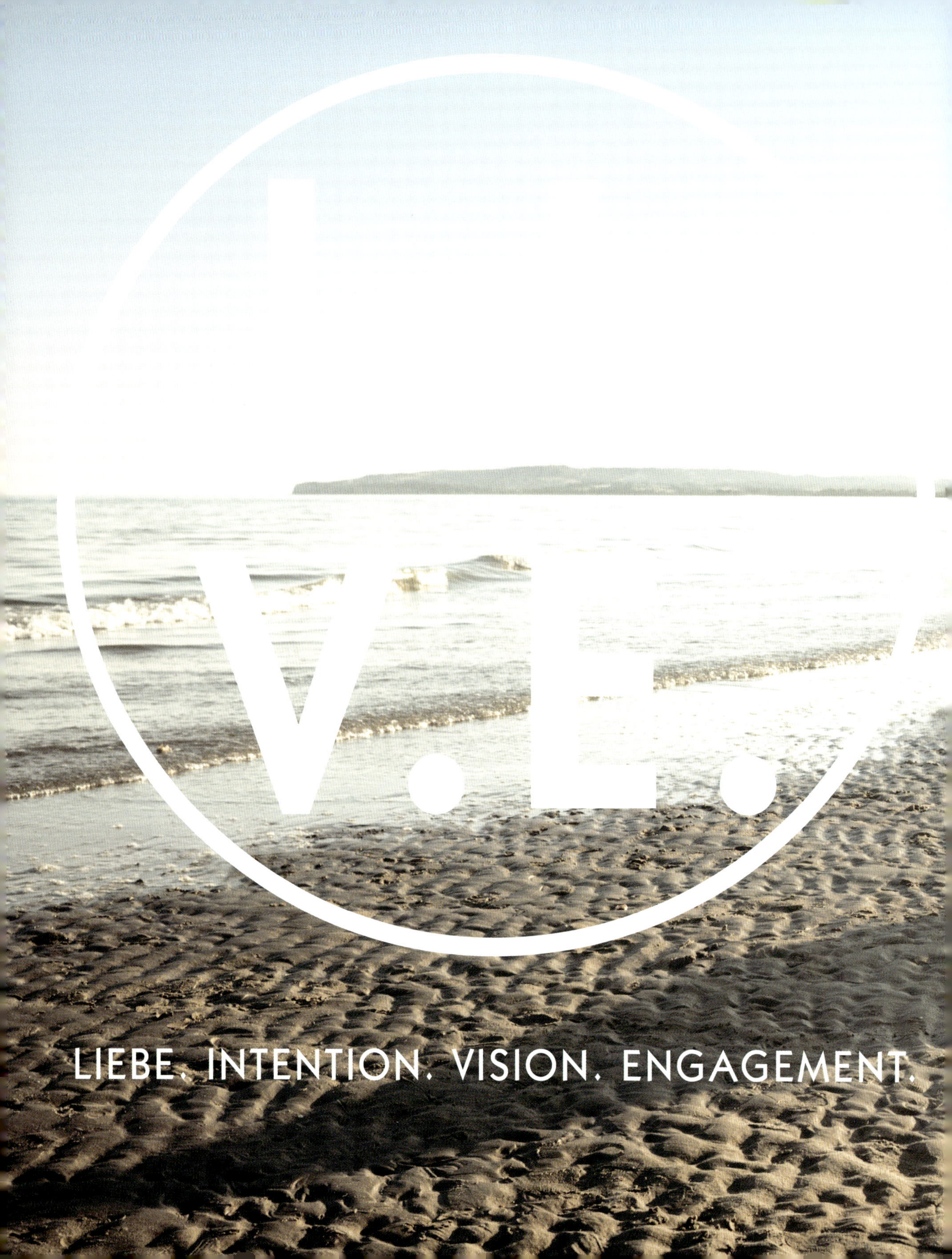
V.E.
LIEBE. INTENTION. VISION. ENGAGEMENT.

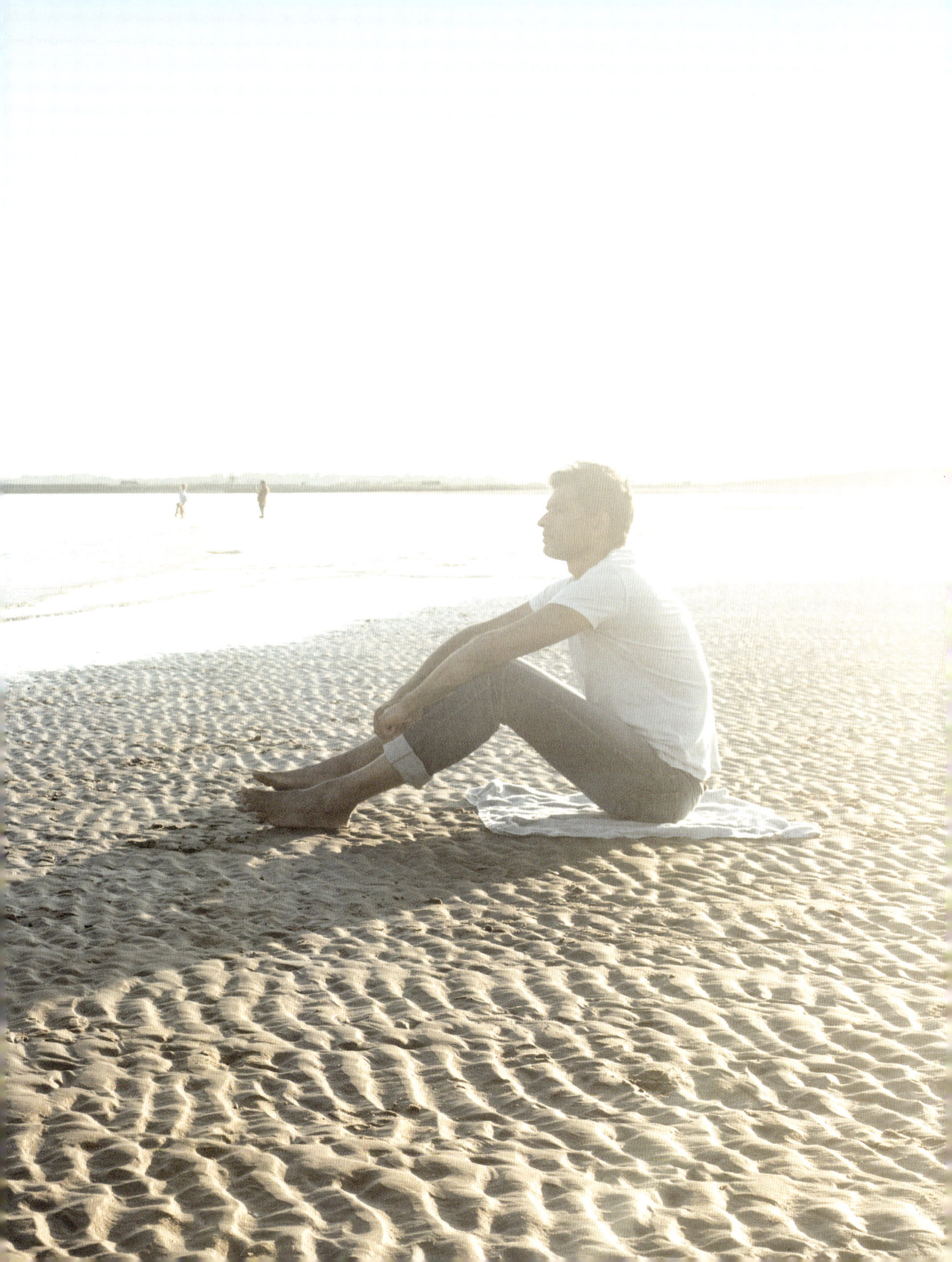

L. I. V. E.

Das erste Element bezieht sich darauf, etwas zu tun, was man liebt, beim zweiten geht es darum, etwas gezielt und aufmerksam zu tun, beim dritten Element geht es um die Entwicklung einer Langzeitvision, auf die man hinarbeiten möchte, und beim vierten darum, sich in seinem Umfeld aktiv einzubringen.

Es ist absolut okay, diese Elemente über unterschiedliche Aktivitäten und Ansätze umzusetzen oder sie zeitversetzt anzugehen. Denken wir noch einmal an Simon zurück. Als ich ihn kennenlernte, war er beruflich desillusioniert und gestresst. Als ich ihm vorschlug, etwas zu tun, was er liebte, spielte er plötzlich wieder mit seiner Eisenbahn. Damit kehrte auch seine Lebenslust zurück. Interessanterweise suchte er mich neulich wegen etwas ganz anderem noch einmal auf und berichtete bei dieser Gelegenheit, dass sein Job ihm inzwischen wieder viel mehr Spaß mache und viel sinnvoller erscheine. Etwas zu tun, das er liebte, konnte ihn innerlich nähren. Das wiederum gestattete ihm, seine berufliche Tätigkeit in einem neuen Licht zu sehen und anders einzuordnen. Dank seines Jobs konnte er mit anderen Mitgliedern der Gesellschaft interagieren und zugleich seine Familie ernähren, was für ihn von großer Bedeutung war. Ehe er seine Leidenschaft wiederentdeckte, konnte er das nicht mehr sehen.

Die verschiedenen Aspekte des L. I. V. E.-Konzepts sind eng miteinander verzahnt. Wenn man erst einmal anfängt, stellt man schnell fest, dass das Leben sinnvoller und erfüllter wird. Sie werden nicht nur glücklicher, sondern auch ruhiger und vor allem deutlich widerstandsfähiger gegenüber den unabwendbaren täglichen Mikrostressoren, die einen so gern ins Reaktionskarussell zwingen. Ich kenne keine bessere Methode, sich und das eigene Leben zu verändern.

LIEBE: TU ETWAS, DAS DU LIEBST

Vor ein paar Jahren hatte ich es nicht leicht. Ich kümmerte mich um meinen kranken Vater und hatte einen stressigen Job in einer ausgebuchten Praxis. Damals verschaffte ein Junggesellenabschied in Edinburgh mir eine kurze Verschnaufpause. An jenem Wochenende lernte ich durch Zufall jemanden kennen, der bei mir um die Ecke wohnte und mir erzählte, dass er früher viel Golf gespielt hätte, seine Mitgliedschaft aber seit zehn Jahren nicht mehr nutze. Dieser Sport hatte mich immer interessiert, aber ich hatte darin kaum Erfahrung. Nach ein paar Gläsern Bier beschlossen wir, uns zu verabreden und dann regelmäßig zu spielen.

Als ich zu Hause meinen Terminkalender prüfte, wurde mir bewusst, dass ich mein Versprechen nur einhalten konnte, wenn ich samstags morgens um viertel nach sechs auf dem Golfplatz erschien und genau zwei Stunden spielte. Doch nachdem ich die ersten Hürden überwunden hatte, merkte ich, dass selbst nach einer sehr stressigen Woche in den Tagen nach dem Spiel alles besser lief. Insbesondere reagierte ich weniger auf die Mikrostressoren, die auf mich einprasselten, weil ich der Frage »Wozu das alles?« eine neue Antwort lieferte und das emotionale Gehirn zur Ruhe kam. Beim Pendeln grübelte ich nicht mehr vor mich hin, sondern stellte mir das Grün vor und die Techniken, die ich beim nächsten Spiel unbedingt meistern wollte. In jeder freien Minute las ich Golfmagazine, übte vor dem Spiegel meinen Schwung oder visualisierte die Runde. Neben meinem Bett stapelten sich die Golfbücher, und schon beim Aufwachen dachte ich an meinen neuen Sport.

Dieses erste Element von L.I.V.E. hat etwas mit dem Grund zu tun, warum man morgens aufsteht. Das muss nicht der Job sein. Es müssen auch nicht die Kinder sein. So wichtig Beruf und Familie sind – wenn wir daran denken, ist dies oft eng mit unseren Verpflichtungen verknüpft. Etwas zu tun, das man liebt, bezieht sich auf etwas, das einfach Freude bereitet und uns innerlich nährt. Wir tun es ganz und gar für uns selbst, nicht etwa für den nächsten Social-Media-Like. Vorzugsweise ist es etwas, das man jeden Tag tun kann – ganz gleich, ob Sie 20 Minuten mit netten Gleichgesinnten in einem Internetforum plaudern oder mit Papier und Stift überlegen, welches Vorhaben Sie angehen, sobald Sie das nächste Mal ein paar Stunden Zeit dafür freischaufeln können.

Bitte denken Sie nach: Gibt es etwas, das Sie gern tun würden, aber nicht tun *müssen?* Lassen Sie sich ruhig Zeit, das Passende zu finden. Vielleicht probieren Sie erst einmal das eine oder andere aus, ohne dass es so recht zündet. Herauszufinden, was wir *nicht* mögen, ist Teil des Prozesses, mit dem wir erkennen, was wir *tatsächlich* mögen. Am besten posten Sie darüber nichts in den sozialen Medien. Sie werden feststellen, dass ein Hobby auf die Dauer mehr Freude macht, wenn man es nur für sich betreibt.

Wer ein neues Hobby ausprobiert, ohne sich dabei zu beurteilen, stellt vielleicht fest, dass das eigentliche Glück dabei aus dem kreativen Prozess herrührt. Vielleicht möchten Sie malen, tanzen, zeichnen, ein Instrument spielen, singen, stricken oder auch modellieren. Die Gesellschaft behauptet, manche Leute seien »kreativ veranlagt«. In Wahrheit steckt die Kreativität in jedem von uns, erstickt jedoch in der Welt der Erwachsenen mit all ihren Ängsten und Verantwortlichkeiten. Was das angeht, kann ich nur voll und ganz dem Maler und Bildhauer Pablo Picasso zustimmen, der einst sagte: »Jedes Kind ist ein Künstler. Das Schwierige ist, auch als Erwachsener noch Künstler zu bleiben.« Die moderne Gesellschaft betrachtet uns lieber als Konsumenten und nicht so sehr als schöpferisch Tätige. Über das Gleichgewicht zwischen diesen beiden Polen denke ich häufig nach. Ich bin davon überzeugt, dass viel von unserem Stress heutzutage auf dem ständigen Druck beruht, mehr zu konsumieren, als wir erschaffen.

Wenn die Zeit und sogar das Gefühl für einen selbst bei einer Tätigkeit nur so verfliegt, ist das ein guter Anhaltspunkt dafür, dass man gefunden hat, was man liebt. Psychologen bezeichnen diesen Modus als »Flow«. Der Flow fördert das Wachstum des rationalen Gehirnanteils, denn wenn man sich ganz und gar in etwas vertieft, kann der emotionale Teil des Gehirns nur sehr schwer das Kommando übernehmen und einen negativen Gedankenstrudel in Gang setzen. Kinder, die völlig in ihrem Spiel aufgehen, sind ein gutes Beispiel für diesen Zustand. Der Psychologe Mihály Csíkszentmihályi, der diesen Begriff prägte, war der Ansicht, dass Flow nur über eine Herausforderung zu erreichen ist. Seinen Arbeiten zufolge empfinden wir im Flow weniger Stress.

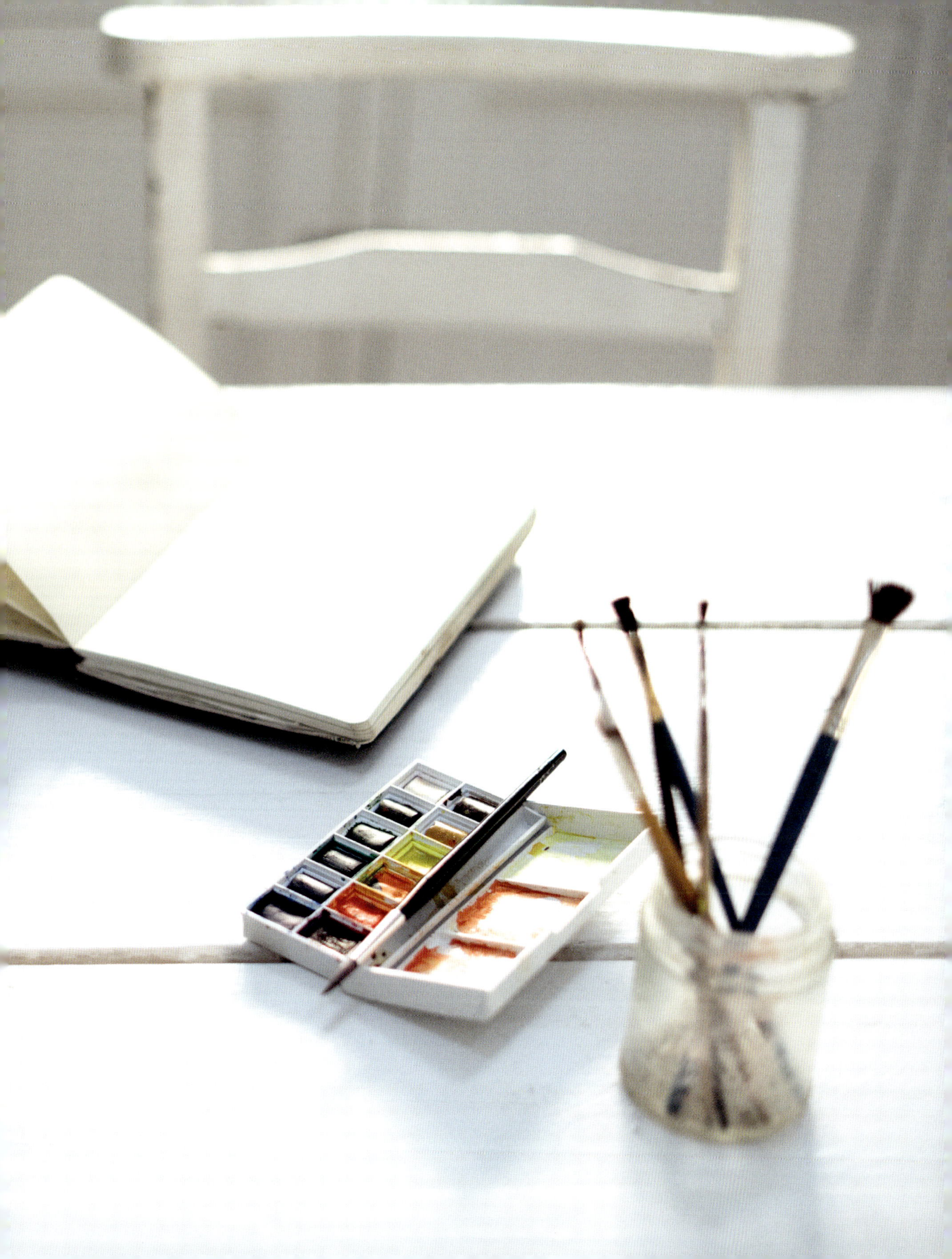

INTENTION: BEWUSSTES TUN

Viele Menschen strampeln sich, ohne viel nachzudenken, Tag für Tag in der endlosen Tretmühle des Lebens ab. Wie Roboter setzen sie einen Fuß vor den anderen. Das zweite Kernelement von L. I. V. E. dient dazu, wenigstens einmal am Tag aus dieser Trance auszubrechen. Es geht um mehr Aufmerksamkeit, denn wir müssen wieder lernen, uns an den kleinen Dingen zu erfreuen. Was passiert, wenn wir eine Tasse Tee zubereiten? Wir schalten den Wasserkocher ein, hängen einen Teebeutel in die Tasse und warten ungeduldig, bis das Wasser endlich kocht. Dann geben wir ein wenig Milch oder Zucker dazu und verschwinden aus der Küche.

In Japan hingegen haben sich rund um die Teezubereitung ausgeklügelte Rituale entwickelt. Natürlich weiß ich, dass im heutigen Japan keineswegs jede Tasse Tee ritualisiert wird, und ich erwarte nicht etwa, dass Sie nun die Kunst der Teezeremonie erlernen. Aber lassen Sie sich ruhig auf die Vorgehensweise ein.

Wählen Sie eine Tätigkeit, ganz gleich wie klein, die Sie jeden Tag ganz bewusst durchführen möchten. Vielleicht können Sie sich ganz auf das Zubereiten einer Mahlzeit konzentrieren oder beim Duschen wahrnehmen, wie das warme Wasser über den Körper rinnt, oder beim Zähneputzen ganz genau darauf achten, wie sich das Bürsten an jedem einzelnen Zahn anfühlt. Oder Sie beobachten bewusst, wie der Dampf aufsteigt, während Sie langsam das Wasser in die Teetasse gießen. Wenn wir anfangen, den kleinen Dingen Beachtung zu schenken, laufen die großen Dinge wie von selbst.

In den Jahren vor seinem Tod entwickelte mein Vater mehr oder weniger zufällig eine bewusste, tägliche Gewohnheit. Er hatte eigentlich nie viel Interesse an Haustieren gehabt, doch als er zu Hause festsaß und weder arbeiten noch sonst viel tun konnte, kam häufig der Nachbarskater, um in unserer Einfahrt ein Sonnenbad zu nehmen. Eines Tages stellte mein Vater ihm ein Schälchen Milch hin, woran sich das Tier schnell gewöhnte und nun regelmäßig kam. Bald begann mein Vater, sich auf diesen kleinen Augenblick zu freuen. Manchmal stand er früh auf und hielt schon an der Tür nach dem Kater Ausschau. Obwohl er nicht mehr viel sah und sich wegen seiner Gebrechlichkeit nicht viel bewegen konnte, hinkte er jedes Mal zum Kühlschrank, um die Milch einzugießen. Häufig verschüttete er dabei etwas, aber das machte nichts. Es tat einfach gut, das breite Lächeln auf seinem Gesicht zu sehen, das diese einfache, freundliche Geste auslöste. Ich bin davon überzeugt, dass es solche Kleinigkeiten waren, die ihm halfen, so lange Zeit damit fertigzuwerden, dass er drei Mal pro Woche zur Dialyse in die Klinik musste.

VISION: SETZEN SIE SICH EIN LANGFRISTIGES ZIEL

Beim Element Intention ging es um gezieltes Tun im Alltag. Dieses dritte Kernelement von L. I. V. E. hingegen bezieht sich auf den langfristigen Lebensentwurf. In seinem Klassiker »Trotzdem Ja zum Leben sagen« schreibt der österreichische Psychiater Viktor Frankl, der das Grauen von Auschwitz überlebte, sinngemäß: »Jeder hat seine eigene spezifische Mission oder Berufung im Leben. Jeder muss einer konkreten Bestimmung folgen, die nach Erfüllung verlangt.« Für Frankl bestand der Unterschied zwischen denen, die überlebten, und denen, die nicht überlebten, in diesem Lebenssinn und diesem Langzeitziel. Er selbst konzentrierte sich auf das, was er tun musste – sein Manuskript vollenden –, und lebte.

Unser Gehirn ist klüger, als den meisten bewusst ist, denn es plant ständig voraus. Wenn Sie ein klares, spezifisches Langzeitziel haben, wird das Gehirn Ihnen dazu verhelfen, dies zu erreichen. Wie wichtig das ist, wird nur allzu leicht unterschätzt. Sobald wir unser »Warum« kennen, geht die Stressbelastung automatisch zurück. Studien deuten darauf hin, dass wir kurzfristige Schwierigkeiten deutlich besser verkraften, wenn diese uns helfen, unser langfristiges Ziel zu erreichen.

Bitte notieren Sie ein Ziel, das Sie in den nächsten zwölf Monaten erreichen möchten. Was wollen Sie, und was müssen Sie tun, um es zu erreichen? Und dann machen Sie den ersten Schritt, wie klein er auch sein mag. Das ist das Wichtigste. Sie müssen aktiv werden!

ENGAGEMENT: NIEMAND LEBT FÜR SICH ALLEIN

Mit 36 Jahren gab meine Patientin Amanda ihre hektische Tätigkeit im Vertrieb auf, um sich um ihr erstes Kind zu kümmern. Drei Jahre später folgte das zweite Kind. Diese Tochter, Billie, trank nicht richtig und entwickelte bald auch Verhaltensprobleme. Sieben oder acht Jahre lang war Amanda somit vollauf mit Alltagsdramen beschäftigt, bis Billie endlich in die Schule kam. Und plötzlich hatte Amanda wieder Freizeit. Doch was nun folgte, war nicht der lang ersehnte, gelassenere und glücklichere Lebensabschnitt, sondern ständiger Streit mit ihrem Mann. Unversehens kamen psychische Probleme hinzu, und ich machte mir Sorgen, dass sie eine Essstörung entwickeln könnte.

Im Patientengespräch schälte sich heraus, dass Amanda etwas sehr Wichtiges fehlte. Sie sagte, sie wisse nicht mehr, wer sie sei. Ich brachte verschiedene kreative Hobbys ins Spiel, die ihr Freude machen könnten, aber nichts davon schien zu zünden. Doch eines Tages kam sie vor der Schule mit einer anderen Mutter ins Gespräch, die jemanden suchte, der sie bei ihrem jungen Onlinebusiness unterstützen könnte. Ganz konkret brauchte sie eine Korrekturleserin für die Texte, die sie ins Internet stellen wollte. Amanda erklärte sich sofort bereit. Es ging nur um zwei bis drei Stunden in der Woche, und die Bezahlung bestand vorläufig nur aus einer Wochenration Haferriegel, aber bald änderte sich *alles*. Amanda fühlte sich gebraucht und nützlich, weil sie etwas Sinnvolles für jemand anderen tat, eine Person, die ihre Hilfe zu schätzen wusste. Damit verbesserte sich auch ihre Einstellung zu ihrem Familienleben. Es stellte sich heraus, dass die Angst, die sie daheim mit ihrem Partner empfunden hatte, aus einer tiefen Unzufriedenheit mit anderen Lebensbereichen herrührte.

Was Amanda so dringend brauchte, war Engagement. Sich aktiv einzubringen ist häufig äußerst erfüllend. Menschen sind soziale Wesen, und oft sind wir am glücklichsten, wenn wir etwas für andere tun können.

Bitte tun Sie jeden Tag mindestens einmal etwas für jemand anderen. Aber nicht mogeln! Es muss ein *Extra* sein, etwas, das Sie nicht tun *müssen.* Sie könnten einer neuen Kollegin eine Tasse Tee bringen, die Kassiererin im Supermarkt besonders freundlich grüßen, auf der Straße ein Stück Müll aufheben oder jemandem die Tür aufhalten. Solche kleinen Nettigkeiten stärken die Selbstachtung und geben dem Alltag mehr Sinn. Mit der Zeit verändert sich dadurch das Selbstbild ganz erheblich, denn man betrachtet die eigene Existenz als wirklich wertvoll. Wenn dieses letzte Kernelement Ihnen so guttut, wie ich glaube, könnten Sie sich auch ehrenamtlich engagieren.

LEBEN LERNEN MIT DEN KERNELEMENTEN VON L. I. V. E.

Alles ist Information. Deshalb sollten Sie Ihrem Körper und Ihrem Gehirn unbedingt vermitteln, dass Ihre Tage nützlich und erfüllt sind und dass es Ihnen trotz gelegentlicher Rückschläge und Schwierigkeiten gut geht. Ohne Sinn und Zweck im Leben gleicht der Mensch einem Blatt im Wind, das von endlosen Mikrostressdosen umhergewirbelt wird. Wenn Sie die drei Gelassenheitsrituale (Affirmationen, Neubewertung und Dankbarkeit) üben, Ihre Zeit sauber einteilen und mit den Kernelementen von L. I. V. E. arbeiten (Liebe, Intention, Vision, Engagement), wird Ihnen Ihr Leben bald deutlich weniger stressig erscheinen. Sinnsuche ist dabei nicht gleichbedeutend mit einem Riesenprojekt. Sie müssen weder die Welt retten noch erfolgreicher Unternehmer und Millionär werden noch einen Bestseller schreiben. Es geht lediglich darum, im Alltag mehr Raum für das zu schaffen, was am meisten Fürsorge benötigt und vermutlich viele Jahre vernachlässigt wurde: Sie selbst.

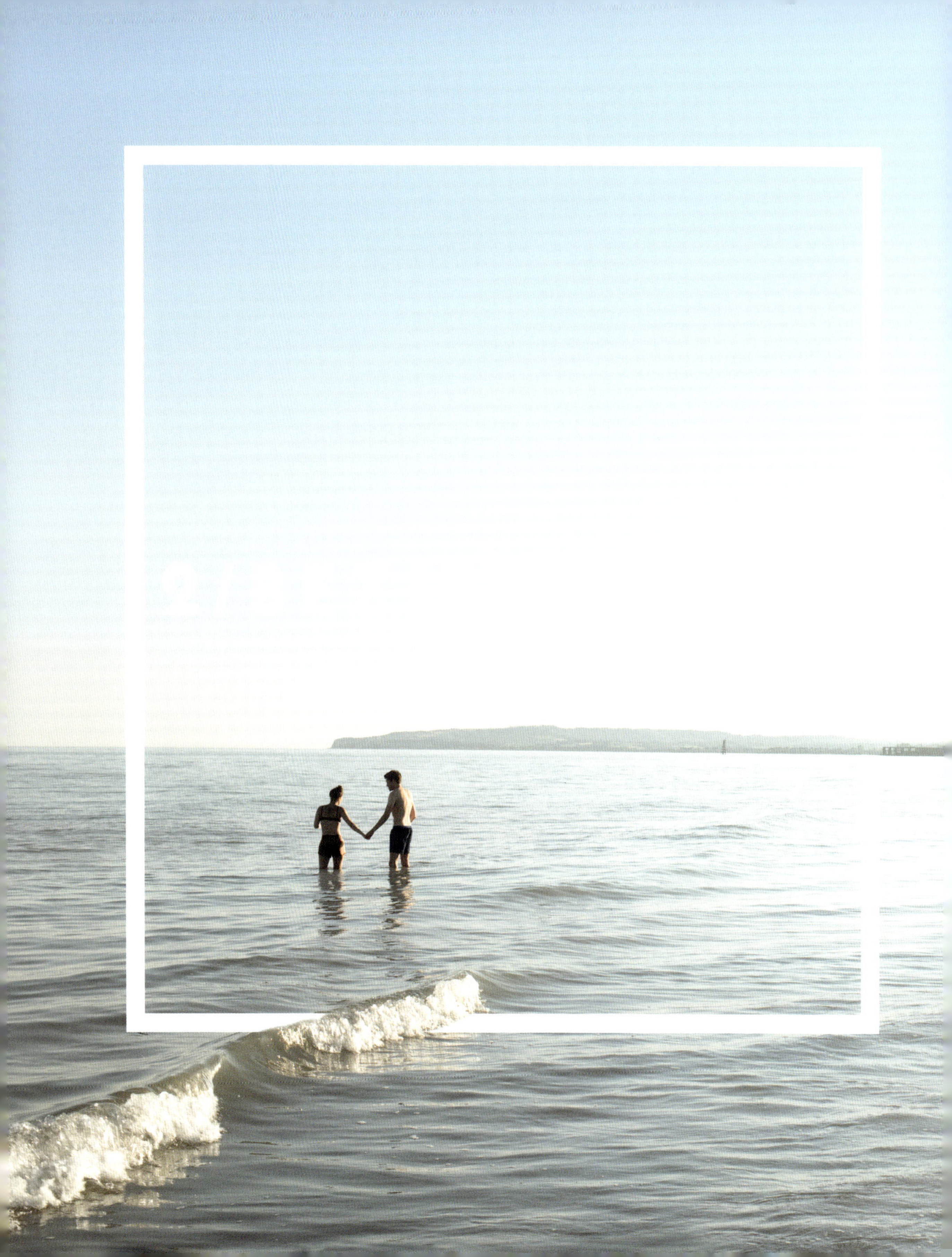

Wir alle leben ein ungemein vernetztes Leben. Wir tragen kleine technische Wunderwerke mit uns herum, mit denen wir spontan mit praktisch jedem auf diesem Planeten kommunizieren könnten. Es ist ein Segen, dass wir über eine derartige Macht verfügen. Noch nie waren wir mit dem Rest der Menschheit so sehr verbunden – zumindest hören wir das unablässig. Doch ich sehe das anders. Der Nährwert solcher Vernetzungen entspricht einer Dose Limo und einem Schokoriegel zum Frühstück. Sie sind industrialisiert, austauschbar und inhuman. Sehr viele stressbedingte Probleme, die ich täglich in meiner Praxis erlebe, stammen aus einem chronischen Mangel an Verbundenheit. Diese fehlende Verbundenheit ist ein zentraler Stressfaktor im heutigen Leben und hat einen vernichtenden Einfluss auf viele unserer Beziehungen.

Andererseits kann Beziehungspflege zum Stressabbau beitragen. Wir sind glücklich, wenn wir uns mit Freunden, Familie und unseren Mitmenschen verbunden fühlen. Um uns ein Leben in Gemeinschaft zu ermöglichen, wurden viele soziale Konstrukte entwickelt, doch die »sozialen« Medien hatten eine verheerende Wirkung. Insgesamt fühlen wir uns nicht mehr in der Form verbunden wie früher und sind isolierter denn je. Wir brauchen mehr Sozialleben ohne diese Medien.

Diese Säule umfasst drei Bereiche, die meiner Beobachtung nach im 21. Jahrhundert zu den Hauptstressquellen zählen: zu wenig menschliche Berührung, die tückische Erosion der Intimität und das Hintenanstellen von Freundschaften. In jedem Kapitel werde ich machbare Strategien vorstellen, mit denen Sie die Qualität Ihrer Beziehungen verbessern können, von einfachen Methoden, durch mehr menschliche Berührung das Gehirn zu nähren, bis hin zu meinem persönlichen Lieblingsthema, der 3D-Begrüßung!

Kapitel 4
BERÜHRUNGEN ZULASSEN

Als junger Arzt fiel es mir sehr schwer, jemandem eine schlechte Nachricht zu überbringen. Bei einer Krebsdiagnose beispielsweise half es am meisten, wenn ich mich neben den Patienten setzte und eine Hand auf Arm oder Schulter legte. Diese kleine Geste spendete nicht nur mir Trost, sondern insbesondere der Person, mit der ich gerade sprach. Leider reagiert unsere Welt gegenwärtig sehr berührungsscheu. Einerseits gibt es gute Gründe dafür, andererseits fürchte ich, dass wir zu weit gehen. In meiner Praxis werde ich inzwischen schon bei der geringsten körperlichen Berührung nervös, denn das gilt heutzutage als Grenzüberschreitung. Ich verstehe, woher diese neue Norm rührt – aber haben wir dabei womöglich etwas elementar Wichtiges verloren?

Biologisch zählt der Mensch zu den Säugetieren, und Berührung gehört zu unseren tiefsten Säugetierinstinkten. Es ist der allererste Sinn, den wir im Mutterleib entwickeln. Kinder brauchen Berührungen, um lebenswichtige neuronale Signalwege auszubauen und emotionale Verbindungen herzustellen. Mangelnder körperlicher Kontakt kann schlimme Folgen haben. Bis in die 1990er Jahre gab es in Rumänien erschütternd nüchterne Waisenhäuser, in denen die Kinder zwar Nahrung und Getränke bekamen, aber ohne jegliche Berührung aufwuchsen. Spätere psychologische Untersuchungen ergaben, dass fast alle gravierende Verhaltensstörungen entwickelten. Als Erwachsene hatten sie Bindungsprobleme, und bei manchen entwickelte sich der Darm nur zeitverzögert. Interessanterweise litten Kinder, die zumindest kurze Momente liebevoller Berührung durch Freiwillige erfahren hatten, nicht im gleichen Ausmaß an diesen Folgen.

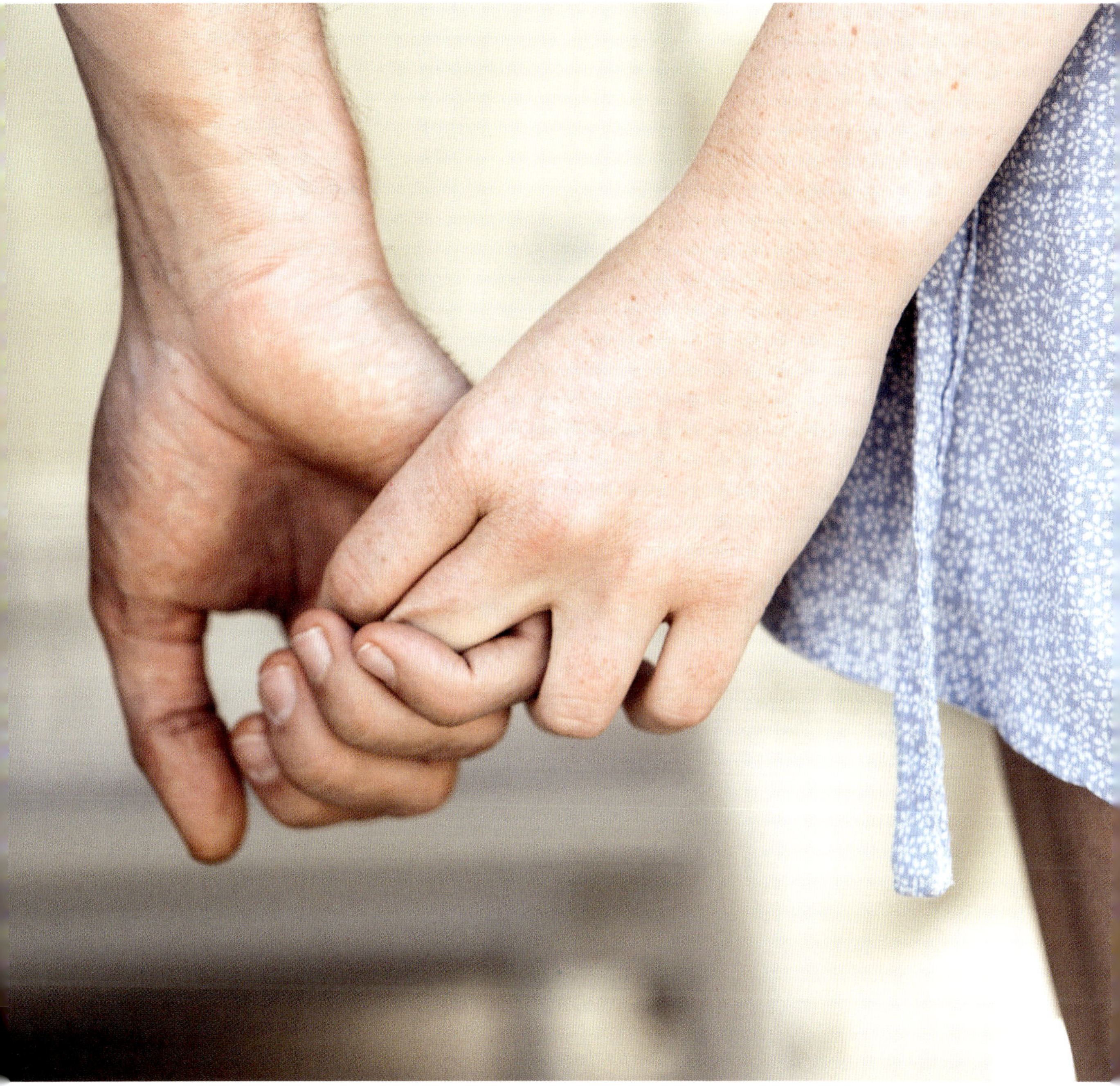

Studien an Ratten ergaben, dass junge Ratten, die viel von ihren Müttern geleckt wurden, als Erwachsene relativ gelassen waren. Diese Tiere wiesen sensiblere Cortisolrezeptoren auf und konnten dadurch ihre Reaktion auf stressige Erfahrungen besser regulieren. Umgekehrt reagierten Tiere, die von ihren Müttern nicht genug geleckt wurden, später besonders empfindlich auf Stress. Auf den Menschen übertragen wären sie jemand, den jede Kleinigkeit aus der Fassung bringt. Solche Personen sehen immer nur das Negative und haben ganz allgemein eine pessimistische, ängstliche Lebenseinstellung.

Untersuchungen am Menschen bestätigen die enorme Bedeutung der körperlichen Berührung. Mitglieder von Basketballteams, die mehr auf Berührung setzen, erzielen bessere Leistungen und spielen am Ende höher in der Liga. Wenn eine Bedienung uns beim Überreichen der Rechnung an der Schulter berührt, geben wir tendenziell ein höheres Trinkgeld. Besucher einer Bibliothek, die auch Berührungen erlebten, stuften ihren Besuch im Nachhinein deutlich positiver ein als Besucher, die nicht berührt wurden. Eine Studie des University College London kam zu dem Ergebnis, dass zugewandte Berührung das Gefühl sozialer Ausgrenzung lindert, das zu den schmerzlichsten Erfahrungen zählt, die ein Mensch machen kann. Die Hauptautorin dieser Studie, Mariana von Mohr, schrieb: »Da unsere soziale Welt immer visueller und digitaler wird, gerät der Einfluss der Berührung in menschlichen Beziehungen leicht ins Hintertreffen.« Menschliche Berührungen können den Puls verlangsamen, den Blutdruck senken und den Cortisolspiegel reduzieren, aber die Anzahl der natürlichen Killerzellen im Blut anheben. Solche Killerzellen sind Teil unseres angeborenen Immunsystems und damit ein fester Bestandteil des Körpers. Im Kampf gegen Bedrohungen wie Infektionen oder Krebszellen spielen sie eine Schlüsselrolle.

Ganz unabhängig von derartigen Ergebnissen weiß jeder, wie gut sich eine Umarmung anfühlt. Wir werden von Wärme überflutet. Die Haut funkt Informationen, dass es uns da draußen in der sozialen Welt gut geht. Ohne Berührung haben wir keinen Zugang zu diesem reichhaltigen Netzwerk an Systemen, das die Evolution aus gutem Grund erstellt hat. Einer der führenden Forscher zum Thema Berührung, Professor Francis McGlone von der John Moores University in Liverpool, sagte, Berührung sei »keine sentimentale menschliche Schwäche, sondern eine biologische Notwendigkeit«. Berührungsmangel ist ein körperlicher Stressfaktor, durch den wir leichter in einen Stressmodus geraten.

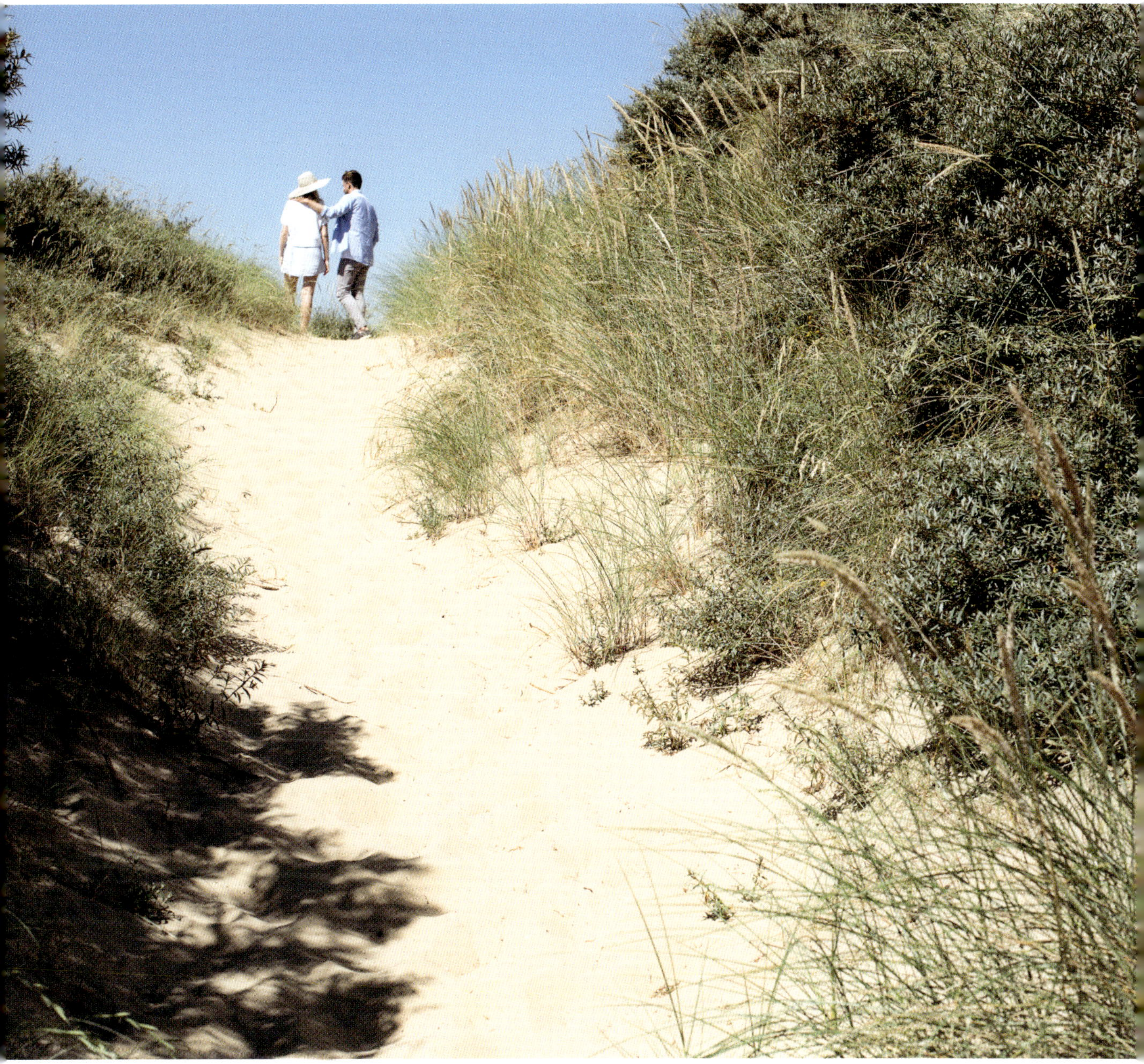

LASSEN SIE SICH AUF MENSCHLICHE BERÜHRUNGEN EIN

Vieles über die Wirkweise liebevoller Berührung ist erstaunlicherweise noch unbekannt. Wir wissen jedoch, dass die Mechanismen funktionell dem Schmerzempfinden ähneln. Menschen besitzen zwei unterschiedliche Arten von Schmerznerven, die schnellen und die langsamen. Schnelle Nervenfasern vermitteln grundlegende anatomische Informationen, indem sie uns mitteilen, wo genau der Schmerz lokalisiert ist, damit wir sofort etwas dagegen unternehmen können. Die zweite Form der Schmerzfasern funktioniert langsamer. Sie vermittelt die emotionale Schmerzqualität.

Diese zwei Schmerzreaktionen sind leicht zu unterscheiden, wenn man sich vorstellt, man würde eine heiße Pfanne berühren. Im ersten Moment kommt der unmittelbare Schmerz, der uns mitteilt: »Das war zu heiß, loslassen!« Das ist der schnelle Signalweg. Einige Sekunden später folgt der zweite, langsamere Signalweg mit der emotionalen Komponente: Man reagiert geschockt oder aufgebracht, möchte laut herumjammern oder sogar weinen. Diesen zweistufigen Prozess erkenne ich, wenn ich sehe, wie meine Tochter fällt. Im ersten Moment reagiert sie leicht verwirrt, fragt sich, was passiert ist, und legt vielleicht eine Hand auf die Stelle, die ihr wehtut. Erst ein paar Sekunden später, wenn die »emotionale« Schmerzqualität ihr Gehirn erreicht, setzt das Weinen ein.

Eine solche zweistufige Verarbeitung läuft auch bei Berührungen ab. Es gibt eine schnelle Nervenfaser, die uns einfach mitteilt, dass wir berührt wurden. Sie übermittelt die körperliche Empfindung. Ergänzend dazu existiert ein System langsamer Nervenfasern, das unser Gehirn auf weit tieferer Ebene erreicht. Diese langsamen Nerven führen zu einem der urtümlichsten Bestandteile des Gehirns, dem limbischen System, das uns hilft, Emotionen zu verarbeiten. Dieses System stuft freundliche Berührung als etwas von Grund auf Positives ein und wird besonders durch Streicheln aktiviert.

STREICHELEINHEITEN

Im Dezember 2017 hatte ich das Glück, Professor McGlone im Rahmen einer von mir erstellten BBC-Dokureihe in seinem Labor filmen zu dürfen. Was ich dort erfuhr, verschlug mir die Sprache. Jene langsamen Nervenfasern werden als c-taktile afferente Nervenfasern oder CT-Sinnesneuronen bezeichnet. Die CT-Neuronen übermitteln das Signal »Berührung« von der Haut an das limbische System, das tief im Gehirn sitzt. Sie reagieren dabei auf eine bestimmte Form sanfter, streichender Berührung, die mit ungefähr fünf Zentimeter pro Sekunde abläuft. Verläuft die Berührung schneller oder langsamer, reagieren diese Nervenfasern weniger gut. Wenn Sie jemanden bitten, einen Holzarm zu streicheln, gibt es bei Tempo und Intensität eine breite Spannbreite. Bitten Sie jedoch dieselbe Person, einen menschlichen Arm zu streicheln, so verfällt sie *automatisch* in ein Streicheln von etwa fünf Zentimeter pro Sekunde. Genau diese Geschwindigkeit empfinden Menschen normalerweise als am angenehmsten, was beweist, wie tief liebevolle Berührung in unserer Biologie und unseren Nervensystemen verankert ist. Sie ist nicht erlernt, sondern instinktiv. Mütter streicheln ihre Babys intuitiv auf diese Weise.

Auch Eincremen fühlt sich deshalb so beruhigend an. Bei Babys, die in diesem speziellen Tempo gestreichelt werden, schlägt das Herz langsamer. Die CT-Sinnesneuronen stehen in direkter Verbindung mit der Hypothalamus-Hypophysen-Nebennieren-Achse (HPA-Achse), unserer Stresssirene (siehe Seite 16). Unter Stress funkt diese Achse diverse Botschaften durch den Körper, die diesen in einen Stressmodus versetzen. McGlone geht davon aus, dass normales Streicheln die HPA-Achse unmittelbar beruhigt und den Cortisolspiegel senkt. Angenehme, liebevolle Berührungen senken zudem unmittelbar das Stressniveau, weil sie das parasympathische Nervensystem anregen, das uns in den Ruhemodus versetzt.

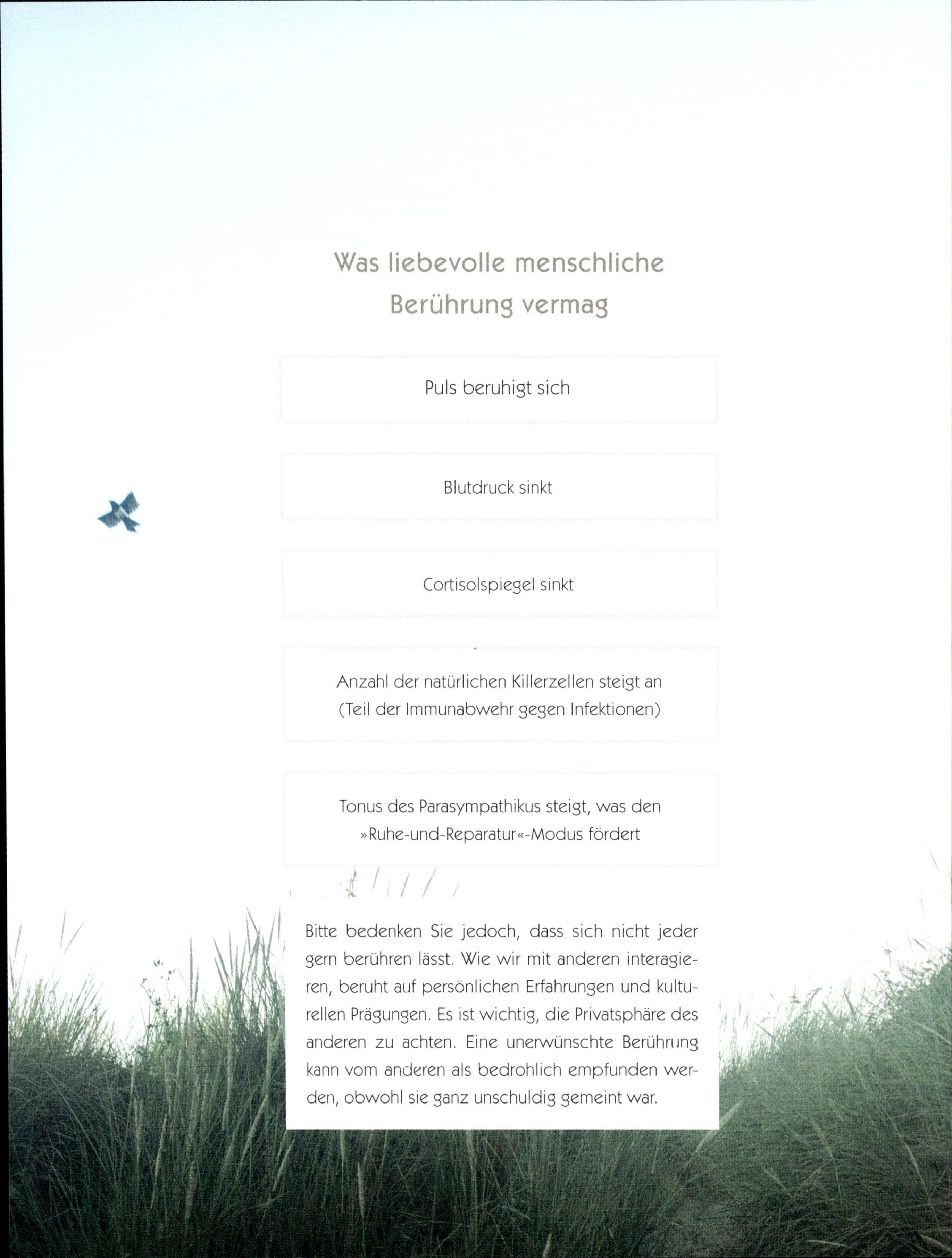

Was liebevolle menschliche Berührung vermag

Puls beruhigt sich

Blutdruck sinkt

Cortisolspiegel sinkt

Anzahl der natürlichen Killerzellen steigt an (Teil der Immunabwehr gegen Infektionen)

Tonus des Parasympathikus steigt, was den »Ruhe-und-Reparatur«-Modus fördert

Bitte bedenken Sie jedoch, dass sich nicht jeder gern berühren lässt. Wie wir mit anderen interagieren, beruht auf persönlichen Erfahrungen und kulturellen Prägungen. Es ist wichtig, die Privatsphäre des anderen zu achten. Eine unerwünschte Berührung kann vom anderen als bedrohlich empfunden werden, obwohl sie ganz unschuldig gemeint war.

BERÜHRUNG ALS BELOHNUNG

Professor McGlone berichtete mir auch von einer Berührungsversion des bekannten Marshmallow-Tests, mit dem Psychologen die Willenskraft von Kindern ermitteln. Bei diesem Test bietet man Kindern eine Süßigkeit an und sagt, sie könnten diese gleich haben oder aber eine gewisse Zeit abwarten und dann eine größere Portion bekommen.

Der Test ist berühmt, denn es hat sich herausgestellt, dass Kinder, die länger abwarten können (also mehr Willenskraft beweisen), langfristig im Leben in Bezug auf Gesundheit, Glück und Wohlstand besser abschneiden. In der neuen Version berührt die Person, die dem Kind die Süßigkeit anbietet, es an der Schulter. Kinder, die in dieser Form berührt werden, können die Belohnung im Vergleich zur Kontrollgruppe länger aufschieben. McGlone vermutet nun, dass durch die kleine Berührung das innere Belohnungssystem der Kinder gestärkt wird.

Besonders interessant daran ist, dass diese spezialisierten Berührungsrezeptoren auf dem Rücken und an den Schultern besonders hoch konzentriert sind – genau dort, wo die Kinder diesen kurzen zwischenmenschlichen Kontakt erlebten. Es ist bemerkenswert, dass so viele dieser Rezeptoren in Körperbereichen liegen, die wir so schlecht selbst erreichen können. Diese Berührungsrezeptoren vermitteln uns Genuss, und da sie für uns schwer erreichbar sind, fördern sie offenbar Verhaltensweisen, die sicherstellen, dass diese Areale berührt werden. Die Evolution muss sie dort platziert haben, damit wir von anderen Menschen Berührungen bekommen.

Da diese Rezeptoren über die Jahrmillionen der Evolution dort geblieben sind, müssen sie auch für den Berührenden von Vorteil gewesen sein. In der Tat wissen wir heute, dass diejenigen, die liebevolle, sanfte Berührungen gewähren, mit einem erhöhten Spiegel endogener Opioide belohnt werden, körpereigene Substanzen, die sich an Opiatrezeptoren anheften und mit Stimmungsaufhellung, Schmerzlinderung und weniger Angst einhergehen, also denselben Wirkungen, die uns exogene Opioide wie Morphium vermitteln. Ist es nicht unglaublich, dass die Evolution sich so viel Mühe gegeben hat, um sicherzustellen, dass wir bereitwillig mit anderen zusammen sind? Damit erscheint die Vorstellung, dass wir keine sozialen Wesen sein könnten, ziemlich absurd. Das ist in der Säule der Beziehungen auch unser roter Faden: Wir sind dazu konzipiert, mit anderen zusammenzuleben. Dabei kommt es auf die Beziehungsqualität an, und an der sind Berührungen maßgeblich beteiligt.

In diesem Kapitel geht es zwar in erster Linie um Berührungen durch andere Menschen, aber Haustierfreunde kennen die Vorzüge des Streichelns aus eigener Erfahrung. Ich selbst besitze zwar kein Tier, aber viele Patienten und Freunde haben mir erzählt, dass sie bei Stress gern ihr Tier streicheln und dass der Stress dabei prompt zurückgeht.

McGlone geht davon aus, dass einige zentrale Probleme der Gesellschaft darin wurzeln, dass wir zu wenig berührt werden. Seiner Meinung nach sucht das Gehirn nach neuen Belohnungen, wenn die Signalwege, die über drei Millionen Jahre Evolution ausgebildet wurden, nicht ausreichend genährt werden. Das könnte einer der Faktoren sein, die steigendem Suchtverhalten wie Alkohol- und Drogenmissbrauch oder Spielsucht zugrunde liegen. In seinen Augen könnten Berührungen auch Schulkindern bei wichtigen Klassenarbeiten helfen. Deshalb untersucht er derzeit, ob vermehrte Berührungen durch andere dazu führen, dass Stress und Cortisolausschüttung bei Prüfungsdruck leichter abgefedert werden können.

Eines meiner Gespräche mit Professor McGlone finden Sie in meinem Podcast *Feel Better, Live More* auf drchatterjee.com/touch.

DAS GROSSE GESCHÄFT MIT DER BERÜHRUNG

Einer der Gründe, warum sich Berührung so gut anfühlt, ist die dabei erfolgende Ausschüttung des Neurotransmitters Serotonin, der gern als »Glückshormon« bezeichnet wird. Viele Antidepressiva versuchen, den Serotoninspiegel zu erhöhen. Auch die Partydroge Ecstasy nutzt die serotonergen Signalwege, was einer der Gründe ist, warum Ecstasyverwender unter dem Einfluss der Droge Berührungen verstärkt wahrnehmen und als angenehmer empfinden. Berührungen können aber auch den Spiegel des »Kuschelhormons« Oxytocin erhöhen (siehe Seite 112) und die Menge der endogenen Opioide (siehe Seite 91).

Da Berührungen so wichtig sind und sich so gut anfühlen, überrascht es kaum, dass zu diesem Thema ein ganzer Wirtschaftszweig entstanden ist, der mit professionellen »Knuddlern« und Berührungsworkshops aufwartet. Auch Massagetherapien sind unglaublich beliebt. Die diversen Massagearten unterscheiden sich in Berührungsgeschwindigkeit und Intensität. Alle verbessern jedoch unser Befinden und senken den Stresspegel. Sanfte Massagen stimulieren wahrscheinlich die c-taktilen afferenten Nervenfasern und scheinen Untersuchungen zufolge auch die Oxytocinausschüttung anzuregen. Kraftvolle Massageformen wie die Thaimassage dürften eher zur Ausschüttung endogener Opioide führen.

HEILSAME BERÜHRUNG

Interessanterweise bat mein damals siebenjähriger Sohn in den Wochen vor meinem Termin bei Professor McGlone plötzlich um Streicheleinheiten, wenn ich ihn abends ins Bett brachte. Natürlich fragte ich mich nach dem Grund dafür. Inzwischen weiß ich, dass mein Sohn sich nach dieser tiefen, intensiven Reaktion der CT-Sinnesneuronen sehnte. Seitdem achte ich vermehrt darauf, meinen Kindern möglichst jeden Abend den oberen Rücken oder den Arm zu streicheln, denn inzwischen halte ich solche Berührungen für ebenso wichtig wie die Nahrung für ihren Körper oder die Bewegung, die sie sich verschaffen.

Das brachte mich aber auch auf eine neue Idee für meine Patientin Ivy, die ich seit einem Jahr betreute. Ursprünglich war sie wegen eines Schilddrüsenproblems gekommen, und ich hatte ihr geholfen, ihren Lebensstil zu verändern. Ivy kam häufig in die Praxis. Bei jeder Kleinigkeit war es ihr wichtig, schnellstens einen Termin bei mir zu bekommen. Sie war Single und verriet mir, dass sie offenbar insbesondere Männer anzog, die bereits eine feste Beziehung hatten und sie lediglich als Geliebte wollten. Da ich den Eindruck hatte, körperlich alles Erdenkliche für sie getan zu haben, achtete ich verstärkt auf ihre emotionale Verfassung. Wie sich herausstellte, war Ivy als Kind nie berührt worden. Ihre Eltern hatten ihr weder verbale noch körperliche Streicheleinheiten zukommen lassen. Als Kind hatte sie verzweifelt Zuneigung gesucht, aber ihre Umgebung hatte ihr vermittelt, dass sie nicht gut genug war, und das hatte sie verinnerlicht. So kam mir der Gedanke, dass diese mangelnde körperliche Zuwendung eine echte Makrostressdosis war, die zumindest teilweise für ihre ständige Anspannung verantwortlich sein mochte. Ivy hatte ein paar gute Freundinnen, mit denen sie sich regelmäßig traf. »Wenn Sie Ihre Freundinnen treffen«, sagte ich, »umarmen Sie sich dann?« Sie wirkte völlig irritiert, als hätte ich etwas Ekelhaftes vorgeschlagen. Dennoch bat ich sie, diese Frauen versuchsweise zu umarmen. Einige Monate später berichtete sie, dass sie nun deutlich wärmere Gefühle für ihre Freundinnen hegte und sich sogar dazu überwinden würde, ihre Mutter in den Arm zu nehmen. Das war zwar nicht die Lösung für ihre sonstigen Probleme, aber ich vermute, dass es ihre persönliche Stressschwelle deutlich höher legte, denn ich bekomme längst nicht mehr so viele panische Anrufe wie früher.

EIN BERÜHRUNGSTAGEBUCH FÜHREN

Berührungen nähren den Körper in elementarer Form ganz ähnlich wie Nahrung. Wir müssen nicht nur jeden Tag essen, sondern wir brauchen auch täglich menschliche Berührung, was dem Gebenden ebenso guttut wie dem Empfänger.

Mit einem Berührungstagebuch können Sie herausfinden, wie häufig Sie freundliche, liebevolle menschliche Berührungen verteilen und empfangen. Zählen Sie die Anzahl der Berührungen am Ende der ersten Woche zusammen. Am Ende der zweiten Woche sollten es doppelt so viele sein und nach einem Monat die dreifache Menge.

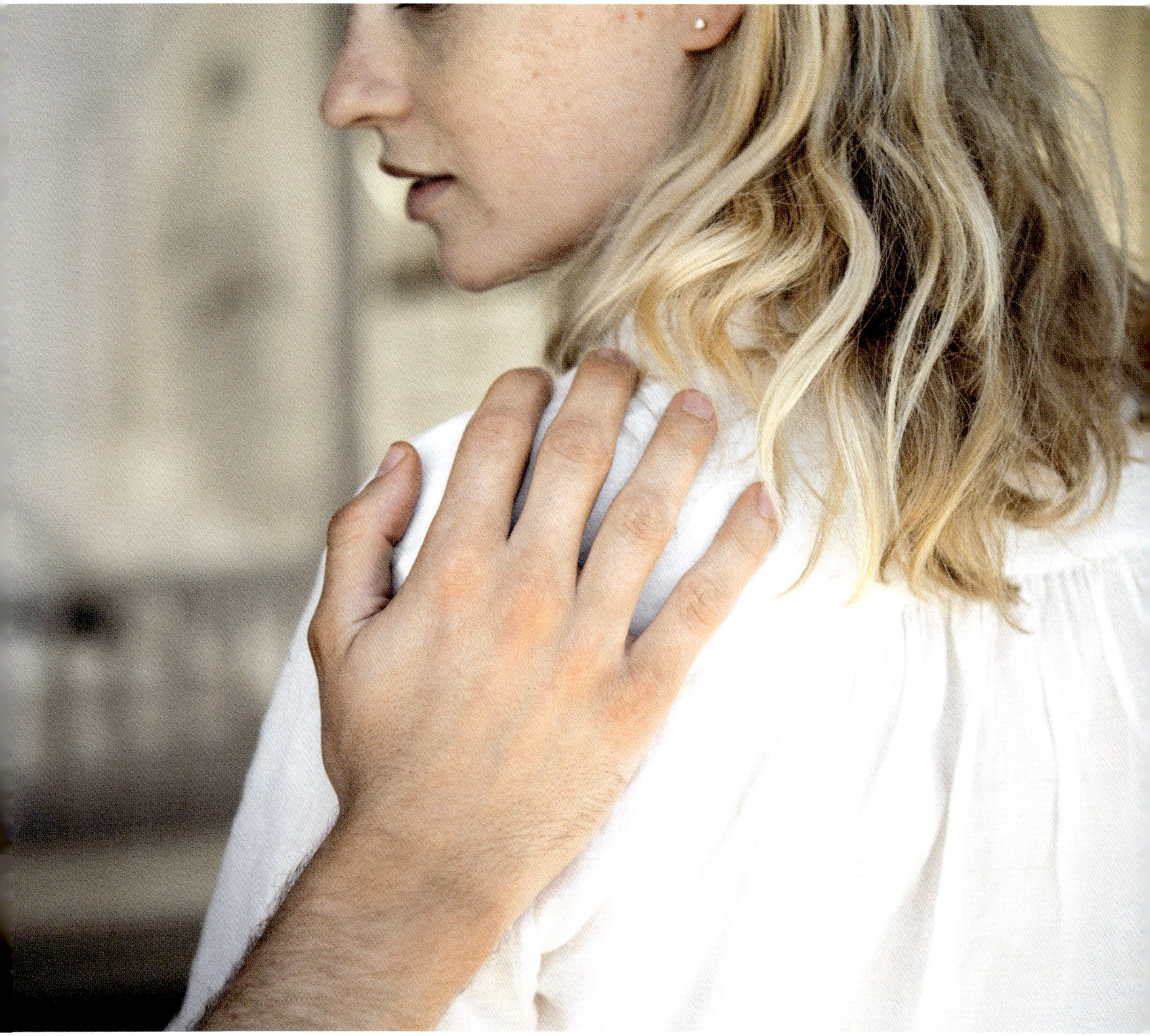

SECHS VORSCHLÄGE FÜR MEHR BERÜHRUNG

1. **Jeden Tag einen lieben Menschen umarmen,** wenn es Ihnen möglich ist, ob Angehörige, Freunde oder gute Kollegen.

2. **Kinder bei jeder Gelegenheit umarmen.** Das ist in jedem Alter wichtig, nicht nur für Säuglinge und Kleinkinder, sondern auch für ältere Kinder über zehn.

3. **Ältere Freunde oder Eltern** bei jedem Zusammentreffen berühren, zum Beispiel fest in die Arme schließen.

4. **Mit den Kindern toben.** Spielerisches Raufen geht mit reichlich Berührung einher, und vermutlich helfen solche Spaßkämpfe Kindern, emotionale Resilienz zu entwickeln. Das geht übrigens auch mit Erwachsenen!

5. **Eine Massage buchen.**

6. **Anderen beim Loben anerkennend auf die Schulter klopfen.**

Kapitel 5
INTIME MOMENTE GENIESSEN

Reni und Saul hatten keinen Sex mehr, und das tat ihrer Ehe nicht gut. Obwohl sie erst Mitte 30 waren, hatten sie das Gefühl, sich emotional und körperlich zunehmend voneinander zu entfernen und sich mehr zu zanken. Sie arbeiteten für dasselbe Hightech-Unternehmen und machten häufig Überstunden, auch am Wochenende. Reni suchte nach einer kurzfristigen Lösung. »Wie funktioniert eigentlich Viagra?«, fragte sie und erntete einen vorwurfsvollen Blick von ihrem Mann.

»Bevor wir darüber nachdenken, wüsste ich gern: Haben Sie mal einen festen Zeitpunkt reserviert?«, sagte ich.

»Ein Termin für *Sex?*« Reni war sichtlich entsetzt.

»Nicht unbedingt Sex«, sagte ich. »Sie können auch einfach nackt im Bett liegen, zusammen duschen oder Mittagsschlaf halten. Reservieren Sie dafür ein oder zwei Mal pro Woche einen festen Zeitpunkt.«

Reni wurde blass und murmelte abwehrend: »Das wäre doch wie ein Geschäftstermin.«

»Sie halten einen festen Termin also für unromantisch?«, hakte ich nach, während sie zu kichern begann.

Was ich Reni und Saul daraufhin erklärte, schien die beiden zu schockieren. Ich halte die Vorstellung von Romantik für äußerst problematisch. Romantik ist etwas für Teenager oder für frisch Verliebte, die kaum die Finger voneinander lassen können. Es ist Werbungsverhalten, aber in unserer Kultur sind wir auf die Erwartung konditioniert, dass es ewig anhält. Das stimmt leider nicht. Das Modell der romantischen Liebe, das von Popmusik, Hollywood und Romanen genährt wird, hängt die Latte gerade in der hektischen Welt von heute, wo häufig beide Partner arbeiten und zusätzlich vielleicht noch kleine Kinder oder Jugendliche im Haus haben, schier unüberwindbar hoch.

Umfragen zufolge haben wir heute weniger Sex als früher. Amerikaner bekommen etwa 15 Prozent weniger Sex als in den 1990ern, und im Vereinigten Königreich ist die Anzahl der sexuellen Begegnungen in nicht einmal 15 Jahren um über 20 Prozent zurückgegangen. Dieses Tempo ist alarmierend.

Anstatt Romantik zu erwarten, sollten sich Erwachsene in meinen Augen lieber auf Intimität konzentrieren. Dazu brauchen wir weder Feuerwerk noch teuren Champagner noch ein prasselndes Kaminfeuer. Intime Momente müssen nicht einmal sexuell sein. Aber wenn man sie nicht aktiv einplant – zwischen dem Schulfest und den E-Mails vom Energieversorger, die daran erinnern, dass wir schon vor sechs Wochen den Zählerstand hätten melden sollen –, dann passieren sie auch nicht. Also bat ich Reni und Saul, es aller Skepsis zum Trotz damit zu versuchen. Zwei Monate später waren sie wie verwandelt. Und erstaunlicherweise hatte gerade der Verzicht auf romantische Erwartungen ihre Ehe mit neuer Romantik erfüllt.

BEZIEHUNGEN IM KREUZFEUER DER MODERNE

Das moderne Leben verlangt Liebesbeziehungen zu viel ab. Viele Menschen fühlen sich überlastet, denn erwachsene Paare schultern zu zweit eine Verantwortung, die früher das ganze Dorf geteilt hätte. Während einst das Umfeld emotionale und praktische Unterstützung beisteuerte, leben wir heute fernab von Freunden und Familie und gehen davon aus, unsere finanzielle und emotionale Verantwortung mit dem Partner zu teilen. Der obendrein noch für die Erfüllung sexueller Bedürfnisse verantwortlich sein soll.

Wenn eine Beziehung für derart viele praktische Dinge zuständig ist, beginnt sie leicht zu darben. Viele Paare erzählen mir, dass ihnen nur an ihrem Paarabend wertvolle Zeit für die Beziehungspflege bleibt, ein Abend, der allerdings häufig in letzter Sekunde flachfällt, weil andere, »wichtigere« Dinge anstehen. Die moderne Technik ist dabei keineswegs hilfreich! Früher habe ich lange Autofahrten mit meiner Frau geliebt, besonders am späten Abend. Die Kinder schliefen auf dem Rücksitz ein, und wir hatten Zeit zum Reden. In den letzten Jahren jedoch hat sich das geändert. Mir fiel auf, dass Vidh viel Zeit am Handy verbrachte und herumsurfte oder mit Freunden schrieb, während ich fuhr. Anfangs war das nicht unbedingt ein Problem, aber allmählich ging mir auf, dass sich die Atmosphäre im Auto dadurch veränderte. Wir waren nicht mehr ganz für uns allein.

Als ich meiner Frau gegenüber dieses Thema ansprach, reagierte sie zunächst abwehrend. Vermutlich habe ich es eher anklagend vorgebracht, was Vidh sofort in eine Position der Abwehr und Leugnung drängte. Aber ein paar Wochen später gelang uns ein ruhiges, produktives Gespräch darüber, nach dem wir uns eine neue Regel überlegten. Abgesehen von Notfällen wollten wir uns auf langen gemeinsamen Fahrten beide bemühen, das Gerät wegzustecken. Diese Zeit wollten wir ganz für uns haben, ohne die Ablenkungen durch Abwasch, Hausarbeit oder Kinderbekochen, die zu Hause so oft dazwischenkamen. Seit dieser Umstellung sind lange Autoreisen wieder etwas ganz anderes. Jetzt haben wir Zeit für ernsthafte, wichtige Gespräche – die Zweisamkeit ist zurück.

VOM NETZ VERFÜHRT

Auch Reni und Saul hatten Probleme durch ihre Techniknutzung. Als wir miteinander sprachen, stellte sich heraus, dass beide handysüchtig waren. Früher hatte man mitunter Sorge, der Partner könnte sich auf eine Affäre im Kollegenkreis einlassen. Heutzutage haben wir alle eine außereheliche Beziehung zu unserem Smartphone. Es ist das Letzte, woran wir denken, ehe wir schlafen gehen, und das Erste, woran wir denken, wenn wir morgens aufstehen. Es ist das Smartphone, von dem wir nicht die Finger lassen können, dessen Form wir in- und auswendig kennen und dessen Knöpfe wir wie im Schlaf beherrschen. Es ist das Smartphone, das uns beim romantischen Essen nicht aus dem Kopf geht, und selbst wenn wir als Paar im Bett liegen, hätten wir es am liebsten bei uns. Das Handy ist der unsichtbare Dritte in der Beziehung.

Das ist eine Affäre, die dringend enden muss, falls wir feststellen, dass es unserer realen Beziehung an Intimität fehlt. Vor 15 Jahren hätte ein Paar sich abends beim Essen unterhalten und anschließend vielleicht gemeinsam ferngesehen. Im Bett hätte man das Licht gedimmt, ein bisschen geredet und gekuschelt, was gelegentlich weitergeführt hätte. Inzwischen ist es ziemlich normal, dass beide ins Bett gehen und ihre Geräte mitnehmen. So bleiben sie jeweils in ihrer eigenen digitalen Welt. Man sitzt nur Zentimeter auseinander, könnte aber genauso gut auf der anderen Seite der Erde sein.

Seit dem Einzug der Streamingdienste mit jederzeit abrufbaren Filmen und Serien gehen Paare häufig zu unterschiedlichen Zeiten zu Bett, weil der eine vielleicht noch seine Serie fertig sehen will. Im Grunde genommen ist nichts dabei, wenn man sich mehrere Folgen von *Homeland* reinzieht. Aber wenn das auf Kosten kostbarer Paarzeit geht, werden die Auswirkungen bald in anderen Bereichen spürbar werden: Mehr Kritik und Genörgel, mehr Augenmerk auf Beziehungsproblemen und weniger intime Momente.

In meiner Praxis klagen inzwischen deutlich mehr Menschen über mangelnde Libido, mehr, als ich es in den letzten 20 Jahren je erlebt habe. Das Gefährliche daran ist, dass dieses mangelnde sexuelle Verlangen häufig als Zeichen dafür interpretiert wird, dass mit der Beziehung etwas Grundsätzliches nicht stimmt. Das ist ein weiterer, ernsthafter Stressfaktor auf der Liste, zumal es sehr häufig nicht stimmt.

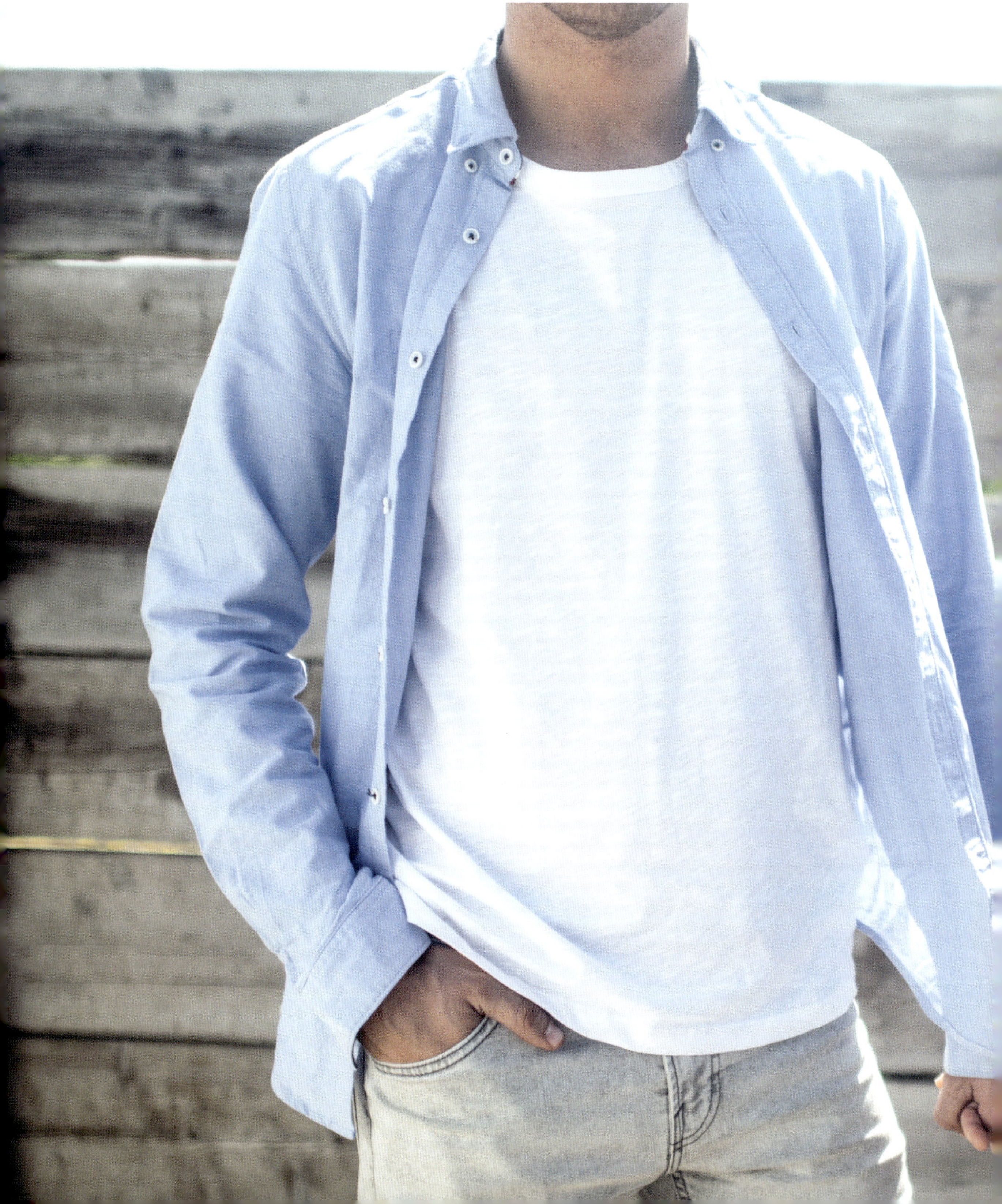

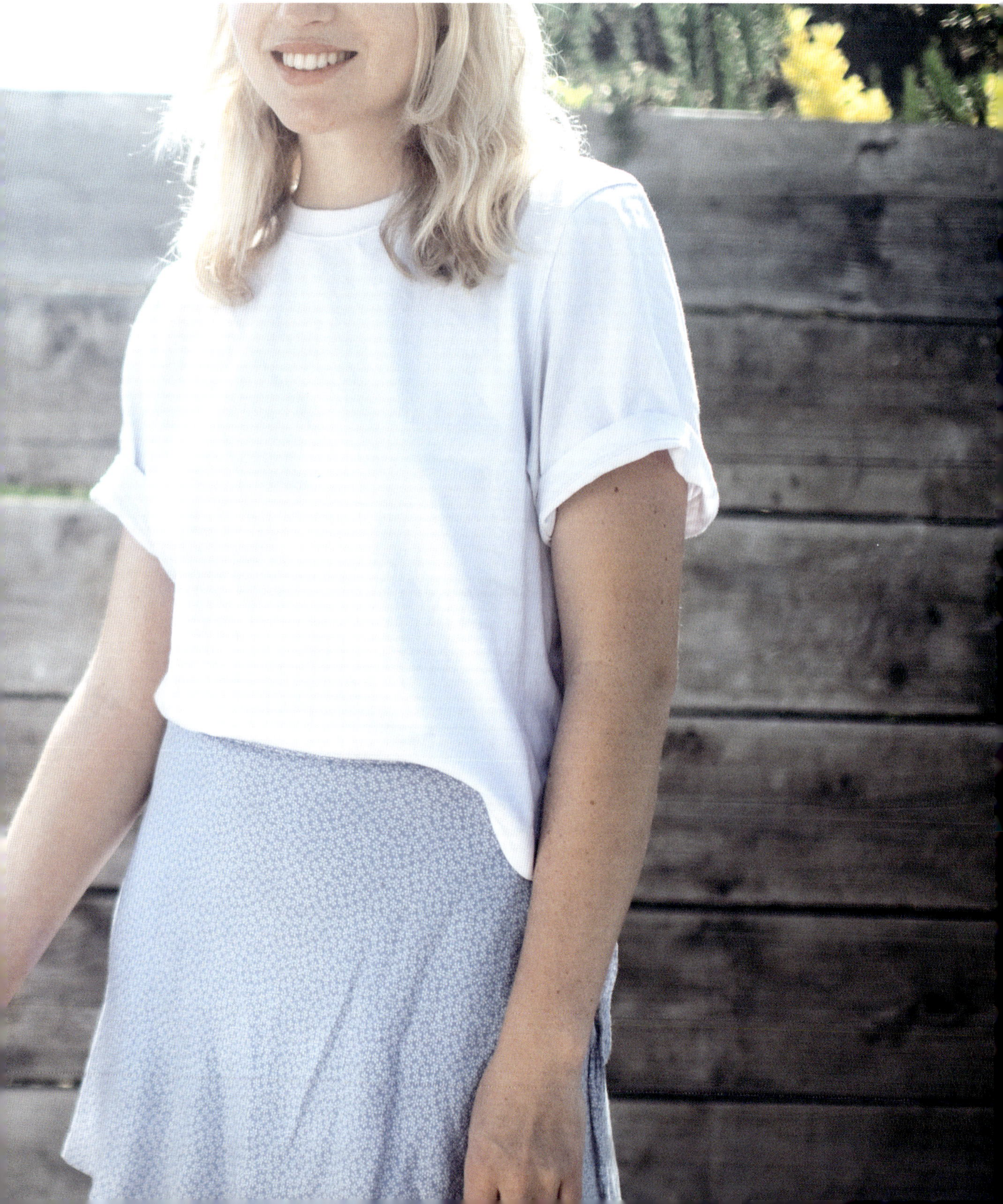

INTIM WERDEN OHNE SEX

Intimität ist nicht unbedingt gleichbedeutend mit Sexualität. Aus den Gesprächen mit meinen Patienten entnehme ich vielmehr diverse Komponenten:

1. Vertrauen
2. Das Gefühl, ein gutes Team zu sein
3. Offenheit für die Bedürfnisse des anderen
4. Beim anderen präsent sein
5. Eine tiefe aktive Zuneigung zum anderen
6. Einander wichtige Dinge anvertrauen (Gedanken, Bedürfnisse, Wünsche), die man niemand anders sagen würde

Sexualität kommt in dieser Liste gar nicht vor. Sex kann auf intime oder nicht intime Weise stattfinden und ist für Intimität nicht unbedingt erforderlich. Schon die Hand des anderen zu halten kann unglaublich intim sein. Zum Beispiel wird eine Frau, die die Hand ihres Mannes hält, mit stressigen Ereignissen besser fertig. In dieser Studie wurden zwar nur Frauen untersucht, aber ich habe keinen Grund zu der Annahme, dass dieser Effekt geschlechtsspezifisch wäre.

Auch wenn wir mit dem anderen duschen oder einen Mittagsschlaf halten, profitiert die Beziehung davon, und selbst ein längerer Blickwechsel kann viel bewirken. Das habe ich letztes Jahr selbst erlebt, als ich in einem Meditationskurs für Ärzte zu einer Übung aufgefordert wurde, die zugegebenermaßen zum Unangenehmsten gehört, was ich je erlebt habe. Alle im Saal bekamen einen Zufallspartner zugewiesen und sollten dann einander gegenüber so Platz nehmen, dass sich die Knie berührten. Die Augen blieben vorerst geschlossen. Dann sollten wir die Augen aufschlagen und die andere Person fünf Minuten lang ansehen.

Diese Übung bleibt für mich unvergesslich, war aber eben auch unangenehm. Zeitweise war das Erlebnis so intensiv, dass mein Gegenüber oder ich den Blick abwenden mussten. Aber ich registrierte bald Hinweise auf den Charakter und die Gefühle meines Gegenübers. Am Ende der fünf Minuten hatten wir kein Wort miteinander gewechselt, und dennoch kam es mir so vor, als wäre zwischen uns eine tiefe Verbindung entstanden – so tief, dass ich es als überwältigend empfand, zumal mein Gegenüber eine Frau und ich ein verheirateter Mann war. Da begriff ich, dass ich etwas Derartiges wohl noch nie mit meiner Frau getan hatte. Als ich an diesem Abend nach Hause kam, probierten wir es gleich aus, und diese Minuten anhaltenden Augenkontakts hatten einen sehr positiven Einfluss auf unsere Beziehungsqualität, der tagelang anhielt.

ICH SEH DIR IN DIE AUGEN

Probieren Sie diese Übung unbedingt einmal in der Partnerschaft oder mit einem engen Freund.

- Setzen Sie sich einander gegenüber. Die Stühle sollten so dicht beieinanderstehen, dass die Knie sich berühren. Schließen Sie für 20 bis 30 Sekunden die Augen und konzentrieren Sie sich ganz auf das Gefühl der Berührung an den Knien.
- Schlagen Sie nun die Augen auf und sehen Sie einander an.
- Versuchen Sie, fünf Minuten lang den Augenkontakt zu halten. Dafür dürfen Sie gern eine Stoppuhr einstellen.
- Falls Sie zwischendurch den Blick abwenden, suchen Sie möglichst schnell wieder Augenkontakt.
- Nehmen Sie sich am Ende der fünf Minuten etwas Zeit, um über das Erlebte zu sprechen. Wie hat es sich angefühlt? Was ist Ihnen dabei durch den Kopf gegangen? Was haben Sie übereinander in Erfahrung gebracht?

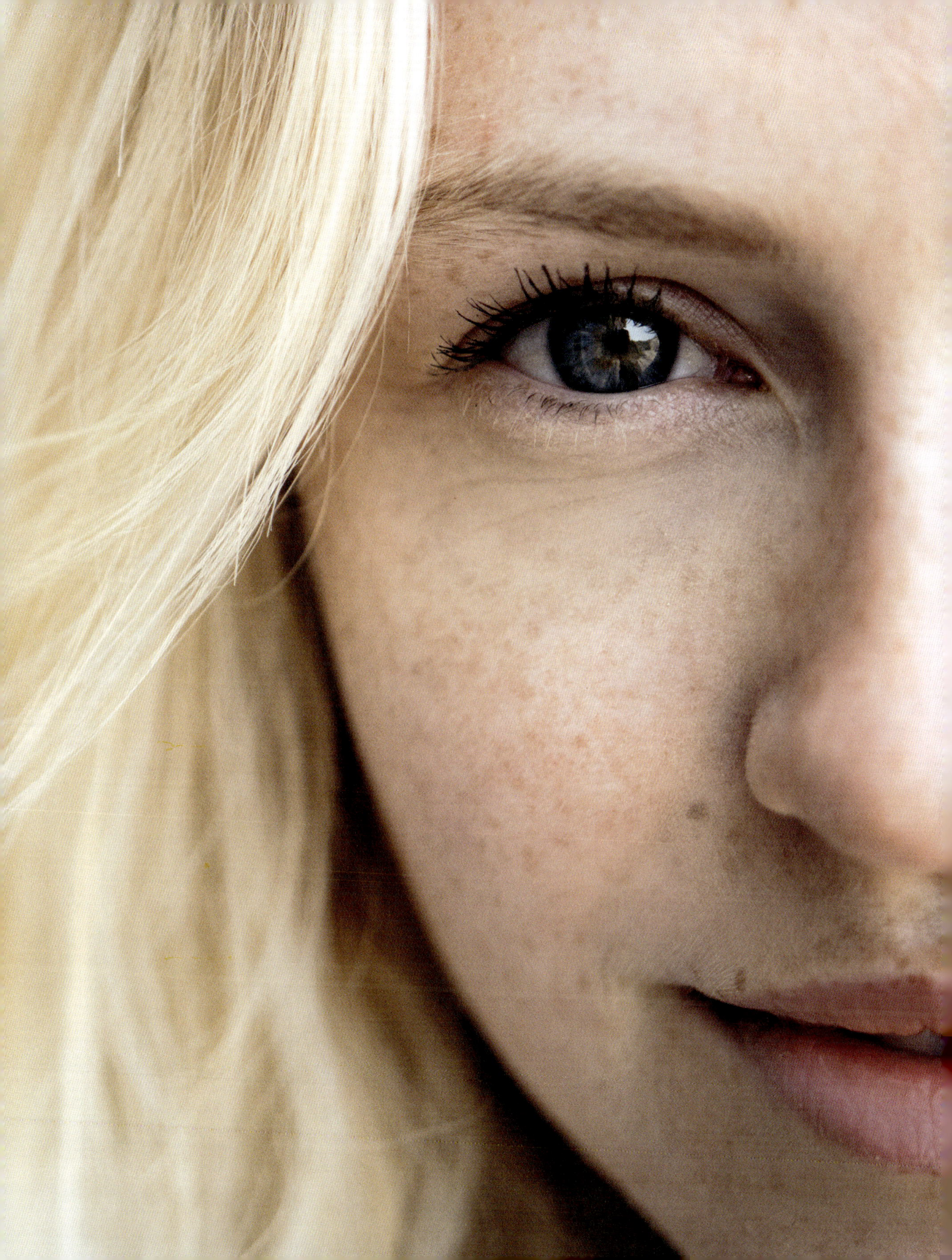

DIE 3D-BEGRÜSSUNG

All dies stimmte mich nachdenklich. So viele Menschen haben für derart intime Momente »keine Zeit«. In einer Liebesbeziehung erwächst aus Vertrautheit nur allzu häufig Nachlässigkeit. Man arbeitet den ganzen Tag zu Hause am Computer, der andere kommt herein, und man wendet kaum den Kopf vom Bildschirm ab. Oder umgekehrt: Man kommt nach einem langen Arbeitstag nach Hause, und der Partner sagt kaum ein Wort, wenn man zur Tür hereinkommt. Es ist geradezu herzzerreißend, wie wir uns in einer Langzeitbeziehung im Alltagstrott irgendwann behandeln.

In den ersten Monaten nach der Hochzeit arbeitete ich in Oldham und damit ganz in der Nähe des Elternhauses meiner Frau. Einmal in der Woche kam ich auf Stippvisite zum Mittagessen. Auch Vidhs Vater arbeitete in der Nähe und kam mittags heim. Mir fiel auf, dass Vidhs Mutter grundsätzlich alles stehen und liegen ließ, wenn er kam. Sie ging an die Tür, sah ihn lächelnd an und sagte etwas Nettes. Manchmal berührte sie ihn auch am Arm oder legte ihm eine Hand an die Schulter. Damals kam mir das etwas altmodisch vor, aber inzwischen bin ich davon überzeugt, dass es dabei um etwas sehr Wichtiges ging.

Jene kleinen, liebevollen Momente, die ich damals in Oldham miterlebt habe, und die Übung mit dem mächtigen Augenkontakt brachten mich dazu, Vidh ganz neu zu begrüßen. Wenn ich sie jetzt morgens sehe, begrüße ich sie »dreidimensional« – mit den Augen, einer Berührung und mit der Stimme. Eine solche 3D-Begrüßung am Morgen, die von Herzen kommt, ist für uns ein ganz anderer Tagesauftakt. Ich selbst fühle mich dadurch anders, nämlich weniger gestresst und mehr durch meine Beziehung unterstützt, und diese Wirkung hält bis zum Wiedersehen am Abend an. So sind wir uns ein wenig näher, nicht wie aneinander vorbeiziehende Schiffe, die nur kurz abstimmen, was am nächsten Tag anliegt: Wer holt die Kinder ab? Wer geht einkaufen? Und es dauert keine 15 Sekunden. Jeder hat viel um die Ohren, aber ich bin noch niemandem begegnet, der so viel zu tun hat, dass er nicht einmal 15 Sekunden für die Liebe seines Lebens erübrigen könnte. Begrüßen Sie die Menschen, die Sie lieben, in dieser Form und erleben Sie es selbst.

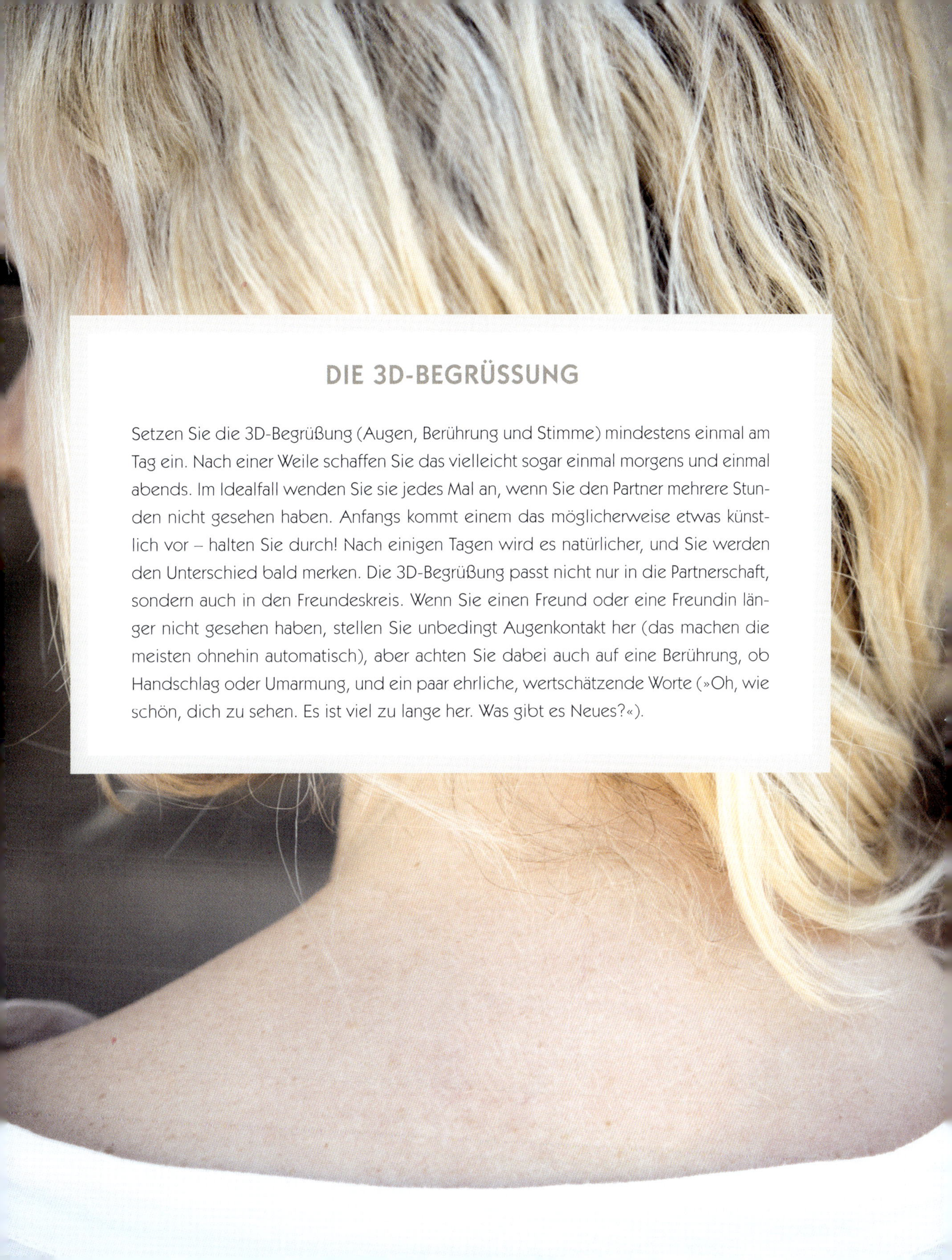

DIE 3D-BEGRÜSSUNG

Setzen Sie die 3D-Begrüßung (Augen, Berührung und Stimme) mindestens einmal am Tag ein. Nach einer Weile schaffen Sie das vielleicht sogar einmal morgens und einmal abends. Im Idealfall wenden Sie sie jedes Mal an, wenn Sie den Partner mehrere Stunden nicht gesehen haben. Anfangs kommt einem das möglicherweise etwas künstlich vor – halten Sie durch! Nach einigen Tagen wird es natürlicher, und Sie werden den Unterschied bald merken. Die 3D-Begrüßung passt nicht nur in die Partnerschaft, sondern auch in den Freundeskreis. Wenn Sie einen Freund oder eine Freundin länger nicht gesehen haben, stellen Sie unbedingt Augenkontakt her (das machen die meisten ohnehin automatisch), aber achten Sie dabei auch auf eine Berührung, ob Handschlag oder Umarmung, und ein paar ehrliche, wertschätzende Worte (»Oh, wie schön, dich zu sehen. Es ist viel zu lange her. Was gibt es Neues?«).

TESTOSTERON

Für Langzeitbeziehungen ist es ziemlich unpraktisch, dass die menschliche Libido so instabil ist. Wenn wir müde sind, geht sie zurück. Wenn wir zu viel um die Ohren haben oder gestresst sind, geht sie ebenfalls zurück. Das liegt in erster Linie daran, dass das moderne Leben den Testosteronspiegel beeinträchtigt, und das wiederum kann die Libido beeinträchtigen.

Testosteron gilt häufig als Symbol für Maskulinität und Körperkraft und ist für Männer unverzichtbar. Für Frauen aber auch. Ein niedriger Testosteronspiegel bei Frauen geht nämlich mit gedrückter Stimmung, Muskelschwäche und Abgeschlagenheit einher.

Unter Stress hält der Körper die Produktion von Cortisol für wichtiger als die Produktion von Sexualhormonen wie Testosteron. Evolutionär betrachtet ist das durchaus nachvollziehbar: Wenn wir in Gefahr schweben, investiert der Körper seine Energie lieber in Überlebensreaktionen als in die Fortpflanzung. Das Leben im 21. Jahrhundert schickt dem Körper ständig Signale, dass wir bedroht wären. Wir laufen allerdings nicht mehr vor dem Säbelzahntiger davon – was uns zusetzt, ist die moderne Welt. Im Westen ist dieses Problem sehr verbreitet. In den USA haben beeindruckende 40 Prozent der Bevölkerung einen niedrigen Testosteronspiegel.

Mögliche Vorzüge von mehr Testosteron

- stärkere Knochen
- bessere kognitive Fähigkeiten
- erhöhte Libido
- günstigere Körperzusammensetzung
- mehr Muskelmasse
- insgesamt mehr Antrieb
- mehr Kraft

SIEBEN WEGE ZU MEHR TESTOSTERON

1. **Mehr schlafen.** Schlafmangel lässt beide Geschlechter schneller altern. Einer Studie zufolge haben Männer, die nur fünf bis sechs Stunden pro Nacht schlafen, einen Testosteronspiegel wie von zehn Jahre älteren Männern.

2. **Stress reduzieren.** Unter Stress erzeugt der Körper lieber Cortisol als Testosteron. Befolgen Sie die Empfehlungen in diesem Buch.

3. **Krafttraining fördert die Testosteronausschüttung.** Dazu brauchen Sie kein Fitnessstudio. Kniebeugen, Liegestütze oder mein Fünf-Minuten-Küchen-Workout aus dem *4-Säulen-Plan* sind ein guter Anfang.

4. **Möglichst vollwertige Ernährung.** Essen Sie industriell gefertigte Produkte nur ausnahmsweise. Frische Lebensmittel unterstützen die Hormonproduktion.

5. **Wenig Alkohol.** Erhöhter Alkoholkonsum geht mit sinkendem Testosteronspiegel einher. Am besten bleiben Sie innerhalb der üblichen Empfehlungen von maximal 14 Einheiten pro Woche.

6. **Ein gesundes Körpergewicht halten.** Mit mehr Bauchfett steigt die Aktivität des Enzyms Aromatase, das Testosteron in den Fettzellen in Östrogen umwandelt.

7. **Wenig Kontakt mit Bisphenol A (BPA).** Die synthetische Chemikalie BPA liegt in vielen Kunststoffen vor. In Studien wurde BPA-Exposition mit sinkendem Testosteronspiegel in Verbindung gebracht. Eine neuere Studie meldete, dass sich bei 89 Prozent aller Männer, die in einer Kinderwunschklinik auftauchen, BPA im Urin nachweisen lässt.

DAS BINDUNGSHORMON OXYTOCIN

Die positiven Auswirkungen von Intimität werden wahrscheinlich über das Hormon Oxytocin vermittelt, das auch als »Kuschelhormon« bekannt ist. Oxytocin ist ein Neurotransmitter, der die Kommunikation zwischen den Nervenzellen unterstützt und im Hypothalamus (einer Drüse im Gehirn) erzeugt wird. Von dort aus gelangt es über die Hypophyse (Hirnanhangsdrüse) ins Blut und kann so einen Teil seiner angenehmen Wirkung entfalten.

Die Bezeichnung »Kuschelhormon« ist zwar vereinfachend, hat aber einen wahren Kern. Oxytocin unterstützt unter der Geburt die Kontraktionen der Gebärmutter und ist an der Sekretion der Muttermilch beteiligt. Auch bei der Orgasmuserfahrung spielt es eine Rolle, und Untersuchungen zeigen, dass es mit Empathie, Vertrauen und sozialer Bindung zu tun hat. Wenn wir soziale Bindungen zu anderen Menschen eingehen, steigt der Oxytocinspiegel, und es scheint eine entscheidende Rolle für die Erhaltung von Langzeitbeziehungen zu spielen. Die Gefühle der Zuneigung, die ein Paar nach dem Sex noch eine Weile erfüllen, beruhen teilweise auf dem vielen Oxytocin, das gerade durch den Körper gewogt ist. Tierversuche ergaben, dass es uns teilweise gegen die Auswirkungen von Stress feien kann, weil beim Vorliegen von Oxytocin weniger Cortisol freigesetzt wird.

INTIMITÄT EINPLANEN

Wenn wir unterschwellig ein Gefühl der Intimität spüren, fällt alles im Leben leichter. Das ist der Kitt, der Beziehungen zusammenhält. Oft sind wir für Intimität zu beschäftigt, und die Folgen erlebe ich in meiner Praxis jeden Tag. Wer durch geschickte Planung mehr intime Momente zulassen kann, wird schnell feststellen, dass der Stresspegel sinkt und die Resilienz ansteigt.

FÜNF IDEEN FÜR MEHR INTIMITÄT IN DER PARTNERSCHAFT

1. **Regelmäßig Zeitfenster für Intimität einplanen.** Ohne Handy oder vergleichbare Ablenkungen. Paarabende klingen antiquiert, eignen sich aber hervorragend, um der Zweisamkeit Priorität zu verschaffen. Oder Sie nehmen sich vor, jeden Abend 30 Minuten miteinander zu verbringen, ohne das Handy in Sichtweite zu haben. Vielleicht machen Sie auch einfach jeden Tag Hand in Hand einen Spaziergang.

2. **Partnerschaftsmassage.** Das klingt zu anspruchsvoll? Dann halten Sie einander einfach die Hand oder cremen Sie sich gegenseitig mit leichtem Massieren die Füße oder Arme ein.

3. **Jede Chance für intime Momente nutzen.** Suchen Sie im Alltag immer wieder Gelegenheiten, einander näherzukommen und für den anderen ganz präsent zu sein.

4. **Den Partner mit einem Lächeln begrüßen, auch wenn Ihnen gar nicht danach ist.** Unser Handeln wirkt sich auf unsere Stimmung aus (siehe auch Seite 64). Das Lächeln zur Begrüßung bedeutet, dass Intimität nicht die Ausnahme ist, sondern die Regel.

5. **Mindestens einmal am Tag an die 3D-Begrüßung denken (Augen, Berührung, Stimme).** Dazu gehören echtes, zugewandtes In-die-Augen-Sehen, eine liebevolle Umarmung und ein paar ehrliche, freundliche Worte.

Kapitel 6
FREUNDSCHAFTEN PFLEGEN

Der Mensch ist nicht dazu geschaffen, allein zu sein. Im Verlauf der Evolution haben wir gelernt, unser Leben als individuelles Mitglied einer großen, unterstützenden Gruppe zu führen. Ein Großteil der Entwicklung des menschlichen Gehirns verlief in einem Zeitraum, als wir gemeinsam gejagt und gegessen haben und später am Lagerfeuer miteinander gesprochen und gesungen haben, um Geschichten, Lieder und Lächeln weiterzugeben. Unsere Kinder wuchsen in weit verzweigten Großfamilien auf, einem unschätzbaren Netzwerk, durch das die pausenlose Arbeit, die Kinder mit sich bringen, auf vielen Schultern ruhte. Dieselben Großfamilien kümmerten sich um ihre Alten, die nicht nur Nahrung, sondern auch Kontakt brauchten.

Heute leben wir anders. Moderne Eltern jonglieren unter starker beruflicher Belastung mit der Kinderbetreuung und finden immer weniger Zeit, auch nur mit ihren Freunden zu reden, geschweige denn, jeden Abend miteinander zu entspannen, zu lachen und Stress abzubauen. Betagte Angehörige enden in Pflegeheimen, wo sie stundenlang aus dem Fenster starren oder schon mittags vor dem Fernseher sitzen. Die Einsamkeit nimmt zu, nicht nur unter den Älteren. Eine jüngere Studie einer Stiftung für psychische Gesundheit kam zu dem Ergebnis, dass die 18- bis 34-Jährigen sich häufiger einsam fühlen als Menschen jenseits der 55. Wie schädlich soziale Isolation sein kann, weiß die Wissenschaft schon lange. Bereits 1979 stellte sich heraus, dass das Risiko, vorzeitig zu sterben, unter Menschen mit den wenigsten sozialen Bindungen drei Mal so hoch ist wie unter Menschen, die sozial ungewöhnlich stark eingebunden sind. Einsamkeit bedeutet ein 30 Prozent höheres Risiko für Schlaganfall oder Herzinfarkt. Genau genommen ist hoher sozialer Stress ein größerer Risikofaktor für den Tod aufgrund einer chronischen Erkrankung als Bewegungsarmut, Alkoholkonsum und Rauchen *zusammen*.

Wie sehr Einsamkeit uns psychisch zu schaffen macht, ist offensichtlich, aber wir verstehen noch nicht genau, wieso das einen solchen Einfluss auf die körperliche Gesundheit hat. Tatsache ist, dass Einsamkeit – wie so vieles andere, das unser Wohlergehen beeinflusst – Informationen vermittelt. Da wir evolutionär betrachtet eine einzelne Zelle im größeren Organismus eines Menschenstammes sind, dessen Mitglieder einander unterstützen, reagiert das Gehirn auf Isolation, als ob etwas schiefläuft. Es wähnt uns in Gefahr. Für die frühen Jäger und Sammler wäre eine Trennung von ihrem Stamm einem Todesurteil gleichgekommen. Einsamkeit vermittelt dem Gehirn: »Ich bin nicht bei meinem Stamm. Ich bin nicht in Sicherheit. Vielleicht bekomme ich nicht genug zu essen. Ich habe keinen Zugang mehr zu den Schutzräumen des Stammes. Wenn ich jetzt angegriffen werde oder mich verletze, bin ich in Lebensgefahr.«

Wenn Gehirn und Körper sich in Gefahr wähnen, steht dem Körper nur eine begrenzte Menge an Optionen zur Auswahl, um sich darauf einzustellen. Zu den Lieblingsreaktionen gehören vermehrte Entzündungen (mehr dazu unter »Stressarme Ernährung«, siehe Seite 134). George Slavich von der Universität Kalifornien, Los Angeles, konnte nachweisen, dass Zurückweisung und Isolation bestimmte Gene aktivieren, die Entzündungsreaktionen schüren. Langfristig schwächt dies das Immunsystem und prädisponiert für gefährliche Erkrankungen wie zum Beispiel Typ-2-Diabetes, Depression und Adipositas.

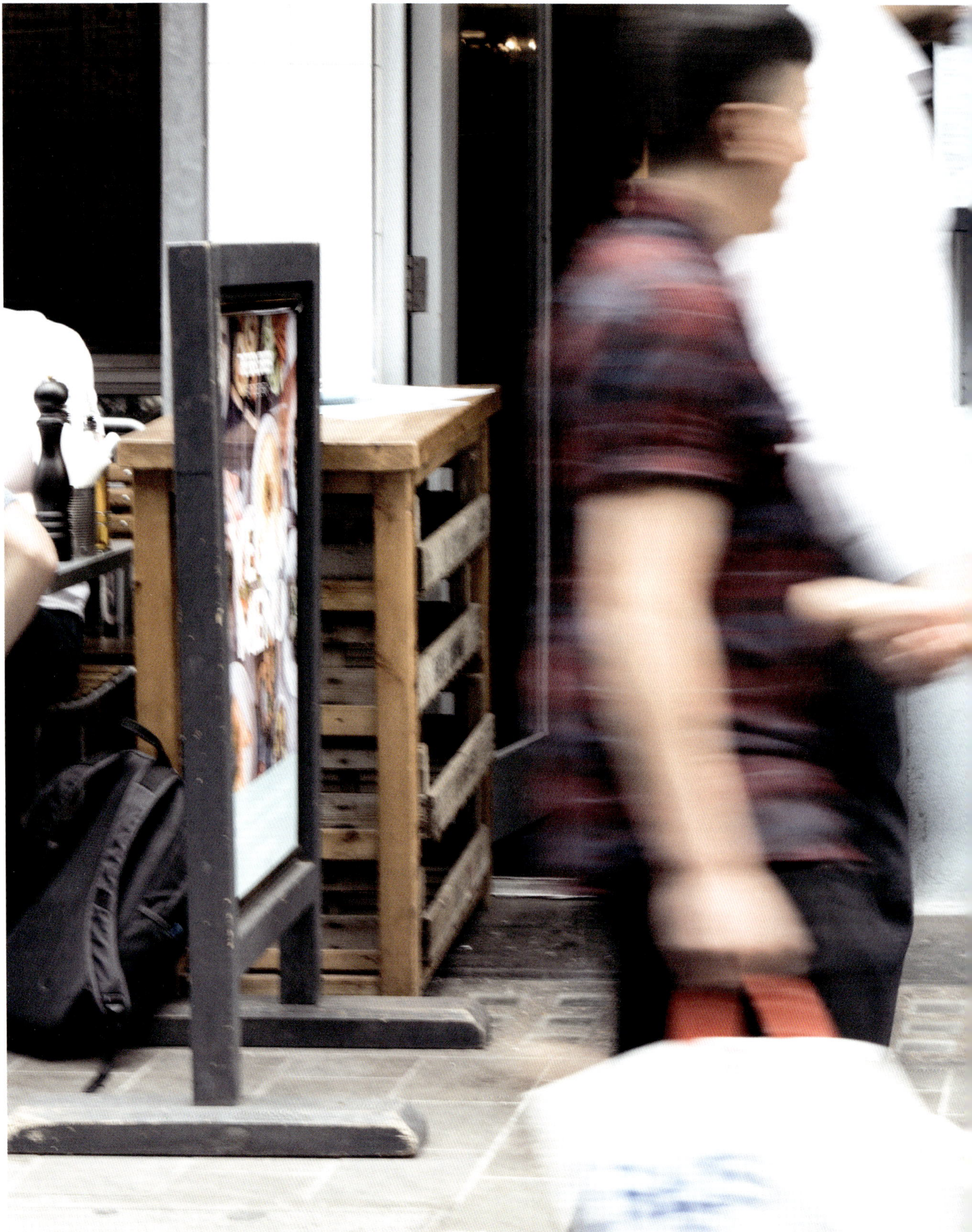

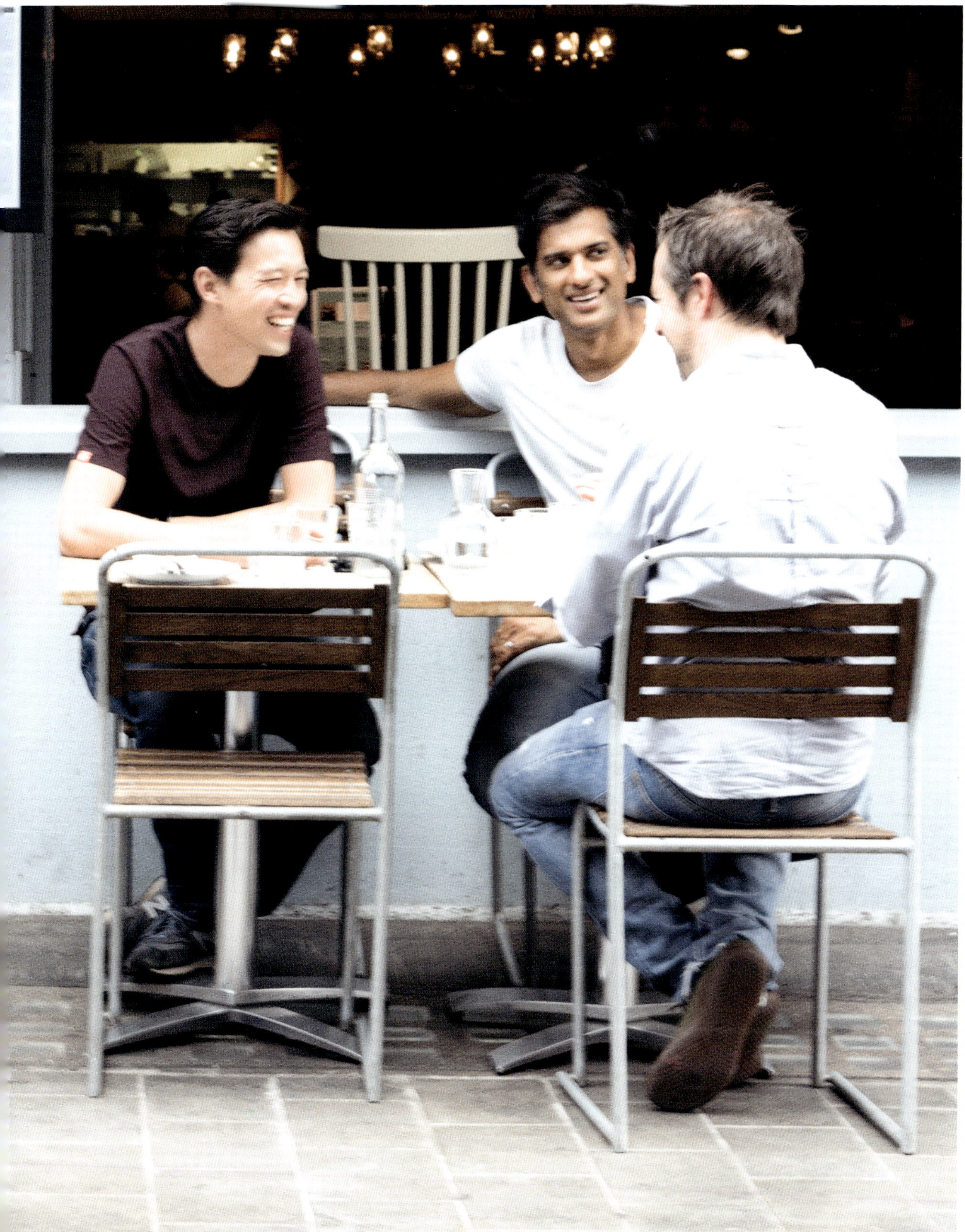

KNEIPEN UND KIRCHEN

Für die gegenwärtig um sich greifende Einsamkeit gibt es zahlreiche Gründe. Vieles davon hat mit massiven Umbrüchen in der Arbeitswelt und der Geselligkeit zu tun. Bis vor gar nicht allzu langer Zeit war der Pub für Millionen Briten eine feste Institution. Natürlich wurde dort Alkohol getrunken, doch die meisten Gäste kamen nicht nur deswegen. Der Pub war ein Treffpunkt, wo man Geschichten und Erlebnisse erzählte und wo alles auf den Tisch kommen durfte, was einem Sorgen machte. Er war unsere moderne Version des Lagerfeuers. Eine vergleichbare Rolle spielte die Kirchengemeinde. Doch in den ersten 20 Jahren dieses Jahrtausends ist die Anzahl der Pubs und Kirchen im Vereinigten Königreich stark zurückgegangen. Diese Veränderungen stellen in meinen Augen eine erhebliche Stressquelle auf nationaler Ebene dar, und dennoch wird das kaum thematisiert.

Einerseits haben wir Briten gewiss nicht dieselbe Café-Kultur wie die Franzosen oder die Italiener, andererseits stelle ich fest, dass die Menschen sich das fehlende Gemeinschaftserlebnis der Kneipen und Kirchen zumindest teilweise über Cafés und Teehäuser verschaffen. Vor ein paar Jahren gewöhnte ich mir an, auf dem Weg zur Praxis morgens um sechs in einem kleinen Café einen Espresso zu trinken. Jeden Morgen saß ich da und genoss meine kleine Stärkung. Die Stammgäste kannte ich schon bald. Wir redeten über das, was wir getan hatten, was gerade anstand und was zu Hause los war. Einmal war mein Boiler kaputt, und anstatt im Internet einen Installateur zu suchen, fragte ich im Café nach einem Tipp. Da kam mir der Gedanke, dass hier wirklich eine lokale Gemeinschaft entstanden war. In der Evolution haben wir Gruppen gebildet, deren Mitglieder einander beschützten, Ressourcen teilten und zusammenarbeiteten. Genau das geschah auch hier. Ich bekam im Grunde dieselbe Einbettung und Interaktion, die uns einst der Stamm, der Pub oder die Kirche vermittelte.

REGELMÄSSIGE BEGEGNUNGEN

Ob Sie jeden Tag um dieselbe Zeit am selben Ort Ihren Kaffee trinken oder in einem Club, der Gemeinde oder einem Freizeitheim auftauchen – wenn man regelmäßig an etwas teilnimmt und sich positiv und offen verhält, findet man normalerweise Zugang zu einer neuen Gruppe von Menschen. Beispiele sind:

Einmal pro Woche zum Yoga oder Pilates gehen

Am wöchentlichen Lauftreff teilnehmen (oder einen organisieren)

Einem Sportverein beitreten, ob für Tischtennis, Badminton, Kampfsport oder anderes

Einer Wandergruppe beitreten

Ehrenamtlich aktiv werden, zum Beispiel bei den Pfadfindern

Sonntags mit den Nachbarn kochen und essen

Dem örtlichen Buchclub beitreten

Mit anderen Radsport betreiben

In Volkshochschulkursen oder Workshops ein neues Hobby angehen, zum Beispiel Malen, Modellieren, Schreiben oder eine Fremdsprache

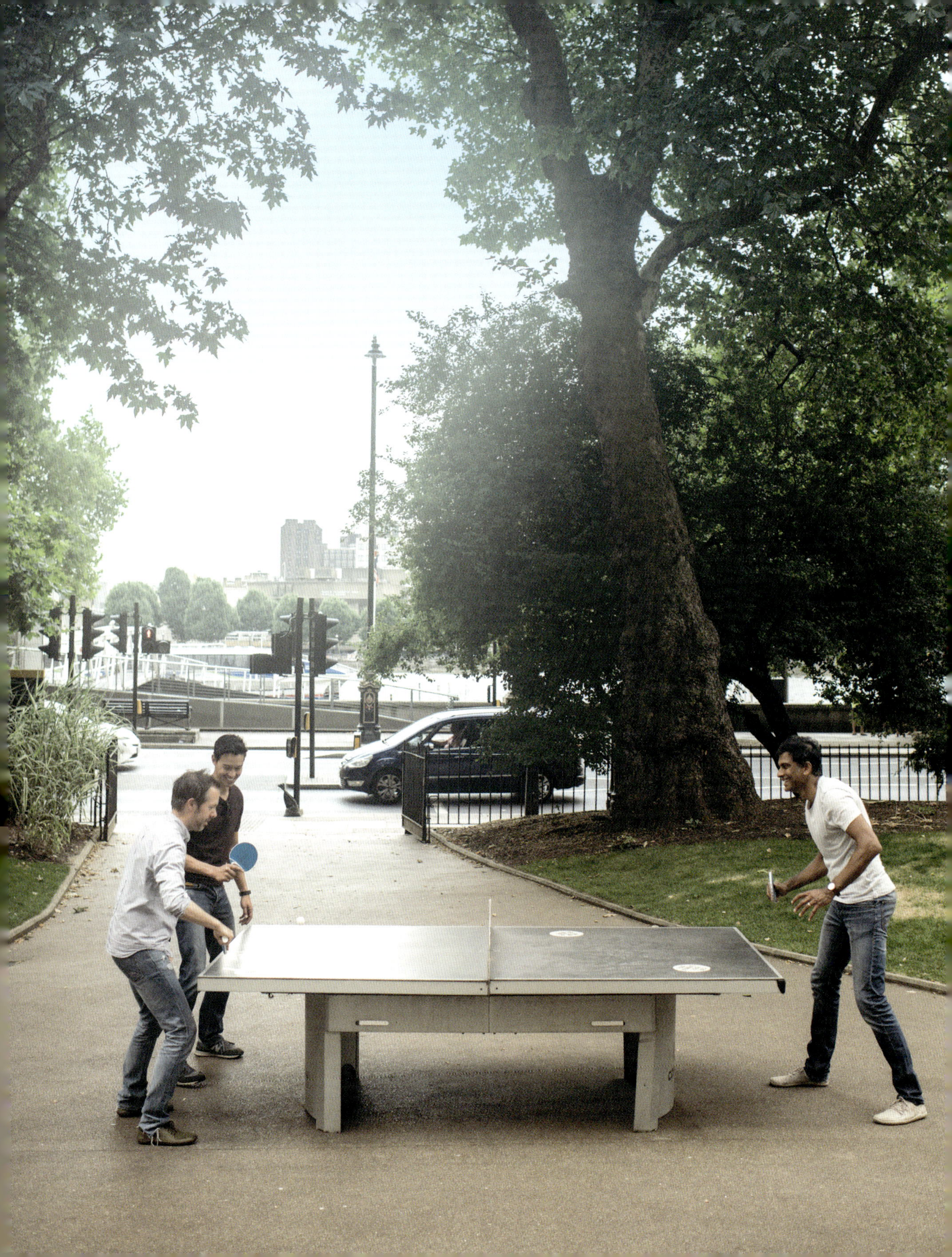

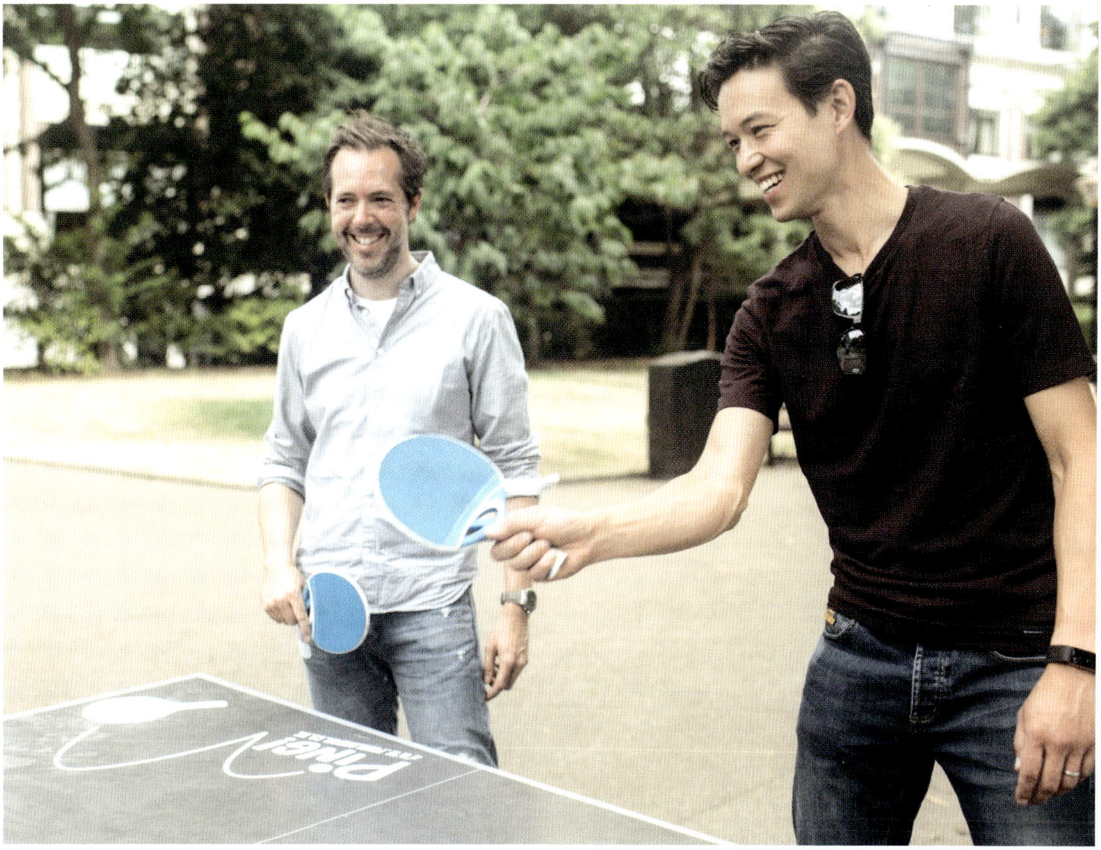

VIRTUELLE »FREUNDE« UND »GEMEINSCHAFTEN«

Das klaffende Loch, das der Niedergang der Gemeinschaftsinstitutionen hinterlässt, stopfen wir aktuell zum Teil mit Kontakten in den sozialen Medien. Aber Facebook-Freunde sind nicht immer »echte« Freunde und Likes und Kommentare kein Ersatz für Umarmungen und Gespräche. Online interagieren wir zudem anders als im wahren Leben. Bei einer Befragung von 2000 Personen räumte rund ein Viertel von ihnen ein, dass sie online persönliche Bemerkungen von sich geben, die sie bei einer realen Begegnung niemals machen würden. Hierzu sagt der wegweisende Psychologe Robin Dunbar, der sich auf die Erforschung unserer Evolutionsgeschichte spezialisiert hat: »Menschen sagen in den sozialen Medien leichter etwas, das sie später bereuen, weil wir in diesen digitalen Umgebungen nicht die unmittelbare Rückmeldung erhalten, die wir in der normalen Interaktion bekommen, wenn wir uns in die Augen sehen.« Wer derartige negative Kommentare erhält, reagiert körperlich wie auf einen Angriff. Diese Reaktionen wurden über Jahrmillionen fest in unserer DNA verankert und flackern auf, sobald wir uns sozial isoliert und zurückgewiesen fühlen.

Ein zweites Problem an Onlinecommunitys ist, dass sie neue Faktoren einführen, an denen wir unser Selbstwertgefühl festmachen. Das Selbstwertgefühl ist zumindest teilweise mit dem Statusgefühl verknüpft. Jeder Mensch ist auf seinen Status bedacht, und Professor Mitch Prinstein von der Universität North Carolina beschreibt zwei sehr unterschiedliche Ausprägungen: Man kann nämlich beliebt sein oder sympathisch erscheinen. Die Likes bei Facebook oder Instagram lenken die Aufmerksamkeit auf die Beliebtheit und ermuntern damit zu narzisstischem, egozentrischem Verhalten. Für den Körper bedeutet das Stress. Die Enttäuschung darüber, dass ein Beitrag keinerlei

Beachtung findet, ist eine Form der Zurückweisung, die unsere Gene beeinflusst. Dem Gehirn und dem Körper vermittelt dieses Gefühl die Information, dass Sie nicht mit Ihrem »Stamm« verbunden sind, und das lässt prompt den Stressmodus anspringen.

Die sozialen Medien sind fantastisch, um sich mit Menschen zusammenzuschließen, die gemeinsame Interessen haben, und von denen zu lernen, die man bewundert. Wichtig ist jedoch, sich die gefährliche Verheißung der »Beliebtheit« bewusst zu machen. Setzen Sie lieber auf ehrliche Freundlichkeit und Entgegenkommen. Das ist die gesündere Form von Status und bringt im Leben deutlich weiter. Ein sympathischer Mensch kreist nicht um sich selbst, sondern ist offen für andere. Ihm geht es nicht darum, wie sehr er sein Umfeld beeindruckt, sondern darum, wie nett man ihn findet.

Ich selbst betrachte niemanden als Freund, solange ich die Person nicht persönlich kenne. Eine neuere Studie schätzt, dass wir etwa 50 Stunden mit jemandem verbracht haben müssen, um ihn als »guten Bekannten« einzustufen, 90 Stunden, bis der Status »Freund« erreicht ist, und 200 Stunden, ehe man jemanden als »engen Freund« bezeichnen kann. Das erscheint mir nur logisch. Viele meiner engsten Freundschaften stammen noch aus der Studienzeit, wo man Stunden um Stunden zusammengesessen hat. Menschen, mit denen wir nur online interagieren, können nur eine Nebenrolle im Leben spielen. Ehe wir anderen Menschen nicht persönlich in die Augen sehen, können wir sie nicht wirklich kennen.

MOAI-FREUNDSCHAFTEN

Die ältesten Menschen der Welt leben in Japan, in Okinawa. Dort gibt es das Konzept der *moai* – Gruppen aus fünf Freunden, die einander bewusst ihr Leben lang beistehen. Das ist nicht nur eine wunderbare Idee, sondern verrät auch etwas Wertvolles über das Wesen der Freundschaft. Beim persönlichen Netzwerk geht es nicht um die Zahl der Freunde, sondern vor allem um die Qualität dieser Freundschaften. Wenn in meinem Leben etwas ganz Besonderes passiert, gibt es nur wenige Menschen, die ich unbedingt anrufen will, um ihnen davon zu erzählen. Genau diese Leute rufe ich auch an, wenn ich über etwas Schlimmes reden möchte. Das sind meine *moai*-Freunde.

Allerdings ist unser Leben derart vollgestopft, dass es gar nicht so leicht ist, solche Freundschaften am Leben zu erhalten. Wir sind nicht nur stärker ausgelastet denn je, sondern haben oft auch das Gefühl, nicht so oft bei den anderen nachhaken zu müssen. Schließlich »wissen« wir ja über die sozialen Medien, wie es um sie steht: Wir sehen ihre Urlaubsbilder, Fotos von den Kindern oder was es am Wochenende zu essen gab. Ich finde es bemerkenswert, dass man am Geburtstag locker 50 bis 200 Glückwünsche in der Timeline findet. Natürlich tut es gut, solche Botschaften zu bekommen, aber ist das wirklich dasselbe, als ob einer der engeren Freunde an den Geburtstag denkt und wirklich anruft?

Die Einsamkeit nimmt immer mehr zu. Inzwischen ist sie ein derartiges Problem, dass die britische Regierung kürzlich eine Ministerin für Einsamkeit ernannt hat. Einsamkeit kann jeden erwischen, scheint aber unverhältnismäßig häufig Männer zu betreffen. Die Suizidrate ist bei Männern vier Mal so hoch wie bei Frauen und liegt im Vereinigten Königreich gegenwärtig bei 84 Männern pro Monat. Dazu tragen natürlich viele Ursachen bei, aber das Fehlen einer Gruppe enger Freunde ist ein signifikanter Faktor. Die Suizidrate bei Männern hat mit einem steilen Rückgang der Freundschaften ab dem 30. Geburtstag zu tun. Zweieinhalb Millionen Männer in meinem Land geben an, *gar keine Freunde* zu haben, mit denen sie ein wichtiges Thema wie Probleme bei der Arbeit, mit der Gesundheit, der Familie oder den Finanzen besprechen könnten. Frauen halten es für sozial akzeptabler, Zeit miteinander zu verbringen, indem sie sich mit Freundinnen in einem Lokal, zum Shoppen oder auch zum Sport verabreden. Viele Männer finden das für sich unpassend.

Da die Pubs und andere Orte für regelmäßige Zusammenkünfte allmählich verschwinden und sich auch die gesellschaftliche Rollenverteilung verändert, fühlen sich viele Männer isoliert. Wenn solche Patienten bei mir auftauchen, überlegen wir gemeinsam, wie sie etwas Zeit mit Gleichgesinnten verbringen könnten. Sportvereine sind hierfür bestens geeignet. Prüfen Sie aber auch die Vorschläge auf Seite 119. Es gibt praktisch immer eine Möglichkeit.

ZEIT FÜR FREUNDE RESERVIEREN

Achten Sie darauf, sich regelmäßig mit Freunden zu verabreden. Wie häufig das klappt, ist natürlich unterschiedlich und von Arbeit, Familie und Entfernung abhängig. Meine Freunde von der Universität und ich leben alle Hunderte von Meilen voneinander entfernt, sodass für uns nur zwei Mal im Jahr ein verlängertes Wochenende realistisch ist. Wenn man näher beieinander wohnt, klappt es vielleicht alle zwei Wochen oder einmal im Monat.

Freunde wiederzusehen ist kein Luxus, sondern unerlässlich für die Gesundheit. Am besten greifen Sie jetzt zum Telefon, rufen die anderen an und verabreden das nächste Treffen – worauf warten Sie?

MEIN REZEPT FÜR VERBUNDENHEIT

ES GIBT KEINE MAGISCHE ZAHL. Sie brauchen also keineswegs fünf *moai*-Freunde. Manche haben nur einen engen Freund. Unabhängig von der Anzahl sollten Sie anstreben, mindestens einmal in der Woche so mit diesen Menschen in Kontakt zu sein, dass es das Herz berührt. Wenn Sie nicht einmal einen engen Freund haben, lohnt es sich, mit Hilfe der Strategien im Kasten auf Seite 119 auf die Suche nach Menschen zu gehen, die Ihre persönlichen Interessen teilen.

PLANUNG ERMÖGLICHT BEGEGNUNG. Denken Sie zu Beginn des Jahres an Ihre *moai*-Freunde. Wer sind sie? Stehen bereits feste Termine für das nächste Treffen in Ihrem Kalender? Meine besten Freunde leben räumlich weit entfernt, aber ich bemühe mich trotzdem, sie mindestens zwei Mal im Jahr zu sehen. Wenn Ihre Freunde in der Nähe wohnen, lässt sich vielleicht ein wöchentliches Treffen arrangieren.

STRESSFAKTOREN BEICHTEN. Einer meiner Freunde wurde katholisch erzogen. Heute ist er nicht mehr religiös, doch er erinnert sich gut daran, wie kraftvoll das Erlebnis der Beichte war und wie beglückt und erleichtert er aus der Kirche kam, nachdem er einem anonymen Priester gestanden hatte, die Schokoladenkekse aus dem Schrank gestohlen zu haben. Ich glaube, dass Katholiken mit der Beichte ein mächtiges Instrument für Trost (siehe Seite 25) entwickelt haben, das wir in unsere *moai*-Begegnungen übernehmen können. Dort sollte niemand sich scheuen zu erzählen, was ihn stresst. Es ist keine Schande, Schwierigkeiten zu haben. Wir dürfen auch unsere Schwäche zeigen. Stress bedeutet nicht, dass wir versagen, sondern ist ein Signal, dass wir menschlich sind.

EHRLICHE GESPRÄCHE RISKIEREN. Mich berühren Mahatma Gandhis Worte: »Wahres Glück ist, wenn dein Denken, deine Worte und dein Tun übereinstimmen.« Danach strebe ich, auch wenn ich sicher noch nicht an diesem Punkt angekommen bin. Menschen versuchen ständig, anderen ein bestimmtes Bild zu vermitteln, ob beim Warten vor der Schule, bei der Arbeit oder beim Essen mit den Schwiegereltern. Diese Maske können wir nur selten fallen lassen. *Moai*-Freunde sind diejenigen, bei denen wir die Maske ablegen dürfen. Hier können wir authentisch sein und davon ausgehen, dass sie uns verstehen und unterstützen, auch wenn wir mal etwas sagen oder tun, was uns schwerfällt.

»Wahres Glück ist, wenn dein Denken, deine Worte und dein Tun übereinstimmen.« – Mahatma Gandhi

BRIEFE SCHREIBEN. Unsere Onlinekommunikation ist normalerweise eher flüchtig. Man tauscht Informationen aus, aber das wirklich Wichtige bleibt ungesagt. Meine Eltern sind in Indien geboren und aufgewachsen, und ich erinnere mich lebhaft an die blauen Luftpostbriefe im Briefkasten, auf die meine Mutter so aufgeregt reagierte. Sie ließ alles stehen und liegen, öffnete mit zitternden Fingern den Brief und las ihn sofort von Anfang bis Ende. Damals waren Ferngespräche ins Ausland noch extrem teuer und unzuverlässig. Wenn meine Mutter ihre Eltern anrufen wollte, musste sie einen speziellen Vermittlungsdienst anrufen, der versuchte, sie zu einer Telefonzelle vor Ort durchzustellen, und selbst dann bestand nur eine geringe Aussicht darauf, ihre Eltern wirklich zu erwischen. Diese Luftpostbriefe hatten daher einen hohen Wert und beinhalteten schon für sich eine Geschichte: Sie vermittelten einen Hauch des Dufts von Indien, man nahm die verwendete Tinte und die Handschrift wahr und sah, wie jedes Fleckchen ausgenutzt wurde, damit auch ja alles auf die Seite passte. Handgeschriebene Briefe sind etwas höchst Persönliches. Sie erfordern Nachdenken und Sorgfalt, und wenn der Brief sein Ziel erreicht, schenkt er dem Empfänger einen ganz besonderen Moment.

DANKBAR WEITERZIEHEN. Klammern Sie sich nicht an Freunde, die Ihnen nicht mehr guttun, bei denen Sie nicht Sie selbst sein dürfen, die nichts von Ihren ganz persönlichen Gedanken hören mögen oder die Sie in der Not nicht nach Kräften unterstützen. Das klingt hart, ist aber ausgesprochen wichtig. Sie brauchen dabei weder Groll noch Reue zu verspüren. Seien Sie dankbar für die Zeit, die Sie mit diesen Menschen verbringen durften, und für das, was dadurch möglich wurde. Schuldgefühle sind unangebracht. Das Leben geht weiter. Menschen verändern sich. Die Zechkumpane von früher sind vielleicht nicht die Leute, mit denen Sie heute Ihre Zeit verbringen wollen. Das ist in Ordnung.

3 / KÖRPER

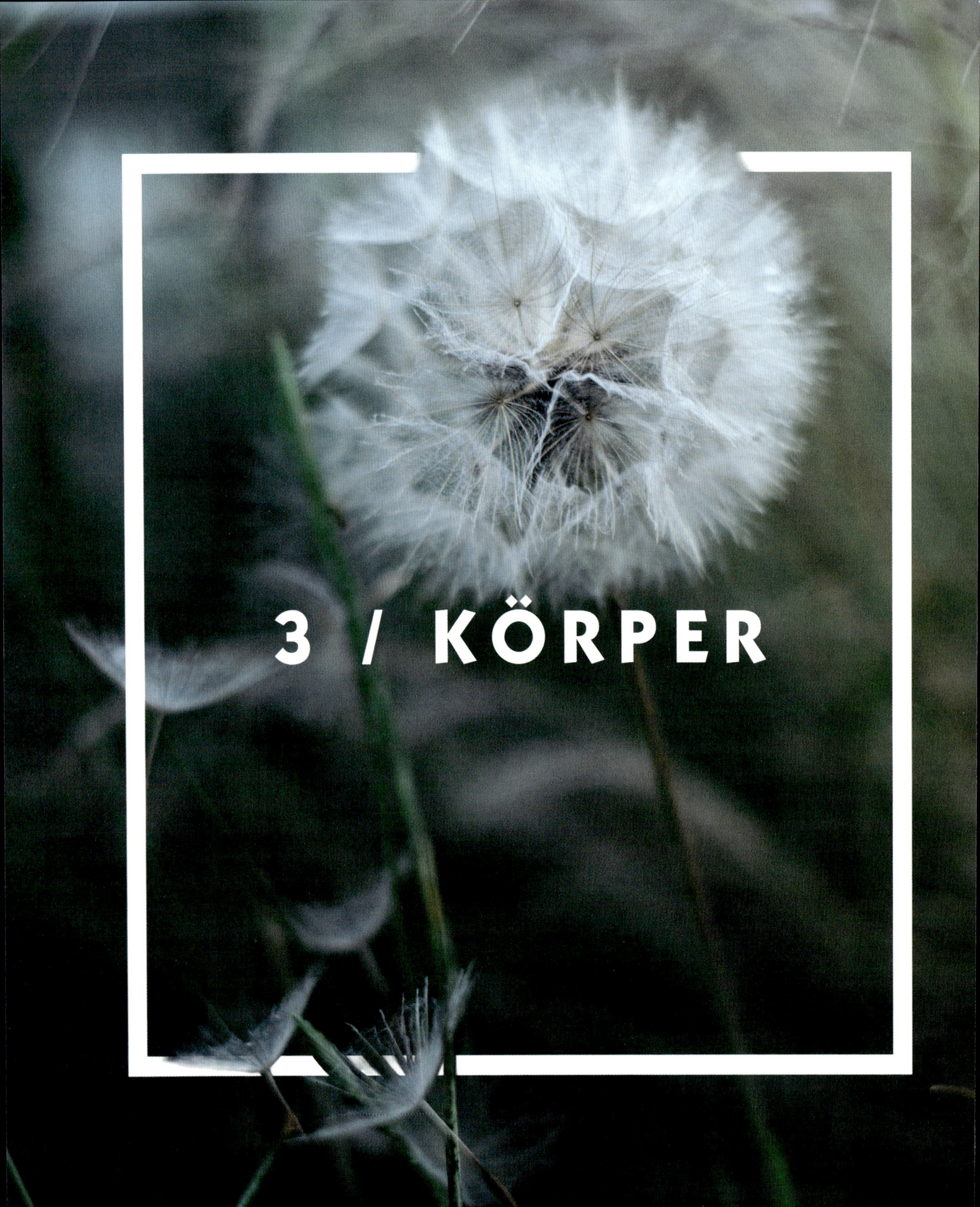

Stress macht sich körperlich bemerkbar. Wenn an einem schlechten Tag die Mikrostressdosen (MSD) nur so auf uns einprasseln, nehmen wir dies über unseren Körper wahr: Die Schultern verspannen, der Magen krampft sich zusammen, der Mund wird trocken, die Beine reagieren unruhig. Das alles sind unmittelbare körperliche Reaktionen auf Stress. Weniger bekannt ist, dass der Körper auch eine *Ursache* für Stress sein kann. Denn das Gehirn überwacht nicht nur unablässig unsere Umgebung, um festzustellen, ob wir in Gefahr sind oder nicht, sondern auch den Körper. Und wenn der Körper ungute Signale aussendet, reagieren wir ebenfalls gestresst. Diese Säule befasst sich mit der Frage, wie wir körperliche Informationen verändern können. Denn schon einfache Entscheidungen in Bezug auf Ernährung, Bewegung und Tagesablauf können viel dazu beitragen, sich deutlich häufiger gesund, glücklich und ausgeglichen zu fühlen.

Kapitel 7

KANN ESSEN GLÜCKLICH MACHEN?

In den letzten Jahren habe ich erheblich dazugelernt und verstehe inzwischen deutlich besser, wie wichtig individuelle Ernährungsentscheidungen für das psychische Wohlergehen sind. Ein Augenöffner war dabei 2015 ein Leitartikel in *The Lancet,* einer der weltweit renommiertesten Fachzeitschriften für Mediziner. Dort las ich die bemerkenswerte Aussage: »Ernährung kann für die psychische Gesundheit ebenso wichtig sein wie für Kardiologie, Endokrinologie und Gastroenterologie.« Könnte es wirklich wahr sein, dass unsere Nahrungsauswahl die Funktion von Geist und Psyche im gleichen Maße beeinflusst wie die Gesundheit von Herz und Magen?

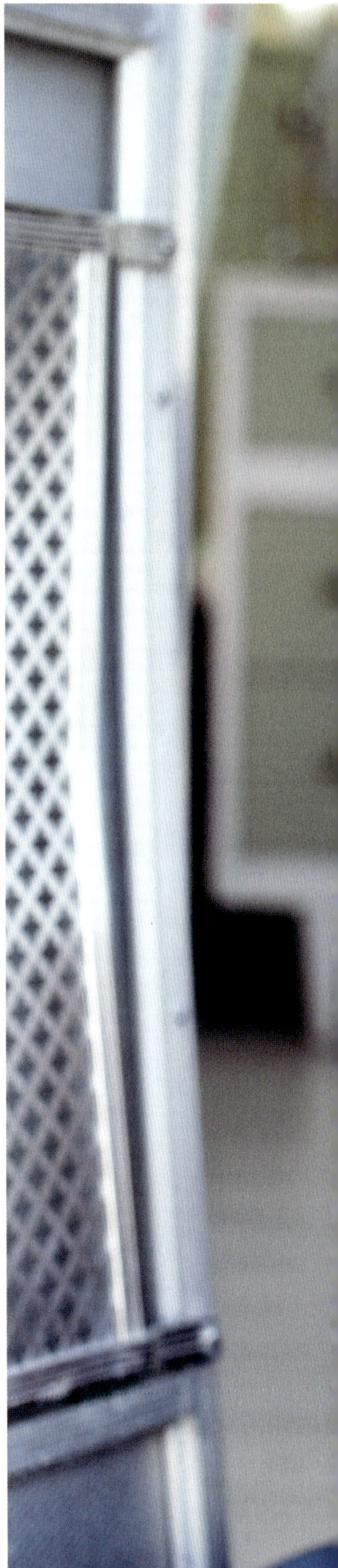

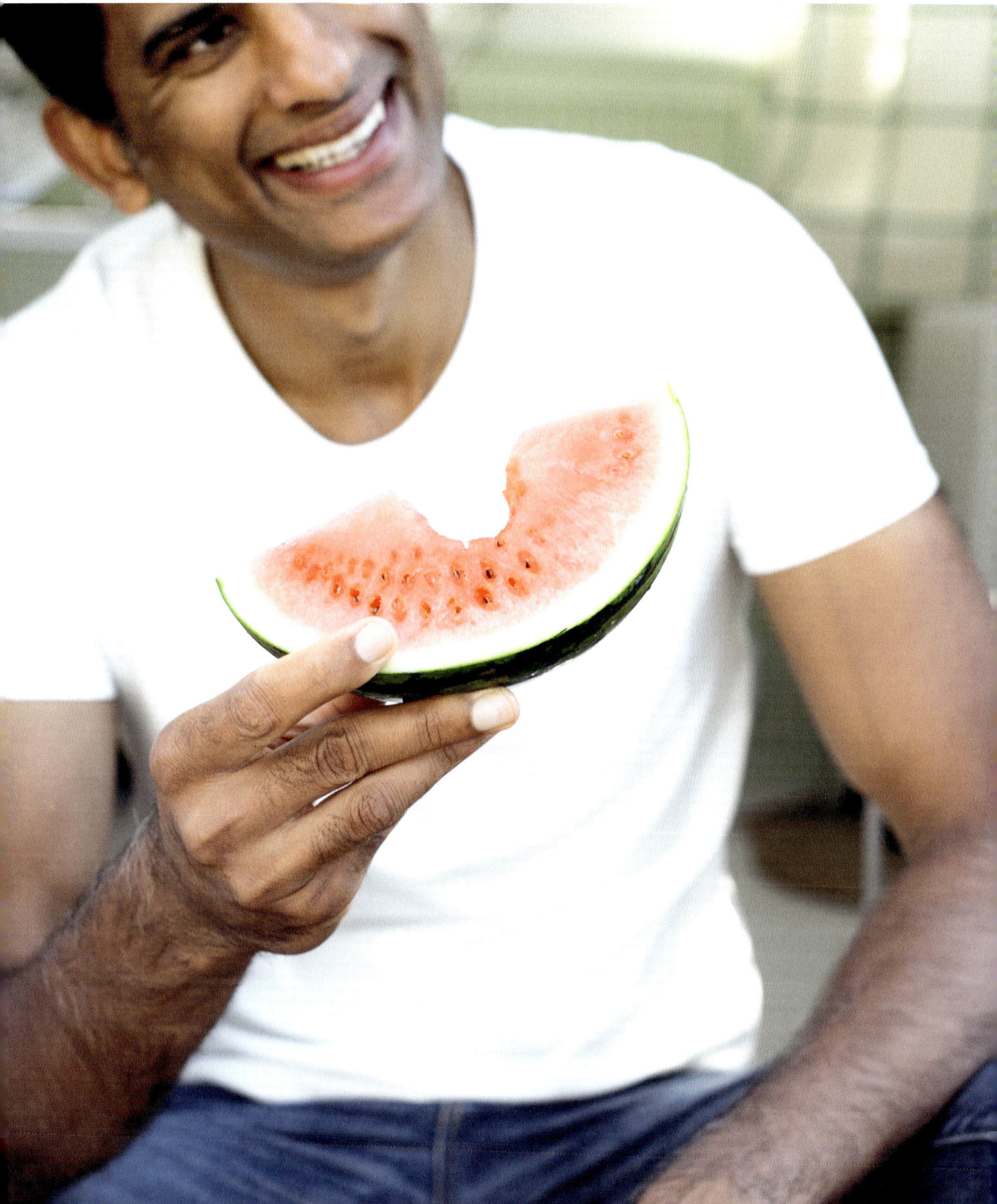

Rein zufällig behandelte ich damals eine Patientin, der eine besonders schwierige Konstellation psychischer Probleme zu schaffen machte. Der ursprüngliche Auslöser für die Probleme der 48-jährigen Biba lag auf der Hand: Mit Anfang 20 hatte sie einen traumatischen Unfall auf der Autobahn erlitten und kämpfte seither schubweise mit extremer Angst und Panikattacken. Ab dem Aufwachen bis zum Einschlafen fühlte sie sich gestresst. Sie hatte viele Ärzte aufgesucht und diverse Antidepressiva durchprobiert, doch nichts davon hatte ihr wirklich geholfen. Versuche einer psychologischen Aufarbeitung waren daran gescheitert, dass es ihr zu wehtat, über den Unfall zu sprechen, und sie die Behandlung daher immer wieder abbrach.

Mir wurde bald klar, dass Biba einige Bewältigungsversuche entwickelt hatte, die sich ums Essen rankten. Zum Beispiel erstand sie günstige Angebote in einem Geschäft vor Ort und verzehrte im Tagesverlauf einen Haufen stark verarbeiteter Produkte wie gezuckerte Cerealien, Kaulollis, Kekse oder Würstchen in Blätterteig. »Ja, es gibt da ernste psychische Themen, die wir angehen müssen«, sagte ich zu ihr. »So viel steht fest. Aber das haben Sie schon probiert, und es hat wenig geholfen. Ich finde, wir sollten die Taktik ändern und Ihre Ernährung unter die Lupe nehmen.« Anfangs reagierte sie abwehrend, was ich absolut nachvollziehen konnte. Schließlich hatte sie ein psychisches Problem, und was hatte der Albtraum, den sie damals durchlebt hatte, mit einem Rotbarschfilet zu tun?

Doch ich konnte sie in einem längeren Gespräch überzeugen, es wenigstens zu versuchen. Gemeinsam fanden wir fünf einfache Gerichte, die ihr schmecken würden – natürliche, minimal verarbeitete Lebensmittel mit einer Vielfalt an farbenfrohem Gemüse. Ihre Familie unterstützte sie dabei, jeden Tag zu Hause etwas Frisches zu kochen. Sechs Wochen später war die Veränderung offensichtlich. Ihre psychische Verfassung hatte sich deutlich stabilisiert, und die täglichen Angstattacken waren um rund 70 Prozent zurückgegangen. Nur durch eine veränderte Ernährung!

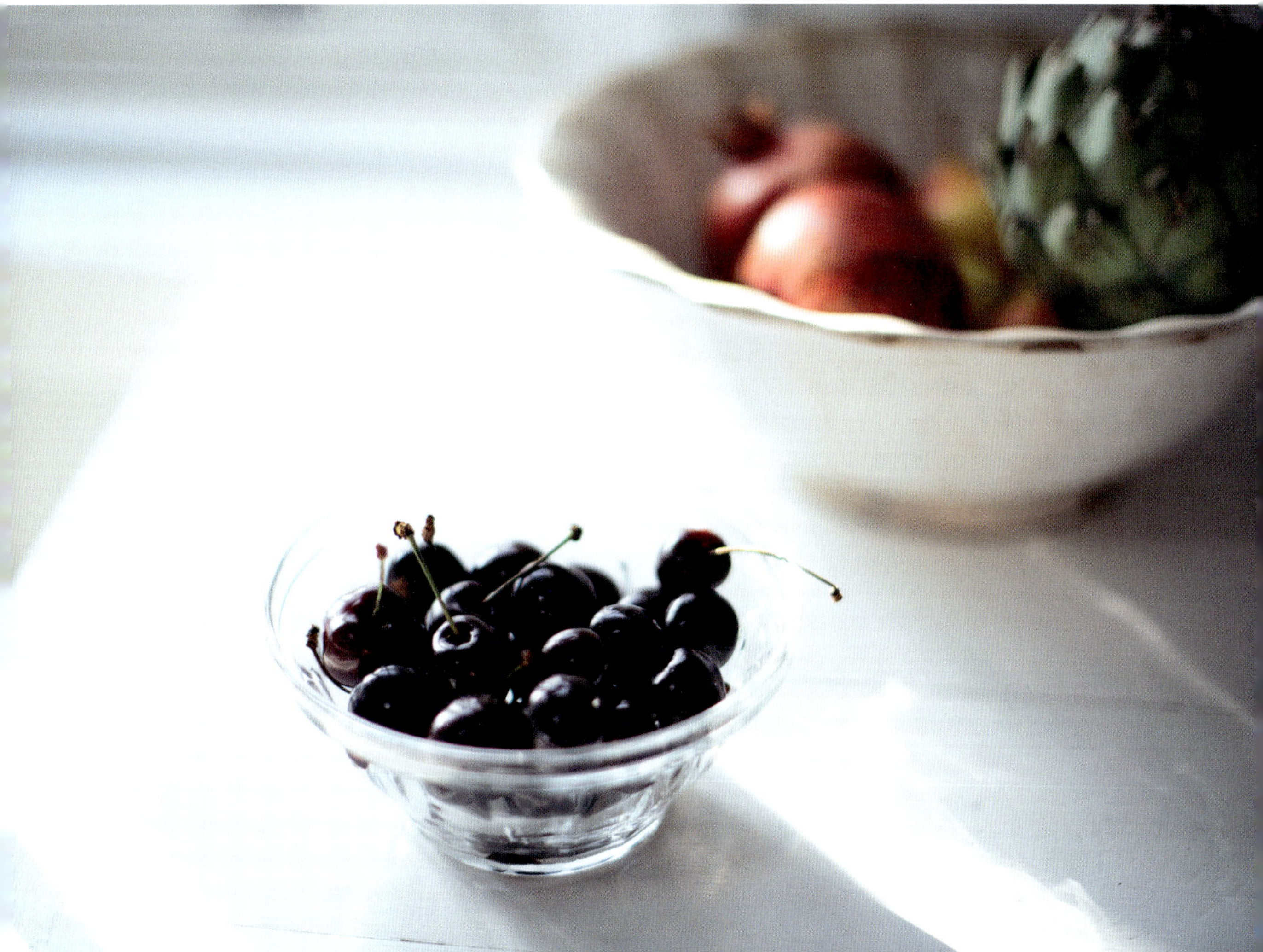

STRESSARME ERNÄHRUNG

Ich möchte keine voreilige Euphorie erzeugen, denn es gab keineswegs eine Wunderheilung. Bibas Probleme verschwanden nicht etwa vollständig. Mir geht es vielmehr darum, dass Stress auch neuen Stress erzeugen kann. Bibas Trauma hatte in ihrem Körper Veränderungen angestoßen, die in ihr das Verlangen nach stark verarbeiteter Nahrung schürten. Diese Nahrung wiederum versetzte ihren Körper in Stress, und der Stressmodus verstärkte ihre psychischen Probleme, was wiederum weitere körperliche Veränderungen hervorrief und die Spirale auf das nächste Niveau hob. Meine Intervention reichte aus, um diesen Teufelskreis zu durchbrechen. Nach einigen Monaten stellte Biba fest, dass sie nun in der Lage war, die Psychotherapie, die ihr vorher so schwergefallen war, emotional auszuhalten. Am Ende war ihr Leben wie verwandelt, und am Anfang hatte die Ernährungsumstellung gestanden.

Ich sah also die Fortschritte von Biba und las mehr über Forschungsergebnisse, die Verbindungen zwischen Ernährung und Stress belegten, wobei ich meine bisherigen Überzeugungen gründlich hinterfragte. Genau zur rechten Zeit! Laut Daten von *Mind,* einer Organisation für psychische Gesundheit, leidet Jahr für Jahr im Durchschnitt jeder Vierte an einem psychischen Gesundheitsproblem. Und dennoch hoben zu meiner Enttäuschung bei einem kürzlich von mir gehaltenen Vortrag in Bristol vor über 100 Allgemeinärzten nur etwa fünf Prozent die Hand, als ich fragte: »Wie viele von Ihnen sprechen mit Patienten, die über Stress und Angst klagen, über ihre Ernährung?« Diese jüngsten Erkenntnisse der Wissenschaft sollten von Medizinern dringend aufgegriffen und über Weiterbildungen vermittelt werden.

Die Reaktion bei diesem Vortrag beruht auch darauf, dass wir in unserer Kultur einen stark eingeschränkten Blick auf unsere Nahrung haben. Beim Anblick von etwas Essbarem sollten wir uns stets fragen: »Kann das meinem Gehirn die Information vermitteln, dass es sich nicht zu sorgen braucht? Oder glaubt es damit, ich würde angegriffen, und versetzt den Körper in Alarmbereitschaft?« Das ist eine Entscheidung, die wir jedes Mal treffen, wenn wir etwas in den Mund stecken.

WIE SICH NAHRUNG IN INFORMATION VERWANDELT

Bis vor kurzem galt Nahrung in erster Linie als Treibstoff. Wir nehmen sie auf, der Körper zerlegt sie, die Proteine wandern in die Muskeln, die Kohlenhydrate liefern Energie, das Fett lagert sich an Hüfte, Gesäß und Bauch ab, und den unbrauchbaren Rest scheiden wir am anderen Ende wieder aus. Beim Anblick eines Käsebrötchens denken wir nicht unbedingt an einen Funkmast oder ein Buch, dabei ist es letztlich genau das: Der Körper entnimmt dem belegten Brötchen Informationen, die er an das Gehirn weiterleitet. Diese Informationen sind das Ergebnis der Interaktion der drei Elemente Nahrung, Darmflora und Immunsystem. Sobald wir etwas essen, nehmen diese drei Elemente Kontakt miteinander auf. Sie »reden« sozusagen. Das Ergebnis dieses komplexen biologischen Geplauders wird dann an das Gehirn gefunkt, und diese Information teilt ihm mit, ob der Körper von schlechter Nahrung angegriffen wird.

DIE DARM-HIRN-ACHSE

Wenn wir über unser »Bauchgefühl« sprechen, verweisen wir damit auf das intuitive Wissen, dass Verdauungssystem und Gehirn unmittelbar miteinander kommunizieren. Sie sind sogar über mehrere Kommunikationsschnellwege verbunden, die insgesamt unter dem Schlagwort Darm-Hirn-Achse bekannt sind. Dieses Gebiet wird derzeit aktiv erforscht, doch wir wissen bereits, dass der Darm einen Teil seiner Informationen über das lymphatische System an das Gehirn sendet und einen anderen über Botenstoffe, die Zytokine, vermittelt, die im Darm gebildet werden und über das Blut ins Gehirn gelangen. Ein weiterer Teil gelangt über den längsten Nerv des Körpers, den Vagusnerv, direkt ins Gehirn.

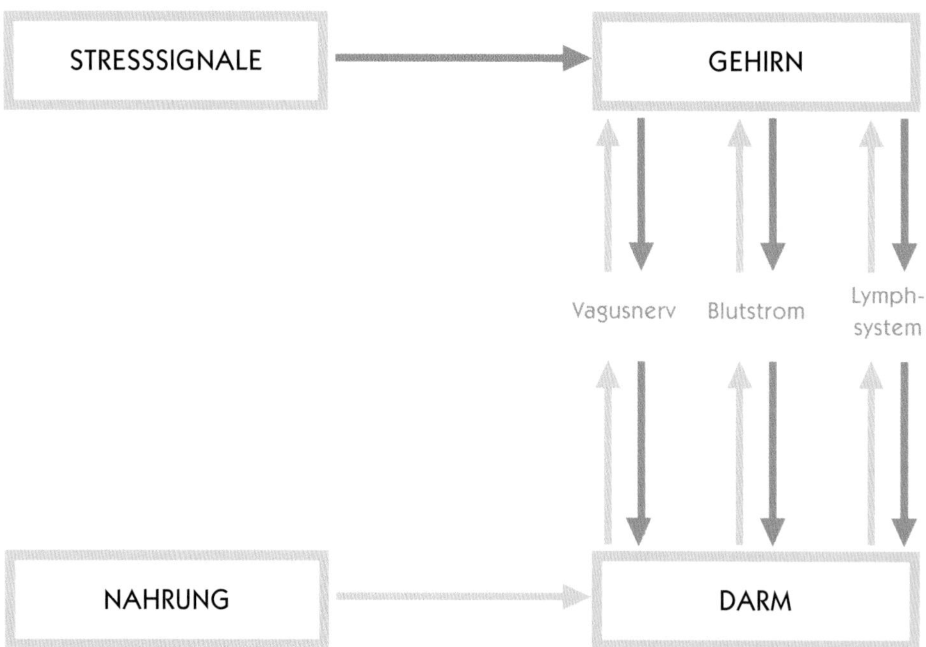

WAS GESCHIEHT IM VAGUS?

Der Vagusnerv zählt zu den wichtigsten Signalwegen der Darm-Hirn-Achse. Er entspringt in der *Medulla oblongata,* einem Bereich des Hirnstamms, der eine zentrale Rolle für automatische Funktionen wie Atmung oder Niesen spielt. Von dort aus verläuft er auf einem langen, gewundenen Pfad bis hinunter in den Darm. Und er ist keine Einbahnstraße, das heißt, er transportiert Informationen sowohl vom Gehirn zum Darm als auch vom Darm zurück zum Gehirn.

Ein wichtiger Teil dieser Informationen stammt aus einer unglaublich geheimnisvollen Welt, die wir erst seit kurzem etwas besser verstehen. Der Darm ist von einer ungeheuren Anzahl diverser Lebewesen besiedelt (Bakterien, Viren, Pilze, Parasiten und deren jeweiliges Genmaterial), die insgesamt ungefähr so viel wiegen wie das menschliche Gehirn. Diese verborgene Welt bildet das Mikrobiom des Darms.

Die Darmbewohner stehen in ständiger Interaktion – mit dem Körper, mit der Nahrung, die wir aufnehmen, und miteinander – und bestimmen damit viele Aspekte unserer körperlichen und psychischen Gesundheit. So erstaunlich es auch klingt, wenn wir diese mikroskopisch kleinen Organismen schlecht behandeln, kann das Ängste und Depressionen nach sich ziehen. Behandeln wir sie hingegen gut, können sie unsere Stimmung aufhellen.

Aus Tierversuchen wissen wir, dass wir ohne Darmbakterien stressanfälliger reagieren. Deshalb bezeichnen manche Wissenschaftler das Mikrobiom im Darm auch als »Friedenswächter des Gehirns«. Solange sie zufrieden sind, erhalten sie den Frieden. Und wie halten wir unsere Darmbakterien bei Laune? Indem wir stark verarbeitete Fertigprodukte streichen, die ihnen schaden, und ihnen stattdessen nahrhafte Speisen zur Verfügung stellen, insbesondere vollwertige, pflanzliche Nahrung wie kräftig gefärbtes Obst und Gemüse sowie Hülsenfrüchte. Wenn wir derartige Nahrung verzehren, können daraus wertvolle Substanzen wie kurzkettige Fettsäuren entstehen, die wiederum mit dem Gehirn kommunizieren, indem sie einerseits über das Blut ins Gehirn gelangen sowie andererseits über den Vagusnerv Signale senden. Solche Informationsfunken vermitteln dem Gehirn, dass alles in Ordnung ist.

DER INNERE VORKOSTER

Es sind jedoch nicht nur die Darmbewohner und das Gehirn, die ständig im Austausch darüber stehen, ob wir gerade sicher sind oder in Gefahr schweben. Auch das Immunsystem ist an diesem Dauergespräch beteiligt.

Eine der Aufgaben des Immunsystems besteht darin, jeden Bissen, den wir zu uns nehmen, auf Harmlosigkeit oder potenzielle Gefahren zu prüfen. Wenn wir etwas Schädliches essen, setzt es Entzündungsprozesse in Gang.

Entzündungen zählen zu unseren angeborenen Grundreaktionen auf Stress. Sie versetzen den Körper in Alarmbereitschaft, damit er nach einer Verletzung (zum Beispiel durch den Biss eines Raubtiers oder auch durch eine infizierte Schramme) alles Fremde abwehren kann, das unerwünscht in den Körper gelangt.

Menschen sind für kurze, heftige Entzündungsreaktionen geschaffen. Wenn Entzündungen über einen längeren Zeitraum bestehen, kann dies für uns schlimme Folgen haben. Solche chronischen Entzündungen liegen vielen Erkrankungen zugrunde, mit denen ich regelmäßig konfrontiert bin, ob Insulinresistenz, Typ-2-Diabetes, Adipositas, Bluthochdruck oder Depressionen.

Ernährung, Mikrobiom und Immunsystem sind eng miteinander verbunden. Die passende Ernährung fördert ein gesundes Mikrobiom, das wiederum dazu beiträgt, das Immunsystem so zu trainieren, dass es bereitwilliger die wichtigen »regulatorischen T-Zellen« bildet. Diese Zellen tragen dazu bei, die Immunreaktion zu dämpfen, Entzündungen zu reduzieren und uns jenseits der Stressreaktion fest im Entspannungsmodus zu verankern.

LEAKY GUT

Ernährungsfehler können uns aber auch über eine andere Schiene in Stress versetzen, denn sie können einen *Leaky Gut* bescheren, einen übermäßig durchlässigen Darm. Dazu kommt es, wenn durch ungünstige Entscheidungen in Bezug auf Lebensstil und Ernährung die ebenso empfindliche wie wichtige Membran zwischen dem Darm und dem Rest des Körpers Schaden nimmt und »löchrig« wird. Diese erhöhte Durchlässigkeit lässt schädliche Substanzen aus dem Darm ins Blut gelangen.

Besonders ungünstig sind dabei die Lipopolysaccharide auf der äußeren Hülle bestimmter Darmbakterien. Solange diese Substanzen im Darm bleiben, sind sie unproblematisch, aber sie gehören nicht ins Blut. Würde man Lipopolysaccharide direkt in die Vene injizieren, so würde der Körper derart Alarm schlagen, dass es zu einem septischen Schock käme. Bei einem Leaky Gut ist die Reaktion lange nicht so massiv, sondern verläuft heimtückischer. Denn der Darm lässt jeden Tag winzige Mengen Lipopolysaccharide ins Blut übertreten, was das Immunsystem in ständige Alarmbereitschaft versetzt, Entzündungen auslöst und den Körper unter Stress setzt. Wir wissen, dass diese Substanzen zu diversen Gesundheitsproblemen wie Depressionen, Niedergeschlagenheit und Angst beitragen.

DER DAUERBESCHUSS DER MODERNEN WELT

Die meisten Darmbakterien leben in den Tiefen des Dickdarms. Der stellt jedoch keineswegs eine sichere, feuchte Höhle dar, in der sie bestens gedeihen, sondern sie sind dort ausgesprochen verletzlich. Das moderne Leben scheint mit den Darmbakterien im Dauerclinch zu liegen. Stark verarbeitete Lebensmittel wie Fertiggerichte, Kekse, zuckrige Frühstücksflocken und bestimmte Brotsorten können ihrer Gesundheit erheblich zusetzen. Bestimmte Zusatzstoffe, Emulgatoren, Pestizidrückstände und künstliche Süßungsmittel können dem Mikrobiom im Darm ebenso schaden wie Antibiotika in der Nutztierhaltung. In solchen Fällen funken Vagusnerv und andere Signalwege über die Darm-Hirn-Achse »Stress« an das Gehirn. Auch über diese Schiene können Ernährungsfehler die Psyche belasten.

Auch weit verbreitete Medikamente wie Antibiotika oder Mittel gegen Sodbrennen können das Darmmikrobiom beeinträchtigen. Bei manchen Menschen erholt es sich nach Antibiotikagaben innerhalb von einer Woche, andere scheinen weniger robust zu sein und brauchen bis zu zwei Jahre oder länger. Bei Patienten, die mit Angst oder anderen psychischen Problemen zu kämpfen haben, prüfe ich inzwischen sehr genau, wie viele Antibiotika sie eingenommen haben.

Immer häufiger beobachte ich Zusammenhänge zwischen Angst und Stress und hohen Antibiotikagaben, insbesondere in der Kindheit. Daher gehe ich mit meiner Anamnese diesbezüglich so weit wie möglich zurück. Schon eine Kaiserschnittgeburt kann sich problematisch auswirken, denn wir werden mit einem Großteil unseres Mikrobioms geimpft, während wir den mütterlichen Vaginalkanal passieren.

DIESE DINGE KÖNNEN DEM MIKROBIOM ZUSETZEN

- Verzehr von stark verarbeiteten Produkten
- zu viel Alkohol
- Rauchen
- gezuckerte Limonaden und Säfte
- einseitige, wenig abwechslungsreiche Ernährung
- psychischer Stress
- zu viel Sport
- Schlafmangel
- Kaiserschnittgeburt
- Leben in städtischem Umfeld
- übertriebene Hygiene und Verwendung zu vieler antibakterieller Mittel
- Verzehr von Lebensmitteln mit Emulgatoren (ein häufiger Zusatzstoff in stark verarbeiteten Produkten, der die Konsistenz erhält)
- Künstliche Süßungsmittel: Tierversuche ergaben, dass diese den Darmmikroben schaden können. Die Ergebnisse sind nicht abschließend, doch ich mahne zur Vorsicht.

Wenn einige dieser Merkmale auf Sie zutreffen, ist das kein Grund zur Sorge. Im 21. Jahrhundert liegt bei den meisten Menschen mindestens einer dieser Faktoren vor, häufig sind es mehrere. Die Vergangenheit können wir nicht ändern, aber wir können Umstellungen vornehmen, die das Mikrobiom in Zukunft günstig beeinflussen. Die Empfehlungen in diesem Kapitel tragen zur Ernährung und Gesundung des Mikrobioms bei. Hinzu kommen vermehrte Hinweise, dass in manchen Fällen auch die ergänzende Einnahme hochwertiger Probiotika helfen kann.

ISS DICH GLÜCKLICH – DAS SAGT DIE WISSENSCHAFT

Die wissenschaftliche Erforschung der mächtigen Verbindung zwischen Ernährung und psychischem Wohlbefinden steckt noch in den Kinderschuhen. 2017 erhielten Patienten mit starken Depressionen im Rahmen der randomisierten, kontrollierten SMILES-Studie eine modifizierte Mittelmeerdiät mit fettem Fisch, kräftig gefärbtem Obst und Gemüse und Vollkornprodukten. Zwölf Wochen später waren die depressiven Symptome bei diesen Patienten deutlich stärker zurückgegangen als bei der Kontrollgruppe, die keine Ernährungsumstellung, aber stattdessen soziale Unterstützung erhielt: Etwa ein Drittel der Patienten in der Gruppe mit Ernährungsunterstützung erfüllte am Ende die Kriterien für eine Remission ihrer depressiven Störung, in der Kontrollgruppe mit sozialer Unterstützung waren es nur acht Prozent. Das ist ein sehr signifikanter Unterschied.

Auch wenn die Studie nur 67 Patienten umfasste, steht außer Frage, dass die Ergebnisse sehr aussagekräftig sind. Ich gehe also davon aus, dass sie in den kommenden Jahren anhand von größeren Patientengruppen bestätigt wird. Schon jetzt ringen Forscher mit der Frage, warum genau diese Ernährung eine solche Verbesserung bewirkt hat. Ich glaube allerdings nicht, dass sich dies auf ein Element beschränken lässt.

Eine derartige Ernährungsform hat viele positive Aspekte für die Psyche. Das Weglassen stark verarbeiteter Produkte, die durch vollwertige Nahrung wie Obst und Gemüse in allen Farben ersetzt werden, dürfte das Immunsystem beruhigen. Dadurch gehen die Entzündungen zurück, die Depressionen in vielen Fällen schüren. Gleichzeitig tritt ein Leaky Gut seltener auf, sodass weniger giftige Lipopolysaccharide ins Blut gelangen. Fetter Fisch enthält viele Omega-3-Fette, und wir wissen, dass diese unsere Stimmung positiv beeinflussen. Außerdem enthält die Mittelmeerdiät eine Vielzahl von Lebensmitteln, die sich sehr positiv auf das Darmmikrobiom auswirken, das dann wiederum zufriedene Botschaften an das Gehirn sendet.

VIELFALT IST TRUMPF

Obwohl wir immer noch nicht genau wissen, wie ein gesundes Mikrobiom aussehen sollte, hat sich zumindest gezeigt, dass es auf eine abwechslungsreiche Ernährung ankommt, welche die Vielfalt der Darmbakterien fördert. Je vielfältiger das Mikrobiom zusammengesetzt ist, desto gesünder und psychisch widerstandsfähiger ist der Mensch. Die Pflege der Darmmikroben und ihrer Vielfalt trägt tatsächlich dazu bei, Mikrostress besser abzufedern.

Leider deutet alles darauf hin, dass die moderne Lebensweise ausgerechnet diese Vielfalt stark beeinträchtigt (siehe Kasten auf Seite 141). Aus Tansania, wo man Bevölkerungsgruppen untersuchte, die noch relativ ursprünglich leben, erreichen uns verblüffende Zahlen. Eine dieser Stammesgemeinschaften sind die Hadza. Analysen ihres Mikrobioms konnten zeigen, dass die Vielfalt der Darmmikroben bei uns im Westen bereits um bis zu 50 Prozent zurückgegangen ist. Manche Mikrobenstämme der Hadza fehlen den meisten Menschen in den Industrieländern vollständig. Hierzu wirft Martin Blaser in seiner genialen Abhandlung *Antibiotika Overkill* die Theorie auf, dass diese fehlenden Darmbewohner ein wichtiger Faktor sein könnten, weshalb so viele nicht ansteckende, chronische Erkrankungen wie Typ-2-Diabetes, Adipositas und entzündliche Darmerkrankungen, aber auch Nahrungsmittelallergien und -unverträglichkeiten um sich greifen.

Wie konnte es dazu kommen? Offenbar essen jene Stammesmitglieder, die nach wie vor als Jäger und Sammler leben (wie einst alle unsere Vorfahren), eine unglaubliche Vielfalt an pflanzlicher Nahrung. Sie haben Zugang zu über 8000 verschiedenen Pflanzenarten, von denen sie im Laufe ihres Lebens rund 2000 verzehren. Ein Großteil unserer westlichen Ernährung hingegen beruht auf genau drei Pflanzen: Mais, Reis und Weizen. Die vielfältige Ernährung der Hadza versorgt sie mit massenweisen Ballaststoffen, und genau nach diesen Fasern lechzen unsere Darmbakterien. Die Hadza verzehren mit 100 bis 150 Gramm pro Tag rund zehn Mal so viele Faserstoffe wie wir, also bis zum 40-fachen der Menge, die wir mit einem Teller »faserreicher« Frühstückscerealien aufnehmen.

IN 30 TAGEN DURCH DAS ALPHABET

Durch eine abwechslungsreiche Ernährung mit hohem Ballaststoffanteil können wir optimal zu einem stressärmeren Leben beitragen, weil sie ihrerseits für ein vielfältiges, resilientes Mikrobiom sorgt. Wenn wir mehr verschiedene Gemüsesorten, Früchte mit niedrigem glykämischen Index (wie Heidelbeeren oder Kirschen) und Lebensmittel mit vielen Ballaststoffen (wie Bohnen und Linsen) essen, nehmen wir mehr unverdauliche Fasern zu uns. Damit fördern wir die Vermehrung diverser Darmbakterien und stellen diese zufrieden, womit das Gehirn Signale empfängt, dass alles bestens ist.

Sich in 30 Tagen durch das ganze Alphabet zu futtern, fördert die Diversität im Darm, denn damit bekommt man viele unterschiedliche Fasern, darunter Inulin (aus Lauch, Zwiebeln, Knoblauch oder Artischocken) und Pektin (aus Äpfeln). Gleichzeitig liefert eine abwechslungsreiche Ernährung auch spezielle Nährstoffe aus der Gruppe der Polyphenole, die ihrerseits das Wachstum erwünschter Bakterien fördern. Besonders viele Polyphenole stecken in Beeren, welche die Hadza täglich verzehren. Am besten hängen Sie eine Liste in die Küche und probieren, jeden Monat das ganze Alphabet abzuhaken. 26 verschiedene Pflanzen im Monat dürften ein realistisches Ziel darstellen. Vielleicht können Sie Freunde und Familie auch dazu ermuntern.

Wer so viele Ballaststoffe bisher nicht gewohnt ist, sollte es langsam angehen, damit der Darm (und das Mikrobiom) sich anpassen kann.

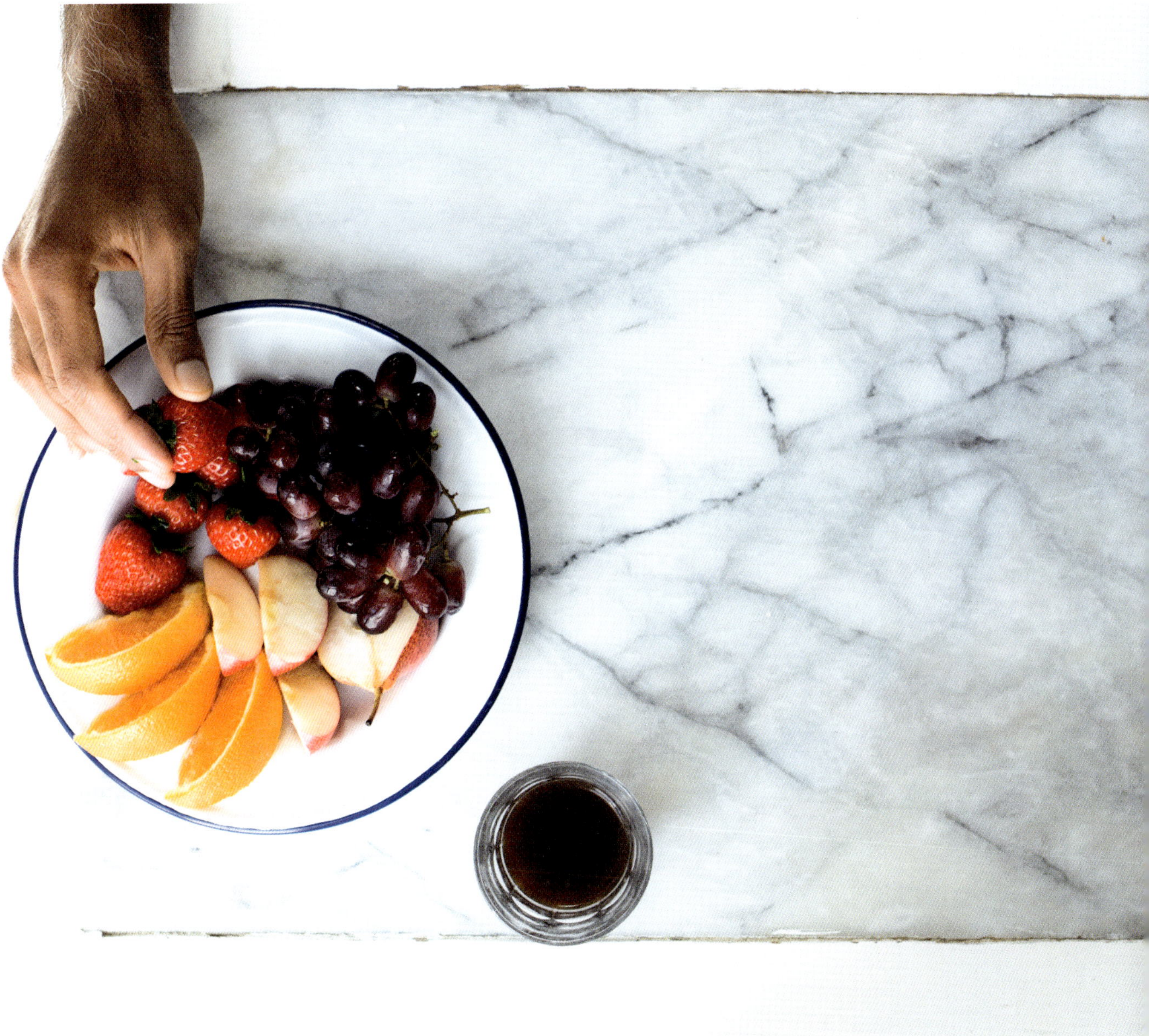

A	Algen, Apfel, Artischocke, Aubergine	✓	Bemerkungen
B	Banane, Blumenkohl, Brokkoli, Buschbohnen	✓	Bemerkungen
C	Cashew-Nüsse, Champignons	✓	Bemerkungen
D	Datteln, Dill	✓	Bemerkungen
E	Edamame-Bohnen, Eisbergsalat, Erbsen, Erdbeeren	✓	Bemerkungen
F	Feldsalat, Fenchel	✓	Bemerkungen
G	grüne Bohnen, Grünkohl, Gurken	✓	Bemerkungen
H	Habaneros, Haselnüsse, Himbeeren	✓	Bemerkungen
I	Ingwer	✓	Bemerkungen
J	Jalapeños, Johannisbeeren	✓	Bemerkungen
K	Kakao, Kartoffeln, Kichererbsen, Kidneybohnen, Kiwi, Kohl, Knoblauch, Kräuter, Kresse, Kürbis	✓	Bemerkungen
L	Lauch, Linsen, Löwenzahnblätter	✓	Bemerkungen
M	Mandarine, Mangold, Möhren	✓	Bemerkungen

N Nektarine, Nüsse

Bemerkungen

O Okra, Oliven

Bemerkungen

P Paprika, Paranüsse, Pastinake, Peperoni, Pfirsich, Pilze, Pak Choi

Bemerkungen

Q Quitte, Quinoa

Bemerkungen

R Radicchio, Radieschen, Rhabarber, Rosenkohl, Rosmarin, Rote Bete, rote Linsen, rote Zwiebeln, Rucola, Rübchen

Bemerkungen

S Salat, Schalotten, schwarze Bohnen, Sellerie, Spargel, Spinat, Süßkartoffel

Bemerkungen

T Tomaten, Topinambur, Trauben

Bemerkungen

U Urdbohne (Urad Dal)

Bemerkungen

V Vanille

Bemerkungen

W Wachtelbohnen, Wasabi, Wassermelone

Bemerkungen

Y Yams, Yuzu

Bemerkungen

Z Zitrone, Zitronengras, Zucchini, Zwiebeln

Bemerkungen

DAS REIZDARMSYNDROM

Reizdarmbeschwerden sind sehr verbreitet (in Deutschland leiden Schätzungen nach bis zu 11 Millionen Menschen daran) und bedeuten für die Betroffenen erhebliche Schmerzen und Einschränkungen. Die breit gestreuten Symptome umfassen Bauchschmerzen und Krämpfe, Blähungen und Übelkeit. Häufig kommt es zu plötzlichem, intensivem Stuhldrang, der sich wiederum vielfach in Form von Diarrhö äußert. Andere Betroffene hingegen leiden unter extremer Verstopfung.

Ich erinnere mich an eine Patientin, deren Reizdarmsymptome so massiv waren, dass ihre Arbeit darunter litt. Belinda gehörte dem Wissenschaftsteam eines Radiosenders an, und das Büro war so eingerichtet, dass sie bei jedem Gang zur Toilette am Schreibtisch ihres Chefs vorbeimusste. Die Anzahl ihrer Toilettenbesuche war ihr schließlich so peinlich, dass sie kündigte. Ich empfahl ihr eine FODMAP-arme Ernährungsform und eine professionelle Ernährungsberatung. Die Abkürzung FODMAP steht für »fermentierbare Oligosaccharide, Disaccharide, Monosaccharide und Polyole« – lauter Zuckerformen, die leicht fermentierbar sind (also zu gären beginnen), darunter Lauch, Knoblauch und Zwiebeln, aber auch Äpfel, Brot und Milch. In den letzten Jahren hat sich gezeigt, dass manche Reizdarmpatienten auf den Verzehr größerer Mengen FODMAPs empfindlich reagieren. Als Belinda auf diese Dinge verzichtete, besserten sich ihre Beschwerden rasch.

Leider ist es nicht unproblematisch, längerfristig auf FODMAPs zu verzichten, denn dann bekommt unser Mikrobiom nicht genug von seiner bevorzugten Nahrung. Einerseits hatten wir Belindas Symptome damit unter Kontrolle, andererseits verschlimmerte sich das Problem, wann immer wir versuchten, gesunde, aber FODMAP-reiche Lebensmittel erneut einzuführen. Erst als ich zusätzlich Meditation und Tiefenatmung empfahl, konnte sie sich wieder abwechslungsreicher ernähren. Sie gelangte unter ihre Stressschwelle, und danach konnte ich sie neue Lebensmittel einführen lassen, die sie wiederum widerstandsfähiger gegen Mikrostress machten.

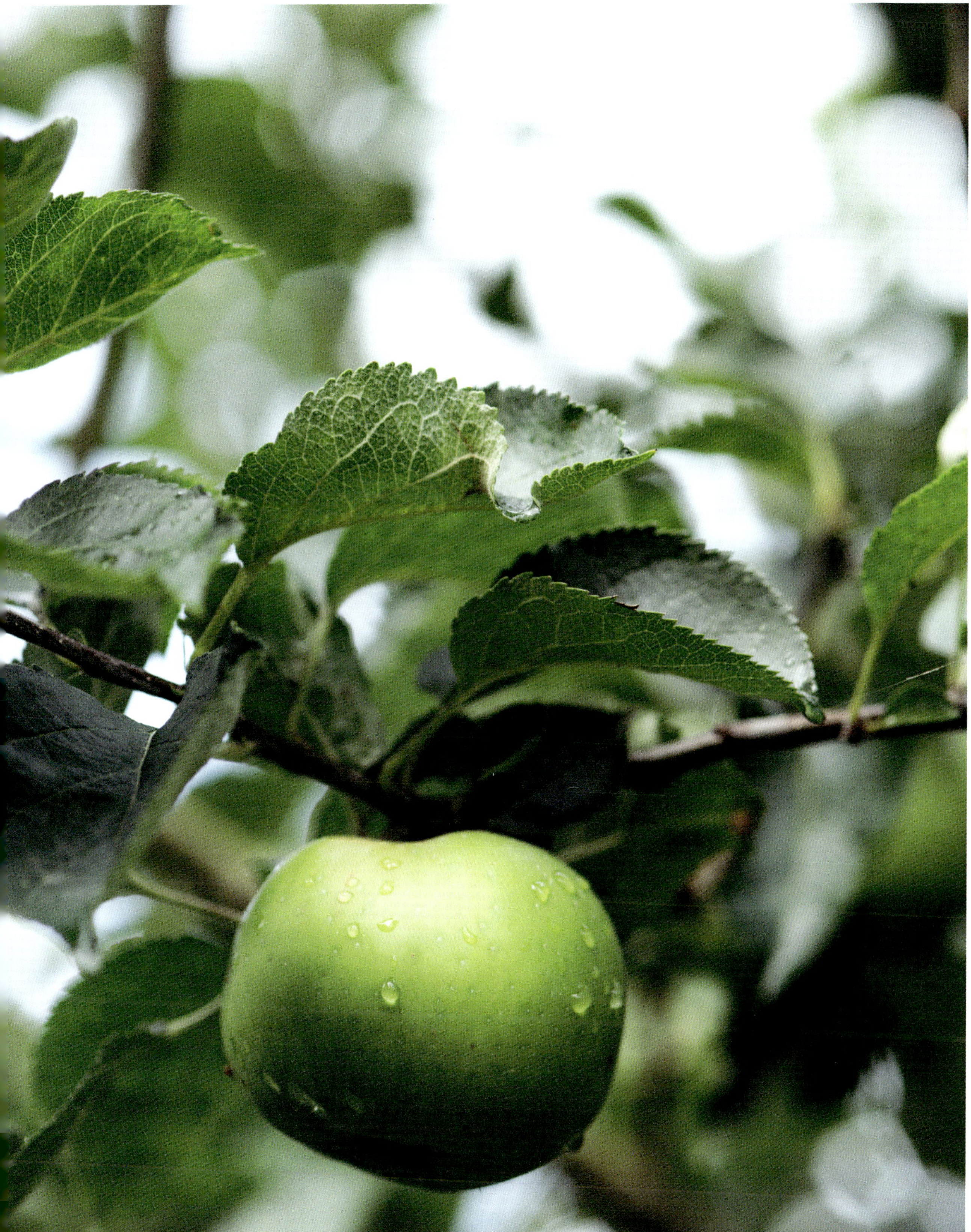

Sieben Ernährungstipps für einen gesunden Darm

1. **Im Restaurant etwas Neues probieren.** Ungewohnte Lebensmittel erweitern den Speisezettel und sorgen für mehr Abwechslung.

2. **Unbekannte Lebensmittel kaufen.** Halten Sie im Supermarkt nach faserreichem Obst oder Gemüse Ausschau, das Sie noch nicht kennen.

3. **Jeden Tag zwölf Stunden Esspause.** Wenn das Abendessen um 19 Uhr beendet ist, sollte es also nicht vor sieben Uhr Frühstück geben (mehr zum Intervallfasten siehe Seite 187).

4. **Keine Zwischenmahlzeiten. Darmbakterien lieben Essenspausen.** In solchen Pausen kommen andere Mitbewohner zum Zuge, welche die Darmwand reinigen.

5. **Hin und wieder eine Mahlzeit überspringen.** Wir brauchen keineswegs drei Mahlzeiten am Tag. Viele Leute kommen mit zwei Mahlzeiten gut zurecht. Essen Sie nur, wenn Sie Hunger haben. Es schadet nichts, hin und wieder Frühstück oder Abendessen auszulassen. Falls Sie jedoch blutzuckersenkende Medikamente einnehmen (zum Beispiel bei Typ-2-Diabetes), sollten Sie die Vorgehensweise mit Ihrem Arzt besprechen.

6. **Fermentierte Speisen wie Kimchi, Sauerkraut oder Kefir einbeziehen.** Solche Lebensmittel versorgen den Körper mit erwünschten Bakterien und halten damit den Darm gesund.

7. **Keine künstlichen Süßungsmittel.** Untersuchungen zufolge schaden sie dem Mikrobiom.

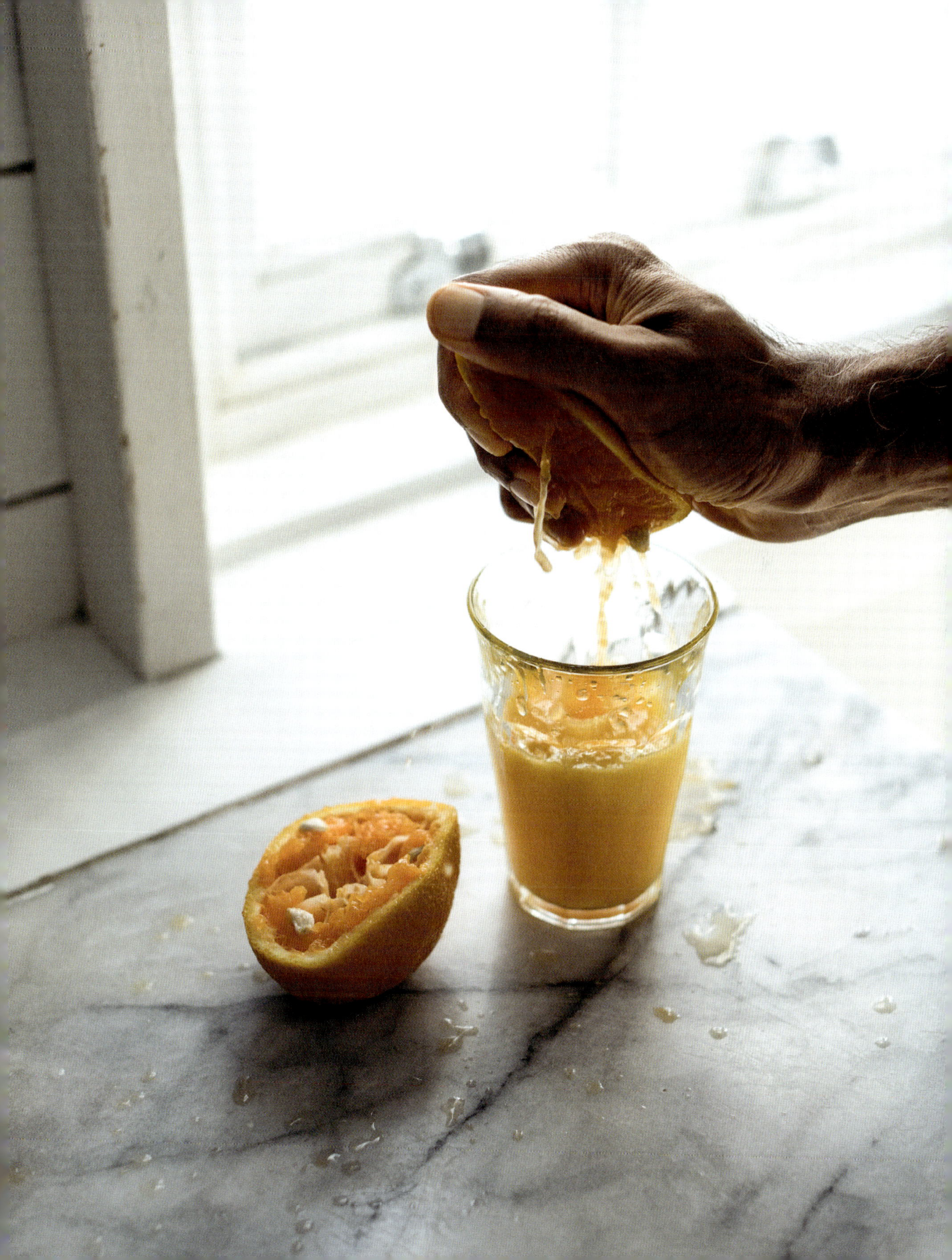

PROBIOTIKA

Eine abwechslungsreichere Ernährung ist ideal für ein gut gedeihendes Mikrobiom, doch wir können dem Darm auch durch die Einnahme probiotischer Nahrungsergänzungsmittel direkt »gute« Bakterien zuführen. Solche Bakterien siedeln sich zwar nicht dauerhaft dort an, unterstützen aber durch ihre Stippvisite das Wachstum der erwünschten Keime. Zu Probiotika wird derzeit unglaublich viel geforscht, doch ich möchte betonen, dass hier noch sehr viel Arbeit aussteht, bis wir genau wissen, welche Bakterienstämme bei welchen Beschwerden hilfreich sind. Hinzu kommen erhebliche Qualitätsunterschiede zwischen den erhältlichen Produkten.

Jüngere Untersuchungen liefern deutliche Hinweise darauf, dass derartige Therapien auch Einfluss auf die Gehirnfunktion haben. 2017 meldete eine Studie, dass Schwangere, die den besonders gut erforschten *Lactobacillus rhamnosus* in Form von Probiotika erhalten hatten, nach der Entbindung signifikant weniger mit Depressionen und Angst zu kämpfen hatten. Eine andere Untersuchung umfasste 22 Männer, die jeweils eine probiotische Kapsel mit dem Keim *Bifidobacterium longum* bekamen. Wenn diese Männer einem Stressreiz ausgesetzt wurden, erzeugten sie weniger von dem Stresshormon Cortisol, verspürten weniger Angst und konnten sich in einem Test mehr einprägen als Teilnehmer einer Kontrollgruppe. Das war nur eine kleine Studie, doch ich hoffe, dass sie bald in größerem Maßstab wiederholt wird. Ein anderes hochinteressantes Experiment untersucht, ob Probiotikagaben Menschen helfen können, die unter posttraumatischer Belastungsstörung (PTBS) leiden.

SIEBEN TIPPS FÜR DARMFREUNDLICHES VERHALTEN

1. **Nehmen Sie Antibiotika wirklich nur im Notfall.** Ergänzen Sie eine erforderliche Antibiotikabehandlung stets durch gleichzeitige Einnahme eines Probiotikums wie *Saccharomyces boulardii,* ein Verfahren, das in französischen Kliniken seit Jahren Standard ist. Es verblüfft mich, dass dies nicht überall so gehandhabt wird.

2. **Nur die nötigsten Medikamente nehmen.** Inzwischen wissen wir, dass viele Arzneimittel (zum Beispiel Paracetamol oder Protonenpumpenhemmer gegen zu viel Magensäure) das Mikrobiom nachteilig beeinflussen.

3. Zu viel Stress hat eine negative Wirkung auf die Darmflora und kann die Durchlässigkeit der Darmschleimhaut erhöhen. Beherzigen Sie meine Tipps aus diesem Buch.

4. **Ausreichend schlafen.** Guter, erholsamer Schlaf tut auch dem Mikrobiom gut.

5. **Keine übertriebene Sauberkeit.** Überzogene Hygiene mit antibakteriellen Sprays und Handwaschmitteln schadet vielen Darmbakterien.

6. **Nicht zu viel Sport.** Übertreibungen beim Sport (siehe Seite 160) können der Darmgesundheit zusetzen.

7. **Lassen Sie sich qualifiziert beraten, ob Sie von einem hochwertigen Probiotikum profitieren könnten.**

Kapitel 8
IN BEWEGUNG BLEIBEN

Nachdem wir uns so gründlich mit den schädlichen Auswirkungen von Stress befasst haben, klingt die Aussage, dass ein bisschen Stress gar nicht so schlimm ist, vielleicht etwas überraschend. Aber erst über unsere Stressreaktion wirkt sich Sport positiv auf den Körper aus. Wenn wir unsere Muskeln beim Training belasten, wachsen sie gestärkt nach. Bewegung gehört zu den besten Methoden, um sich aus dem schädlichen Stressmodus zu befreien, in den uns die vielen Mikrostressoren täglich versetzen. Mit der Zeit kann man auf diese Weise Stresshormone wie Cortisol und Adrenalin herunterregulieren und Entzündungen eindämmen. Richtig dosiert vermittelt Bewegung dem Körper die Information, dass es uns gut geht.

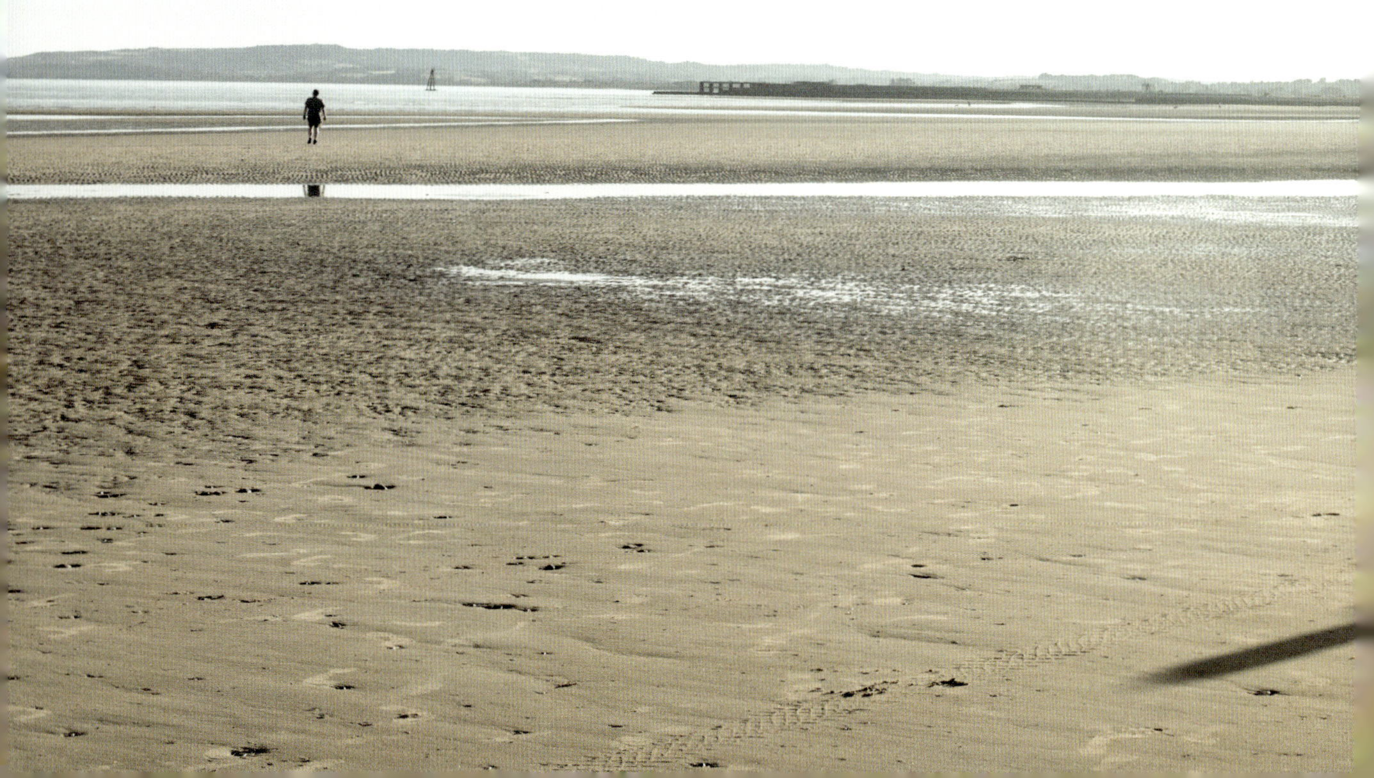

Man kann des Guten allerdings zu viel tun. Zu viel Schweiß und Anstrengung kann Entzündungen auch anfachen, das Immunsystem in Alarmbereitschaft versetzen und dem Körper *mehr* Stress bereiten. Bewegung ist Information. Zu langes Training auf dem Laufband bringt den Körper auf den Gedanken: »Was ist denn da draußen bloß los? Sie rennt und rennt und rennt! Bestimmt herrscht gerade Krieg!« Und prompt schaltet er auf Stressmodus um. Mir ist klar, dass Sie schon nützlichere Gesundheitsratschläge bekommen haben, denn wie findet man das richtige Maß? Um die komplexen Zusammenhänge zwischen Sport und Stress zu verstehen, müssen wir uns zunächst mit den Gesetzen von Dosis und Wirkung befassen.

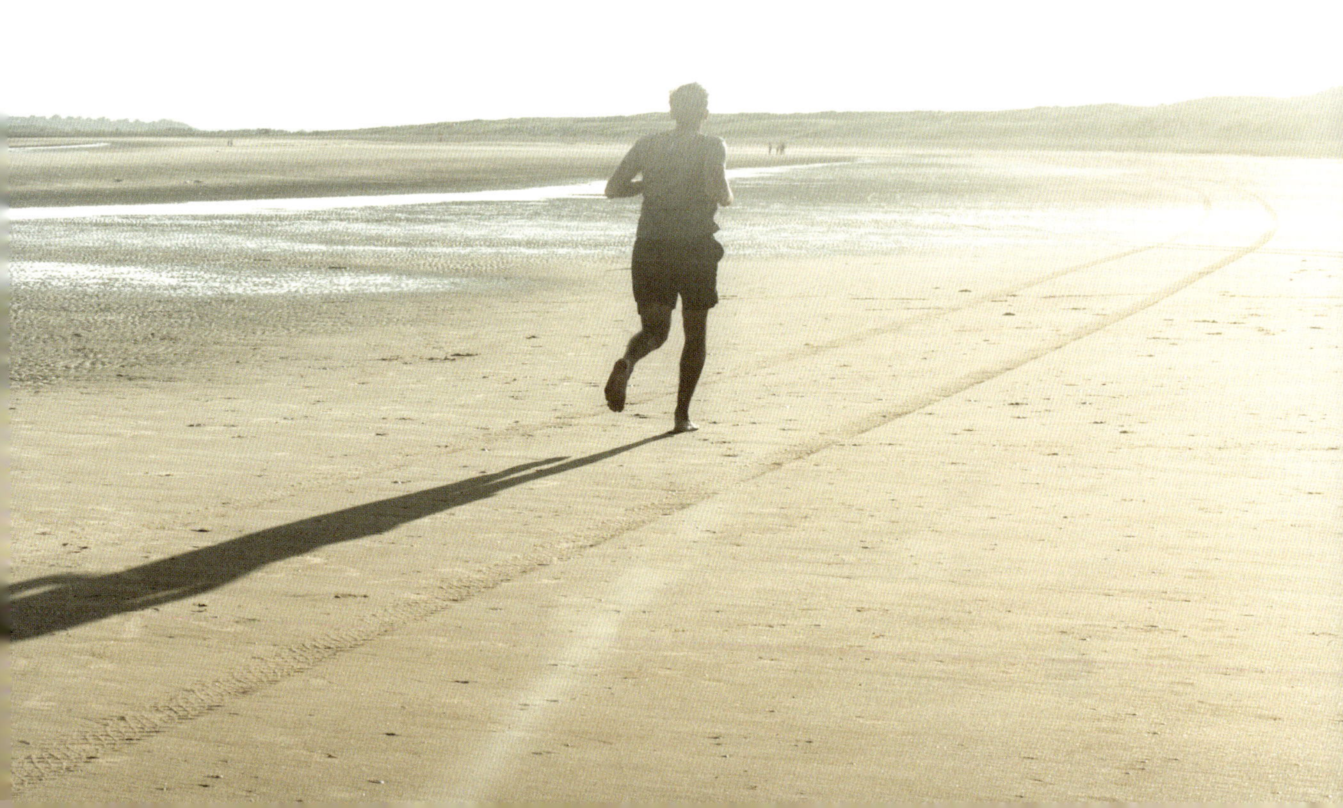

HORMESE

In der Medizin gibt es den wichtigen Grundsatz der Hormese oder auch Hormesis, der vor knapp 20 Jahren von Dr. Edward Calabrese, einem Professor für öffentliche Gesundheit von der Universität Massachusetts, im Zusammenhang mit dem Thema Stress eingeführt wurde. Das Konzept bezieht sich darauf, dass eine gewisse Menge Stress dem Körper durchaus guttut, wohingegen zu viel Stress schädlich sein kann. So lässt beispielsweise eine kleine Menge Cortisol das Gehirn besser funktionieren, indem sie die Funktion des Hippocampus verbessert, der unsere Gedächtniszentrale darstellt. Vor einer wichtigen Prüfung oder einem Gespräch mit dem Chef ist man etwas nervös, aber dadurch fallen einem auch Dinge ein, an die man ewig nicht mehr gedacht hat. Dann entfaltet Stress die gewünschte Wirkung, denn er lässt uns in den kurzen Momenten, wo wir uns in Gefahr wähnen, zu Höchstleistungen auflaufen. Hält dieser Prozess jedoch längere Zeit an, so kann das Cortisol, das den Hippocampus kurzfristig so hervorragend arbeiten lässt, ihm schaden, und das wiederum führt zu diversen Problemen, nicht zuletzt Gedächtniseinschränkungen im Alter, einschließlich der Alzheimer-Krankheit.

Betrachten Sie Sport also am besten durch die Linse dieses Prinzips. In der richtigen Intensität und Menge kann ein Workout ein hervorragendes Mittel gegen Stress darstellen. An einem harten Tag fühlen wir uns nach dem Training, der Squashrunde oder dem Jogging erleichtert und erfrischt. Sport kann aber auch schädlich sein. Einer meiner besten Freunde hat zwei kleine Kinder und einen sehr anstrengenden Job im IT-Bereich. Um den Stress durch die Arbeitswoche und seine junge Familie abzuschütteln, geht er gerne joggen. Wenn er zwei Mal in der Woche eine halbe Stunde läuft, wird er mit allen sonstigen Problemen in seinem Leben gut fertig. Dank seiner Joggingrunden ist er bei der Arbeit leistungsfähig, verträgt sich mit seiner Frau und ist ein wunderbarer Vater. Vor drei Wochen jedoch war ein alter Schulfreund in der Stadt und lud ihn zu einem zweieinhalbstündigen Lauf ein, was er gern annahm. Das war

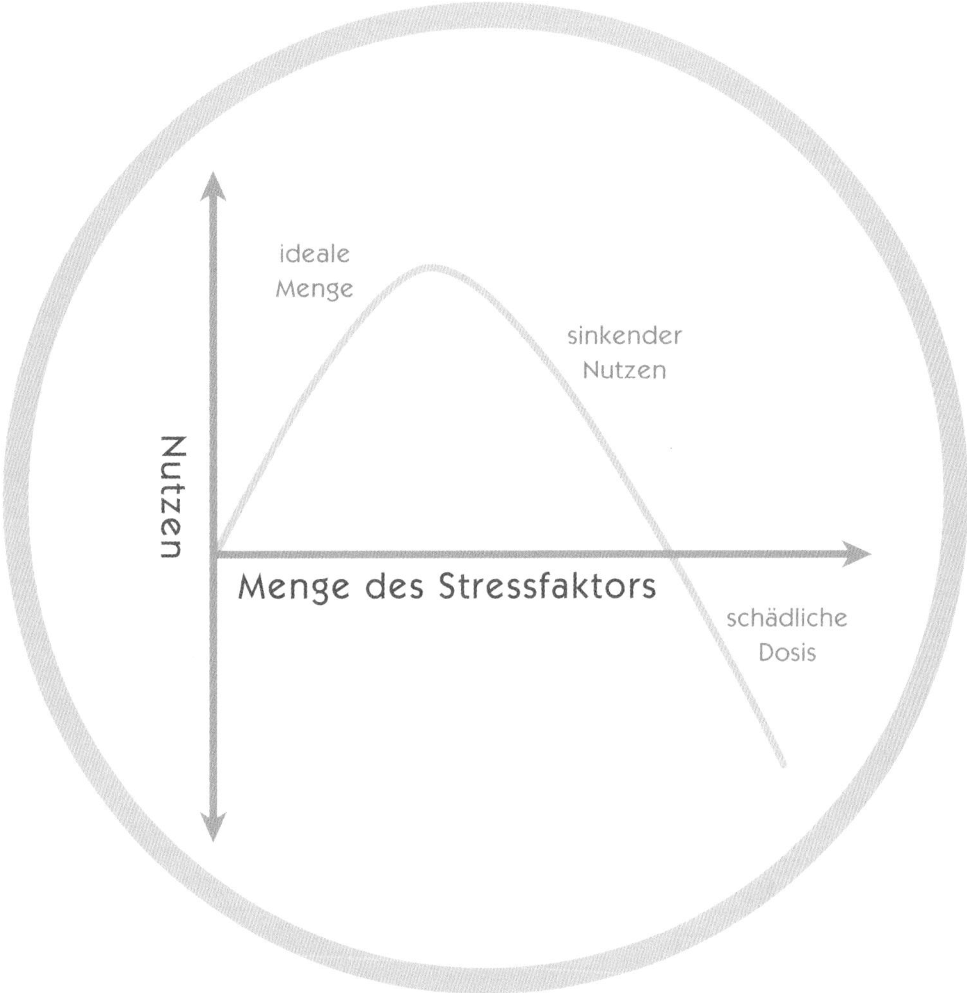

zu viel! An den folgenden zwei, drei Tagen reagierte er sehr ungeduldig auf die Kinder und auch negativer auf die Worte seiner Frau. Als er darüber nachdachte, stellte er fest, dass er sich überfordert hatte. Eine halbe Stunde brachte ihn zur Ruhe, doch die fünffache Menge ließ den Stress explodieren. Der biologische Stress bedeutete Stress für die Psyche und damit Stress für seine Angehörigen, was wiederum auf ihn zurückfiel und noch mehr Stress erzeugte.

SO HILFT SPORT GEGEN STRESS

Studie um Studie belegt, dass Bewegung im richtigen Maß bei zahlreichen psychischen Problemen einschließlich Depressionen und Angst unglaublich wohltuend sein kann. Ein Team kam sogar zu dem Schluss, dass regelmäßiges Training bei Depressionen mitunter Arzneimitteln überlegen ist. Körperliche Betätigung kann Stress auf vielerlei Weise abfedern. Das Problematische an der menschlichen Stressreaktion ist in erster Linie, dass sie aus einem evolutionären Zeitraum stammt, in dem uns der Kampf-oder-Flucht-Modus perfekt auf die damals wichtigsten körperlichen Probleme vorbereitet hat. Heute hingegen erfordert Stress nur selten eine körperliche Reaktion (so sehr wir uns das mitunter auch wünschen mögen). Es hilft nicht viel, auf das elektronische Postfach einzuschlagen oder vor ihm davonzurennen. Genau darauf stellt sich der Körper jedoch automatisch ein. Sport liefert dann genau das, was er braucht und erwartet, nämlich eine körperliche Anstrengung, die uns aus dem Kampf-oder-Flucht-Modus erlöst.

Gleichzeitig übt der Körper damit den geschmeidigen Wechsel zwischen Stressmodus und Ruhemodus. Beim Sport steigen verschiedene »Stresshormone« wie Cortisol und Adrenalin kurzfristig an, die auch ansteigen, wenn wir durch andere Belastungen unter Stress geraten. Regelmäßige körperliche Aktivität vermittelt dem Stressreaktionssystem, wie es sich zügig wieder beruhigen kann. Damit bekommen wir die Stressreaktion auch schneller in den Griff, wenn die täglichen Mikrostressdosen auf uns einhämmern. Hinzu kommt, dass Sport das Gehirn offenbar so umorganisiert, dass es gegen Mikrostressdosen resistenter ist. 2013 stellte ein Team der Universität Princeton fest, dass bei Mäusen, die sich anstrengen mussten, im Gehirn die Substanz GABA stark ansteigt, mit der das Gehirn wieder in den Ruhemodus schaltet. Bei diesen Mäusen nahm zudem die Aktivität von Gehirnzellen zu, die zur Angstdämpfung beitragen und die Auswirkungen einer überschießenden Stressreaktion mindern.

Wenn Sie also wieder einmal überwältigt oder ängstlich reagieren, könnten Sie sich etwas Bewegung verschaffen. Manchmal reichen zwei Minuten Übungen mit dem eigenen Körpergewicht (zum Beispiel Ausfallschritte oder Liegestütze), eine Runde Tanzen zu Ihrer Lieblingsmusik, zehn Minuten anstrengendes Hochintensitätstraining oder auch ein schneller Spaziergang um den Block. Beobachten Sie, ob Sie sich danach noch immer so gestresst fühlen. Normalerweise geht der Stresspegel durch Bewegung zurück.

TELOMERE

Sport trägt auch über eine andere wichtige Schiene dazu bei, die Auswirkungen von Stress auf den Körper zu reduzieren, denn er wirkt auf die Telomere. Tief im Inneren der Zellen sitzen Chromosomen mit unserem genetischen Material. Diese Chromosomen dürfen Sie sich als ganz kleine Schnürsenkel vorstellen und die Telomere als die Schutzkappen auf deren Enden. Wenn die Telomere Schaden nehmen, können die Chromosomen allmählich »ausfransen«, was ein wichtiges Anzeichen für die Zellalterung ist. Und Zellalterung bedeutet, dass der Körper altert!

Forschungsarbeiten wie die der Nobelpreisträgerinnen Dr. Elizabeth Blackburn und Dr. Elissa Epel deuten darauf hin, dass bestimmte Lebensstilfaktoren uns jung halten, weil sie die Verkürzung der Telomere hinauszögern. Hilfreich sind offenbar wenig Stress, guter Schlaf, eine vollwertige Ernährung mit minimalem Anteil an Industrieprodukten sowie der Aufenthalt in der Natur.

Doch auch Bewegung scheint dabei eine Rolle zu spielen. Eine Studie aus dem Jahr 2010 kam zu dem Ergebnis, dass gestresste Frauen, die intensiv Sport trieben, längere, gesündere Telomere aufwiesen als gestresste, inaktive Frauen in der Kontrollgruppe. Diese Wirkung zeigte sich bereits bei nur 14 Minuten intensiver Anstrengung pro Tag. Die Autoren der Studie kamen zu dem Schluss, dass »intensive körperliche Aktivität bei starkem Stress offenbar eine Schutzwirkung hat, indem sie die Auswirkungen auf die Telomere abpuffert«. Die zentrale Aussage dieser und anderer Studien ist, dass wir weniger sitzen und uns möglichst jede Woche ein gewisses Maß an körperlicher Betätigung verschaffen sollten.

DAS PERFEKTE MASS

Die ideale Menge richtet sich beim Sport nach dem Rest des Lebens. Fragen Sie sich selbst, ob Ihr Körper gerade eher erholsamen Ausgleichssport braucht oder intensives Auspowern. Wenn es beruflich momentan hoch hergeht und Sie auch keine ruhige Nacht hatten, könnten Sie näher an der Stressschwelle stehen und profitieren vielleicht eher von entspannungsfördernden Bewegungsformen wie Yoga oder Pilates als vom Schwitzen auf dem Laufband. Hören Sie auf Ihren Körper und finden Sie heraus, was ihm gerade guttut.

So kann sich der Körper melden, wenn Sie es übertrieben haben:

- Sie können nach einem anstrengenden Workout schlecht einschlafen.
- Sie brauchen mehr Schlaf als sonst, sind aber immer noch erschöpft.
- Am Tag nach einem anstrengenden Training wachen Sie mit Herzrasen auf.
- Nach dem Workout sind Sie den ganzen Tag erschöpft.
- Sie haben intensiver trainiert als sonst und reagieren danach gereizt und unwirsch.
- Sie werden häufig krank (zum Beispiel Erkältungen und Husten).
- Eingeschränkte Herzratenvariabilität (siehe Seite 169).

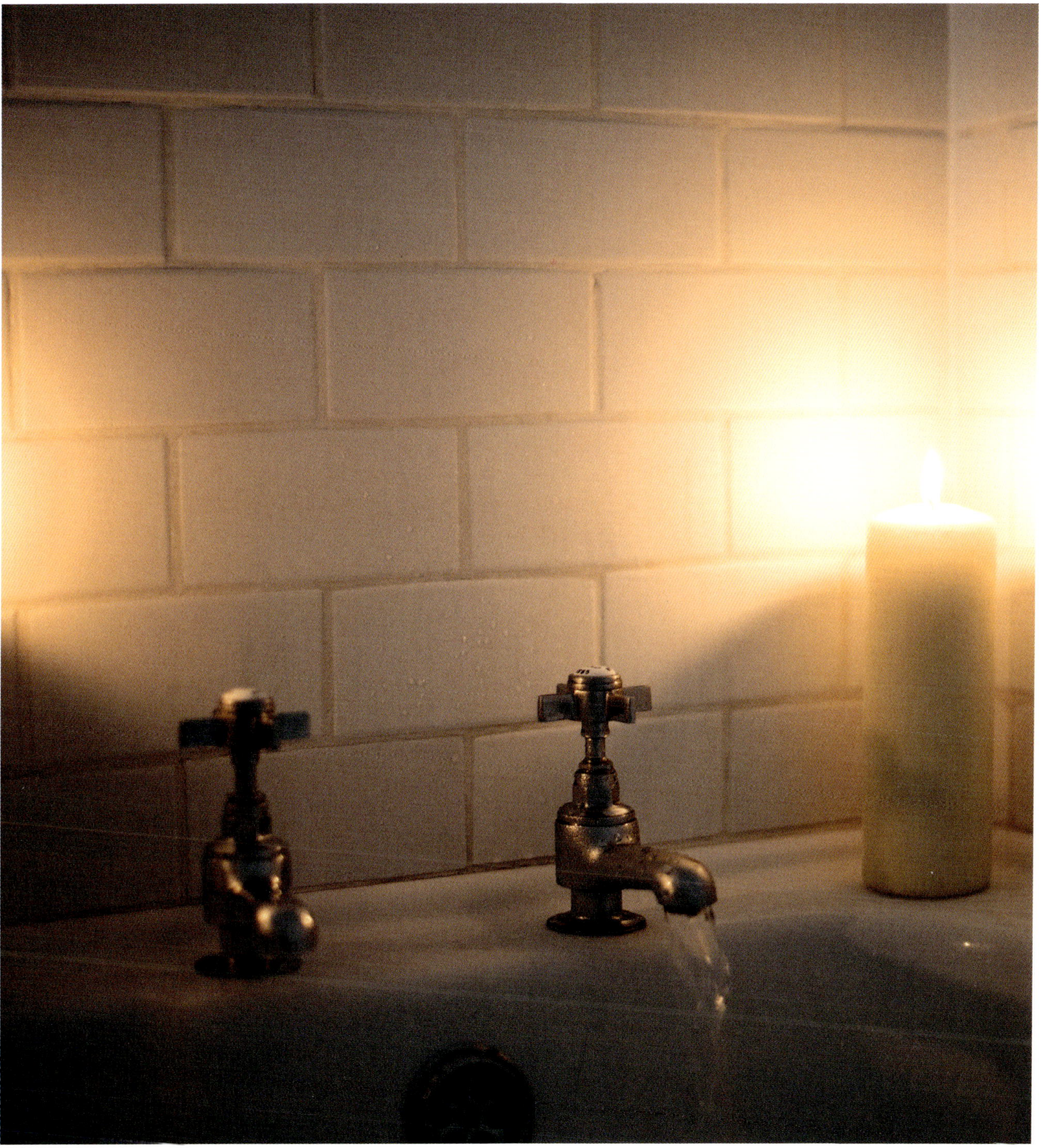

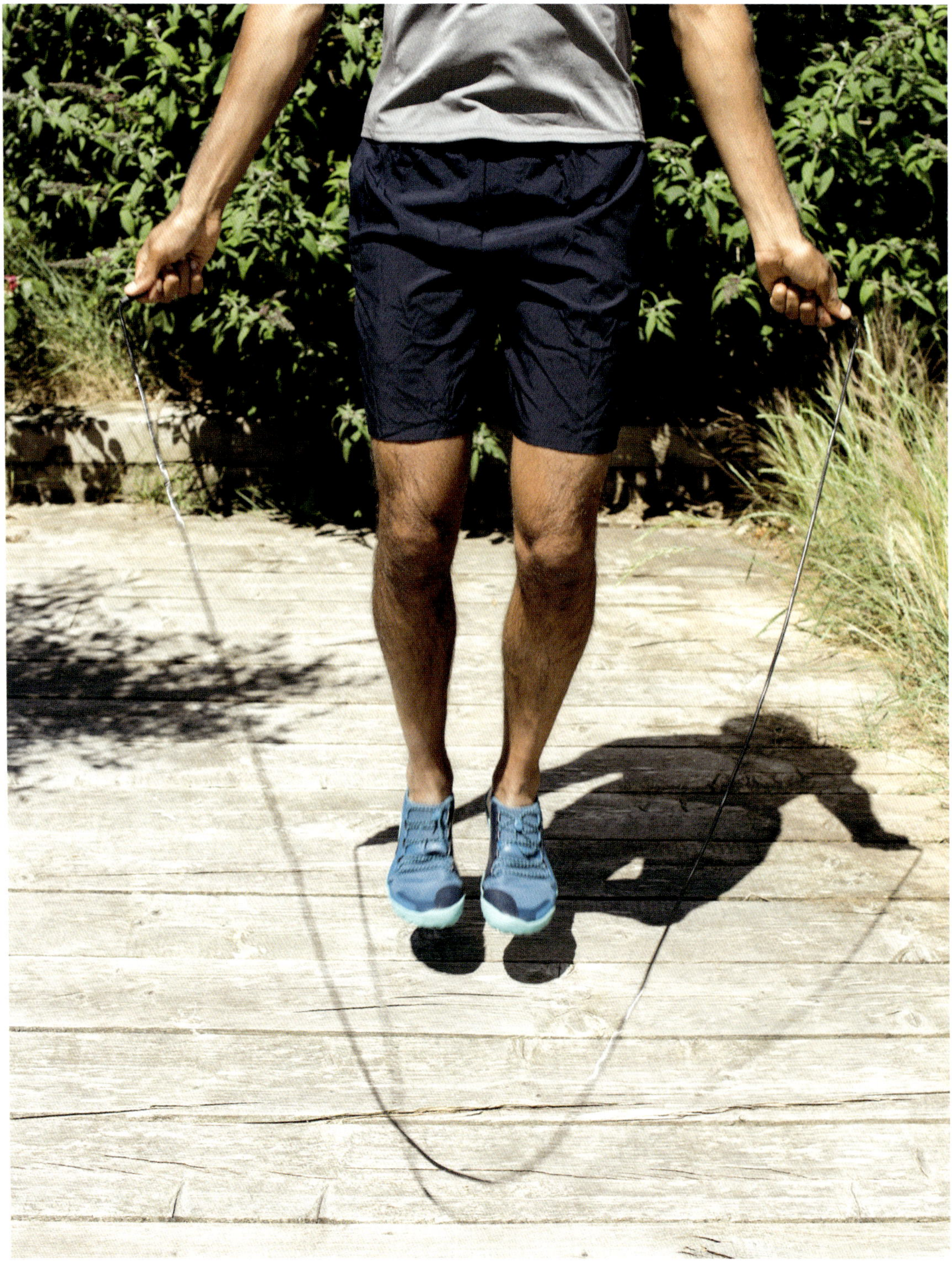

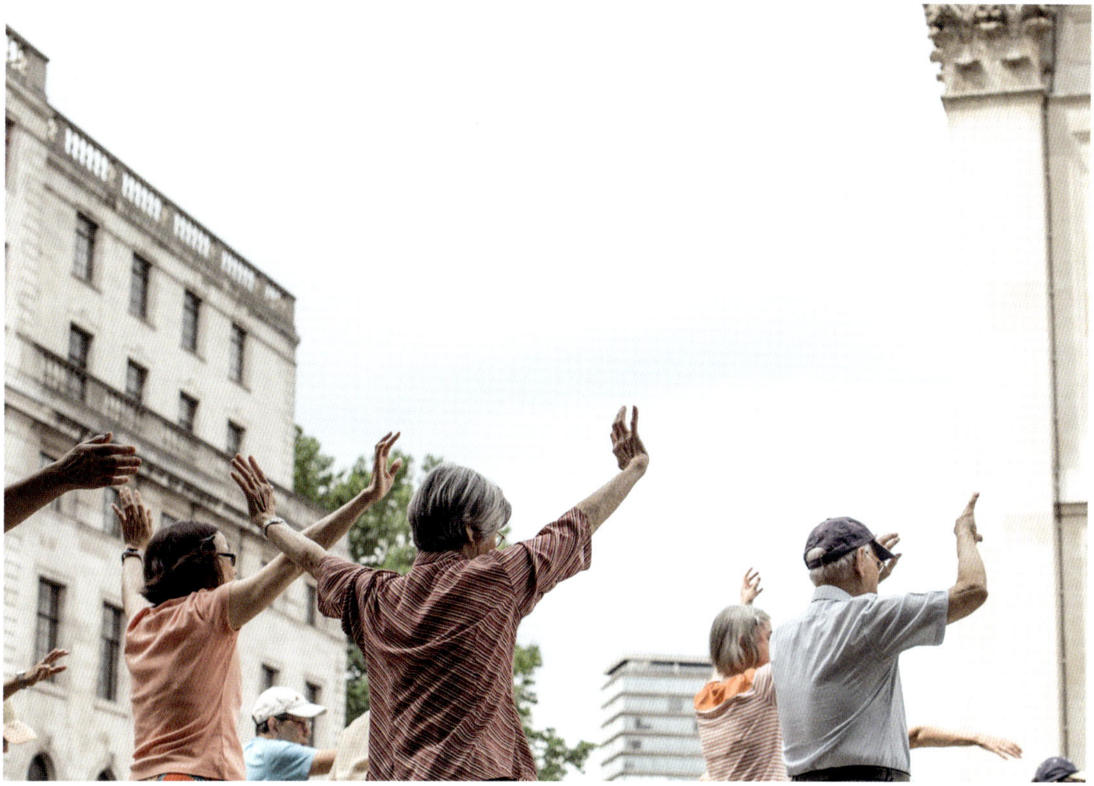

REZEPT FÜR TÄGLICHE BEWEGUNG

Am besten nutzen Sie täglich Bewegung gegen Stress. Körperliche Aktivität ist perfekt, um Stress abzubauen. Stress hört nie auf, also sollte auch die Aktivität keine Pause machen. Ob Sie mittags zehn Minuten spazieren gehen, abends intensives Intervalltraining einbauen oder morgens eine Stunde joggen, ist allein Ihre Entscheidung.

Wichtig ist nur, sich jeden Tag möglichst viel Bewegung zu verschaffen, egal wie. Achten Sie aber bitte darauf, wie es Ihnen dabei ergeht. Sie sollten auf Ihren Körper und Ihr Befinden hören, denn Sie brauchen die passende Aktivität für Ihre persönliche Lebensweise.

STRESS VERBRENNEN

In den letzten Jahren wurde sehr viel zum Thema »Hyperthermie« geforscht, einer Erhöhung der Körperkerntemperatur. Offenbar kann man Stress abbauen und die mentale Leistung steigern, wenn man die Kerntemperatur für rund eine Stunde auf 38,5 °C anhebt – dabei schwitzt man so intensiv, als hätte man Fieber. Studien zur Saunatherapie kamen zu dem Ergebnis, dass eine solche Behandlung Symptome einer Depression lindern kann. Untersuchungen aus Japan stellten fest, dass ein täglicher Saunagang an fünf Tagen in der Woche über vier Wochen hinweg den Stressmodus reduziert und den Ruhemodus vermehrt.

Eine Studie zum Bikram-Yoga (Yoga in sehr heißen Räumen) ergab, dass typische Depressionssymptome dadurch signifikant zurückgingen. Hitze (die »positiven Stress« für den Körper darstellen kann) und Bewegung (wie Yogaübungen) fördern jeweils die Ausschüttung von Beta-Endorphinen, die Schmerzen lindern und die Stimmung heben. Ist es denkbar, dass sich die Wirkungen durch den positiven Stress der Wärme und den positiven Stress des Yogas potenzieren, wenn sie gleichzeitig stattfinden?

Nach den Erfahrungen meines 55-jährigen Patienten Simon muss ich davon ausgehen, dass tatsächlich so etwas im Spiel sein könnte. Dieser Patient kämpfte mit Depressionen und sprach auf die Therapie nicht gut an. Er hatte diverse Antidepressiva ausprobiert, aber bisher hatte nichts geholfen. Simon gehörte zu den Patienten, die alle paar Monate frustriert wieder vorsprechen, und jedes Mal war seine Psyche stark angeschlagen. Wir kamen einfach nicht weiter. Eines Tages jedoch lernte er über ein Dating-Portal eine Frau kennen, die ihn zu einer Hot-Yoga-Session einlud. Nach diesem Erlebnis war er erstaunlicherweise tagelang in Hochstimmung. Zunächst vermutete ich, er hätte sich einfach verliebt, aber als sie sich nach einer Weile nicht mehr trafen, machte Simon einfach bei einem anderen Anbieter weiter und berichtete, dass sich seine Psyche dauerhaft deutlich stabilisiert hätte.

Probieren Sie Hot Yoga doch im Zweifelsfall einmal aus. Wie geht es Ihnen damit? Und falls Sie das nicht anspricht, könnten Sie in die Sauna gehen oder ein Dampfbad aufsuchen. Wenn dort genug Platz ist und wenig los, dürfen Sie dabei auch ruhig leichte Dehnübungen oder Yogaübungen durchführen.

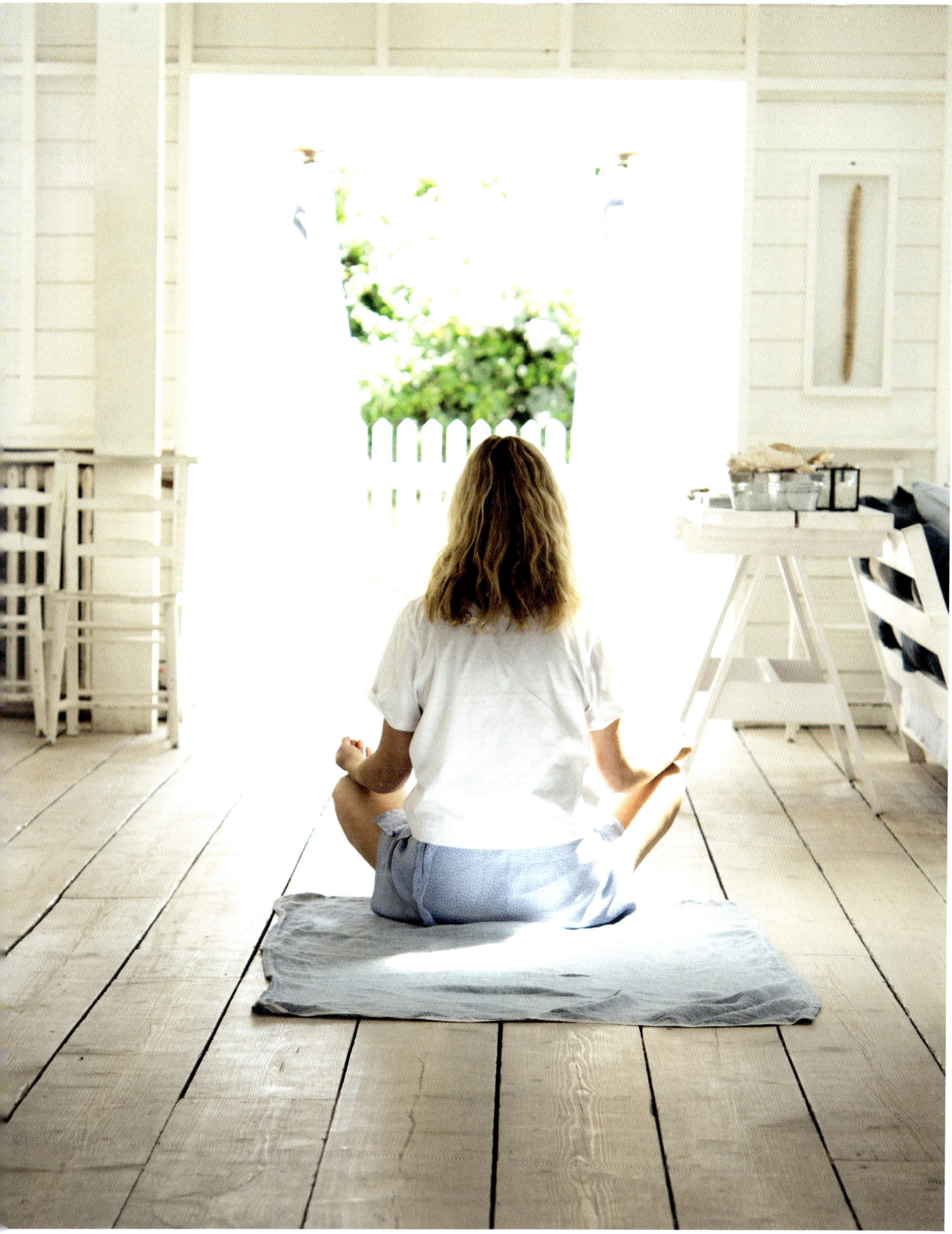

SIEBEN ANREGUNGEN FÜR NEUE WORKOUTS

1. **Indoorklettern:** Dieser Sport erfordert eine hohe Konzentration. Das hilft beim Abschalten.

2. **Schwimmen in der Natur:** Es hat eine unglaubliche therapeutische Qualität, ins Meer, in einen See oder in einen Fluss einzutauchen. Wenn Sie nicht regelmäßig im Freien schwimmen können, ist auch das Schwimmen im Schwimmbad sehr gesund. Das Beste daran ist, dass man das Handy nicht mitnehmen kann und dadurch zwangsläufig den Stress der Außenwelt hinter sich lässt.

3. **Tai-Chi oder Yoga im Wald oder im Park.**

4. **Seilspringen:** Eine schnelle, kostenlose Methode, Stressenergie abzubauen. Sie brauchen lediglich ein Springseil.

5. **Waldlauf:** Falls Sie regelmäßig in der Stadt laufen gehen, probieren Sie doch mal eine Runde in der Natur.

6. **Nordic Walking – Laufen mit Armbeteiligung:** Dank der Stöcke wird die Runde zum Ganzkörpertraining für Beine und Arme.

7. **Bodenübungen:** Verbringen Sie mehr Zeit auf dem Boden, indem Sie beim Essen, Lesen oder Fernsehen knien, hocken oder auf dem Yogaball herumturnen. Wir sitzen viel zu viel zusammengesunken vor dem Computer.

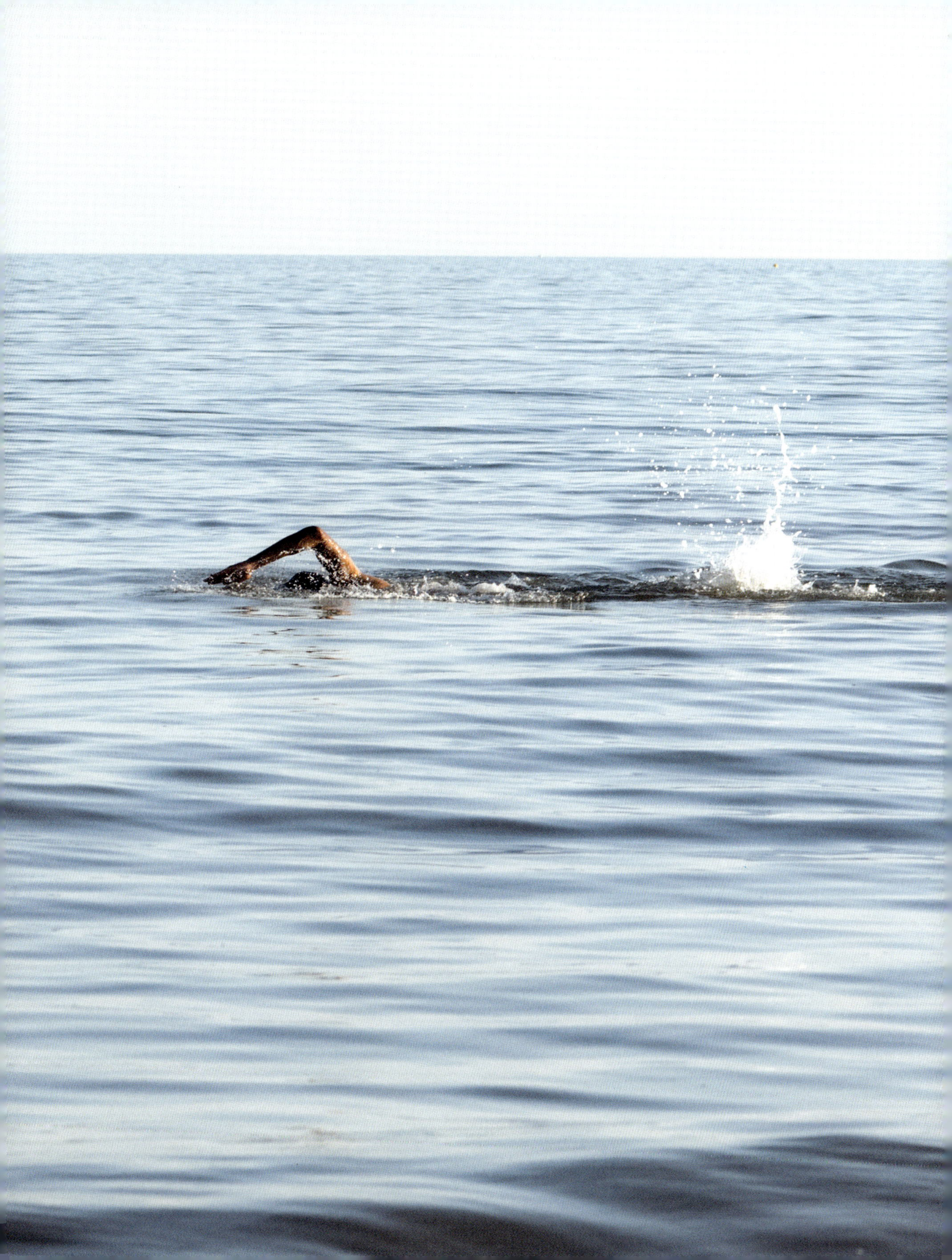

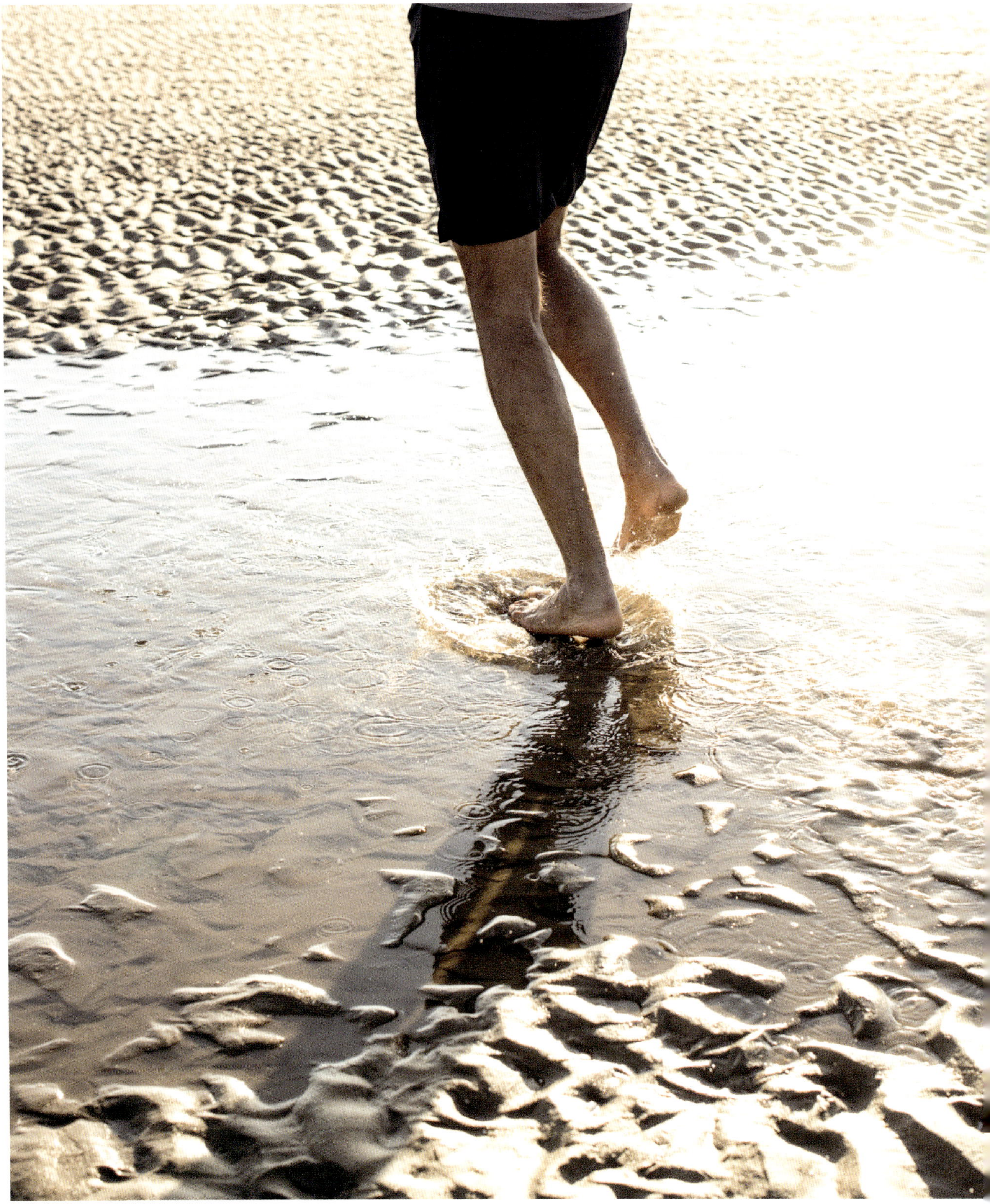

HERZFREQUENZVARIABILITÄT (HRV)

Die gängige Vorstellung ist, dass das Herz wie ein Metronom schlägt und dabei wie ein Uhrwerk einen klaren Rhythmus einhält. Das trifft allerdings nicht zu. Die Zeitspanne zwischen zwei Herzschlägen sollte vielmehr variieren. Wenn es uns gut geht und wir ein ganzes Stück unterhalb unserer Stressschwelle sind, ist die Herzfrequenz (der Puls) sehr variabel, das heißt, Rhythmus und Intensität verändern sich von einem Schlag zum nächsten. Das zeigt, dass der Körper in der Lage ist, sich an seine wechselnde Umgebung anzupassen. Für mich ist die Herzfrequenzvariabilität ein Marker für die Resilienz, also die körpereigene Fähigkeit, Stress zu bewältigen.

Wenn wir es übertreiben, geht diese Variabilität zurück, und dies wiederum steht mit diversen gesundheitlichen Schwierigkeiten wie Herzproblemen und einer erhöhten Mortalität insgesamt in Verbindung. Es gibt vieles, was die Herzratenvariabilität herabsetzen kann, zum Beispiel Infekte, Fieber, Entzündungen oder auch traumatischer Makrostress. Für die breite Mehrheit reicht allerdings bereits die Erschöpfung durch die pausenlose Konfrontation mit Mikrostress im Alltag. Ein Rückgang der Variabilität bedeutet, dass der Körper gestresst ist und nicht zur Ruhe kommt.

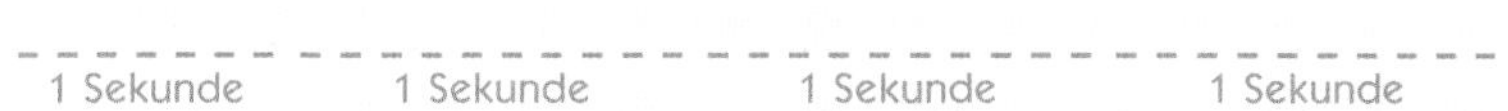

Niedrige HRV (Stressmodus)
Zeit zwischen zwei Herzschlägen ist konstant.

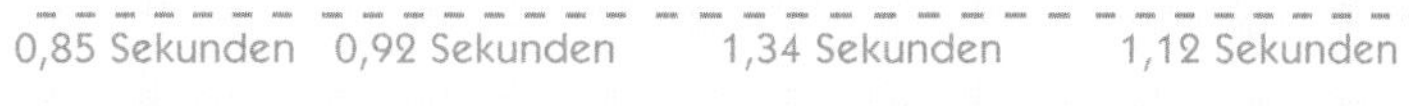

Hohe HRV (Ruhemodus)
Zeit zwischen zwei Herzschlägen schwankt ständig.

Immer häufiger sieht man Profisportler wie auch ambitionierte Freizeitsportler, die mit Hilfe von Apps wie *HRV4Training* oder *Elite HRV* die Herzfrequenzvariabilität und damit ihr Training überwachen. Eine hohe Variabilität zeigt an, dass sie entspannt sind, wenig Stress haben und von starker Belastung profitieren. Bei einer niedrigen Variabilität hat der Körper bereits diverse Mikrostressdosen abgefedert und braucht nun Ruhe, Erholung und Entspannung. Dann wären Yoga oder Dehnen angezeigt, oder man kann das Training mal ganz überspringen.

Mich faszinieren solche HRV-Apps, zumal meine Herzfrequenz auf viele Faktoren wie Restaurantbesuche, Koffein, gestörten Nachtschlaf, Alkohol und Reisen negativ reagiert. Ein Freund von mir, Alessandro Ferretti, befasst sich intensiv mit diesem Thema und bestimmt seine HRV-Werte mit Profiausrüstung und geradezu religiösem Eifer. Wenn er die wunderbaren Gastgeber in der Show *Masterchef Australia* sieht, spiegelt die Herzfrequenz seine angenehme Entspannung. *Masterchef USA* hingegen, wo Gordon Ramsay wüst vor sich hin schimpft, irritiert ihn dermaßen, dass seine Herzfrequenzvariabilität absinkt.

Diese Apps sind auch medizinisch hilfreich. Ich denke da an meinen 48 Jahre alten, sehr technikaffinen Patienten Andrew, der mit eigenen HRV-Ergebnissen bei mir vorsprach. Als ich mir seine Daten genauer ansah, fand ich sie sehr aussagekräftig. Jeden Mittwochnachmittag musste Andrew in seiner Firma, einem Headhunter-Unternehmen, eine Teamsitzung leiten. Der Stress war an diesem Tag so groß, dass er am Mittwochabend häufig eine halbe Flasche Wein trank. Das wiederum hatte zur Folge, dass er schlechter schlief und am Donnerstag wenig erholt aufwachte. Die daraus resultierende schlechte Laune am Donnerstag überspielte er dann mit reichlich Süßigkeiten und Koffein, was ihn allerdings noch müder und launischer machte. Gegen Ende der Arbeitswoche zählte er quasi die Minuten, denn der Donnerstag und der Freitag zogen sich schier unerträglich hin. Freitagabend leerte er dann mindestens eine Flasche Wein und brauchte den Rest des Wochenendes, um sich davon zu erholen.

Andrews Daten verrieten, dass seine Herzfrequenzvariabilität nach dem Alkoholkonsum am Mittwoch rapide absackte. Deshalb war seine Stressschwelle donnerstags schon am Morgen ausgereizt – was erklärt, warum diese Tage ihn so schlauchten. Auf der Basis dieser Informationen überlegten wir uns eine neue Strategie. Mittwochs sollte er nicht mehr nach Hause gehen, aufs Sofa plumpsen und eine Flasche Rotwein entkorken. Stattdessen belegte er einen Yoga-Kurs, den er gleich nach der Arbeit besuchte. Diese kleine Veränderung seiner Gewohnheiten krempelte seine Arbeitswoche komplett um. Donnerstags wachte er erholt auf. Er aß weniger Zuckerzeug und hatte kein so großes Bedürfnis nach Koffein. Insgesamt war er auch ruhiger und produktiver. Nach ein paar Wochen teilte er mir mit, dass die Donnerstage und Freitage inzwischen seine Lieblingsarbeitstage wären. Außerdem trank er freitags keine ganze Flasche Wein mehr, sondern beließ es entweder bei einem Glas oder trank auch mal gar nichts, weil er zum Wochenende hin einfach weniger gestresst war.

Das Wissen um den Einfluss seines Verhaltens auf die Körperbiologie motivierte Andrew, sein Verhalten zu ändern. Zwei Monate später sahen wir uns wieder, und er strahlte. Die Arbeitsbelastung war unverändert und bombardierte ihn weiterhin mit unzähligen Mikrostressoren. Was sich verändert hatte, war seine Fähigkeit, diese abzufedern. Im Verlauf weniger Wochen hatte er mehr Energie gewonnen, fühlte sich weniger gestresst und war ausgeglichener.

Bestimmt kennen Sie Tage, an denen Sie ausgeruht und voller Tatendrang erwachen und alle kleinen Widrigkeiten gekonnt bewältigen, sobald sie anfallen. An solchen Tagen haben Sie wahrscheinlich auch eine hohe Herzfrequenzvariabilität. Und dann gibt es Tage, an denen man nicht aus den Federn kommt, erst nach einem Liter Kaffee halbwegs ansprechbar ist und irgendwie alles zu viel scheint. An einem solchen Tag ist die Herzfrequenz garantiert nicht sonderlich variabel. Man schrammt ständig an der persönlichen Stressschwelle entlang, und es gehört nicht viel dazu, sie zu überschreiten. Ich rate nicht dazu, stündlich die Herzfrequenz zu tracken. Ich selbst nutze einmal am Tag am Morgen eine einfache App, damit ich ungefähr weiß, wo ich gerade stehe, und das für meine Sportplanung berücksichtigen kann.

ELF TIPPS FÜR EIN ANPASSUNGSFÄHIGERES HERZ

Bitte betrachten Sie diese Tipps als Vorschläge. Sie müssen keineswegs alles umsetzen. Wählen Sie das aus, was mit Ihrem Leben am besten zu vereinbaren ist.

1. **Ausreichend Schlaf – so viel, dass Sie ausgeruht und erfrischt erwachen.** Die meisten Menschen brauchen sieben bis neun Stunden Schlaf.

2. **Die letzte Mahlzeit des Tages mindestens drei Stunden vor der Schlafenszeit einnehmen** (mehr dazu auf Seite 189).

3. **Sport hat Priorität.** Mindestens zwei Mal in der Woche Krafttraining in beliebiger Form und täglich möglichst viel Bewegung.

4. **Regelmäßige Tiefenatmung.** Jeden Morgen fünf bis zehn Minuten die 3-4-5-Atmung und das abwechselnde Atmen durch beide Nasenlöcher (siehe Seiten 246 und 247).

5. **Abwechslungsreiche, vollwertige Ernährung** (siehe Seite 144, »In 30 Tagen durch das Alphabet«).

6. **Regelmäßige Yogaübungen.** Ich empfehle meinen Patienten zehn Minuten pro Tag. Ein wöchentlicher Kurs ist natürlich auch hilfreich, aber erfahrungsgemäß können häufigere, kurze Übungen Stress besser abbauen und die Herzfrequenz variabler gestalten.
7. **Meditieren.**
8. **Entspannungsmusik hören.**
9. **Spaziergänge in der Natur.**
10. **Tai-Chi üben.**
11. **Ein tägliches Dankbarkeitsritual** (siehe Seite 46)

KÖRPERLICH STRESS ABBAUEN

Der Körper kann Stress speichern, aber wir können über ihn auch Stress abbauen. Darin unterscheiden wir uns nicht von Tieren wie Eisbären, die sich nach einem schlimmen Erlebnis heftig schütteln oder zittern, um Stressgefühle abzuleiten.

- EINE MINUTE INTENSIVE BEWEGUNG. Das hilft dem Körper, den angestauten Stress zu »verarbeiten«. Machen Sie 20 Liegestütze, ein paar Sprünge mit ausgestreckten Armen und Beinen, oder laufen Sie einmal die Treppe hinunter und hinauf.

- KÖRPERARBEIT WIE TIEFENMASSAGE ODER FASZIENTHERAPIE. Die Faszien ziehen sich wie eine Art Klebefilm um Gewebe und Organe. Das reduziert beim Bewegen die Reibung und damit Schmerzen. Bei einer gezielten Faszienmanipulation (Myofascial Release) wird dieser Film gedehnt. Dahinter steckt der Gedanke, dass viele Menschen Stress körperlich »abspeichern«, was wiederum der Grund dafür ist, dass es bei Tiefengewebs- oder Faszientherapie mitunter zu heftigen emotionalen Reaktionen kommt. Regelmäßige Körperarbeit kann dazu beitragen, solche Verhärtungen zu lösen.

- ZWEI MINUTEN TIEFENATMUNG. Tiefenatmung wirkt sich unmittelbar auf die Physiologie aus und vermittelt dem Gehirn Signale, in den Ruhemodus zu wechseln. (Mehr zum Atmen siehe Seite 245.)

- GRÜNDLICH AUSWEINEN. Nach dem Weinen geht es einem normalerweise besser, und bei sehr viel Stress fällt es nach gründlichem Ausheulen oft leichter, tief durchzuatmen.

- EIN PAAR MINUTEN HEFTIG LACHEN. Schalten Sie auf YouTube Ihren Lieblingskomiker ein oder blödeln Sie mit Freunden herum. Das setzt Endorphine frei, die wiederum Stress abbauen.

- YOGAÜBUNGEN. Es kann sehr hilfreich sein, die Muskeln zu dehnen, sich dabei auf die Atmung zu konzentrieren und insgesamt zur Ruhe zu kommen.

- URSCHREI-THERAPIE. Die wissenschaftliche Beweislage ist dünn, aber ich kenne viele Patienten, die sagen, dass diese Technik viel Stress abbauen kann. Man löst dabei Ärger und Stress, indem man in angenehmer Lautstärke losschreit. Am besten wählt man ein tieferes Stimmregister, und der Ton sollte aus dem Bauch kommen, nicht aus dem Halsbereich. Wählen Sie eine sichere Umgebung (zum Beispiel zu Hause) und vielleicht ein Kissen, um die Lautstärke etwas zu dämpfen. Manche Patienten profitieren zusätzlich durch eine Anwendung in geführten Gruppensitzungen. Es hört sich erst einmal etwas befremdlich an, aber wenn man mit Stress zu kämpfen hat, ist der Urschrei einen Versuch wert.

- REFLEXZONENMASSAGE. Studien zufolge trägt diese sanfte, entspannende Therapieform zum Absinken des Stresshormons Cortisol bei. Viele Patienten berichten, dass sie dank der Reflexzonenmassage besser mit Stress umgehen und besser schlafen können.

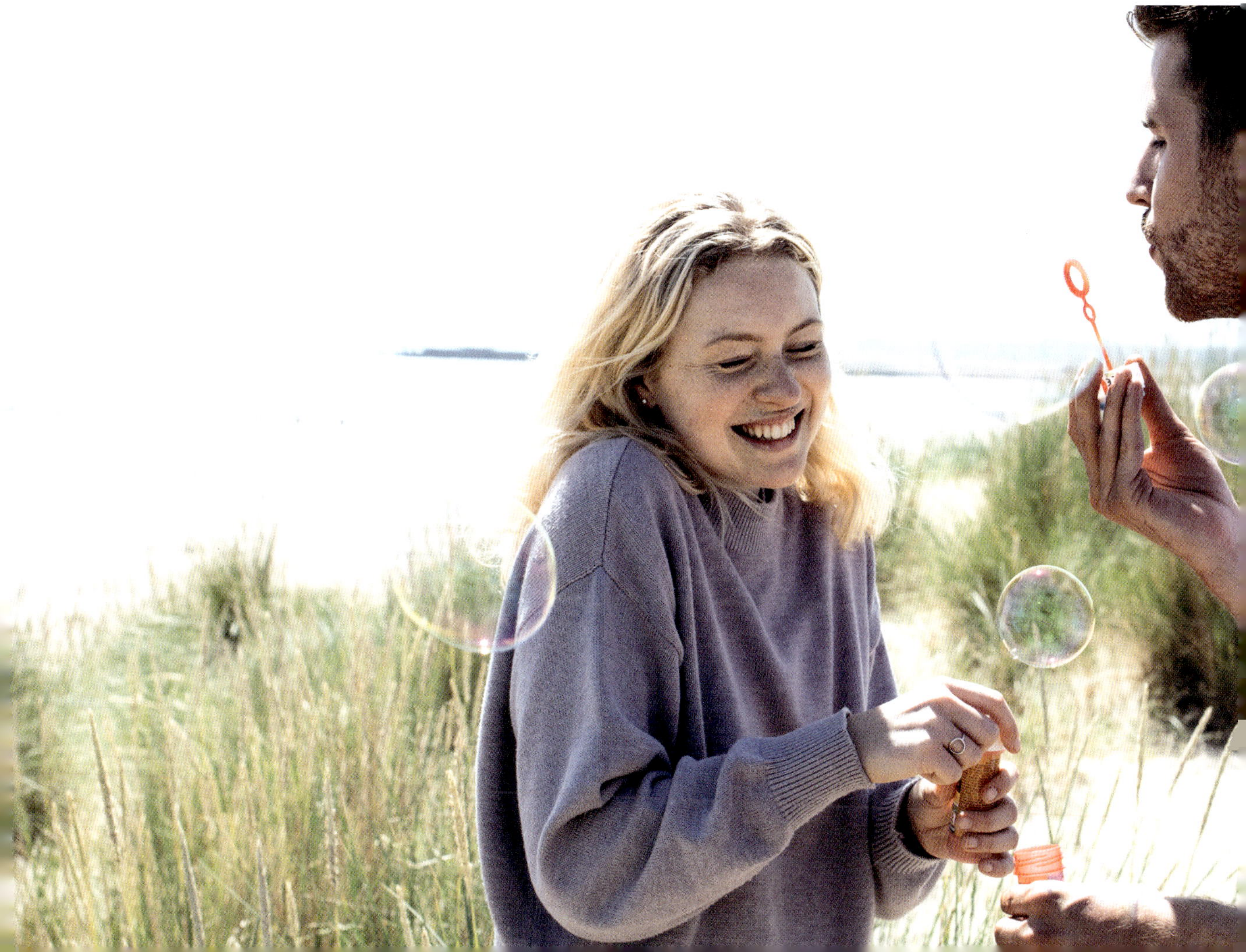

Kapitel 9

RHYTHMEN NEU JUSTIEREN

Unsere biologischen Systeme gleichen einem Orchester, das von einem unglaublich präzisen Dirigenten geleitet wird. Was in der Musik die Streicher, Bläser, das Schlagzeug oder das Piano sind, sind im Körper die Verdauung, die Muskelkraft, die Leberfunktion und die Schlafrhythmen. Die inneren Rhythmen, denen der Körper folgt, haben sich im Verlauf von Jahrmillionen herausgebildet. Erst in den letzten zweihundert Jahren haben sich diese biologischen Rhythmen mit dem Einzug des künstlichen Lichts verschoben. Deshalb ist es heute, als hätten wir zwei Dirigenten, von denen der eine das Orchester dazu bringen möchte, Mozart zu spielen, während der andere Eminem bevorzugt. Die Rhythmen, denen unser Leben folgt, sind Informationen, und auf chaotische Informationen reagiert der Körper, indem er in den Stressmodus schaltet.

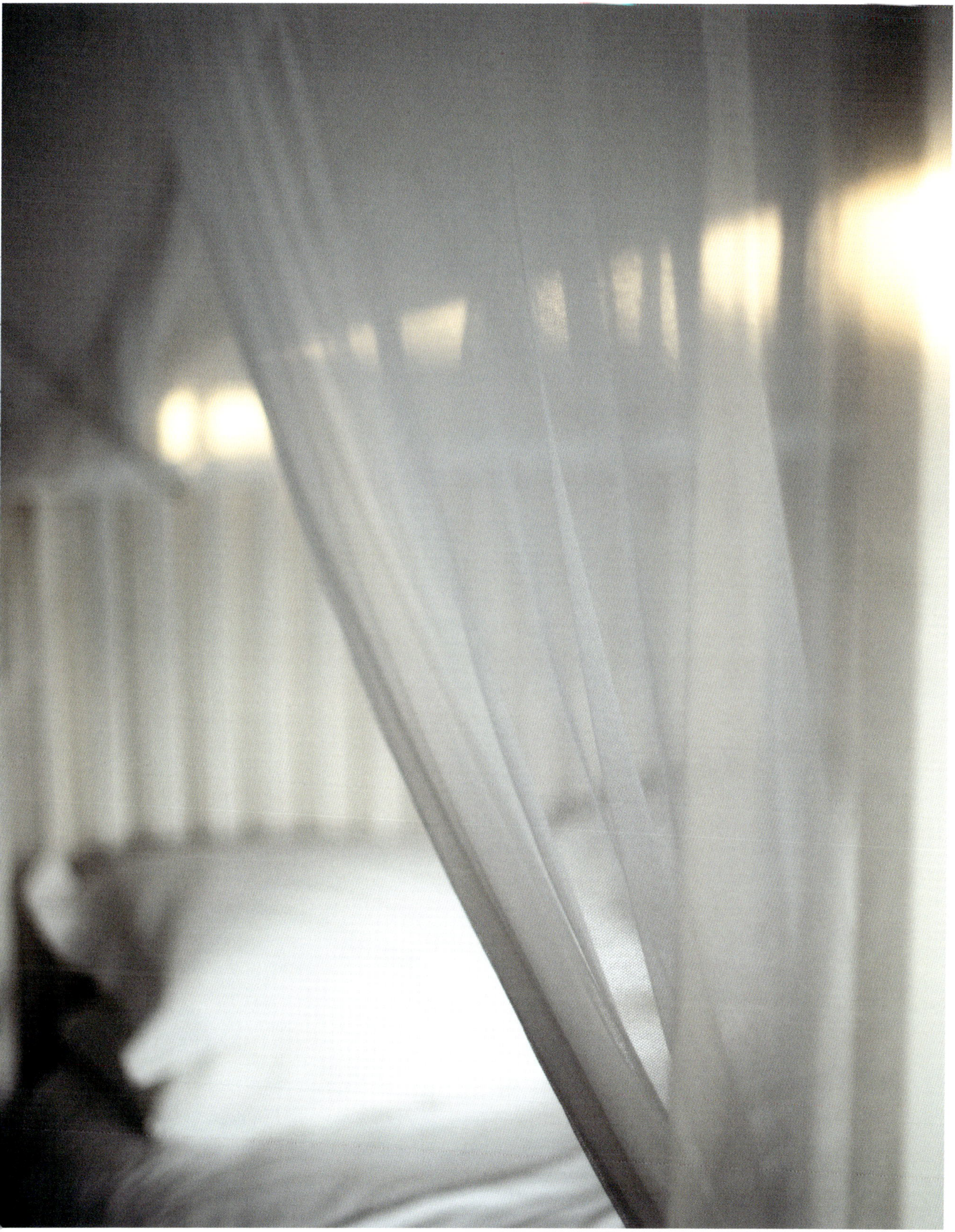

DER MYTHOS VOM NACHTMENSCHEN

Der wohl bekannteste innere Rhythmus ist der zirkadiane Rhythmus, der uns aufweckt und wieder schlafen schickt. Dabei hält sich hartnäckig der Glaube, dass es zwei unterschiedliche Schlaftypen gibt, die »Lerchen« (die als Frühaufsteher morgens fröhlich aus dem Bett springen) und die »Nachteulen«. Trotz des Körnchens Wahrheit glaube ich, dass dieser Unterschied stark überschätzt wird.

Einer meiner ältesten Freunde, Andy, war die meiste Zeit seines Lebens davon überzeugt, ein Langschläfer zu sein. An der Universität feierte er am Wochenende gern die Nächte durch und schlief dann morgens natürlich lange aus. Er behauptete stets, spätabends, wenn alles still sei und die meisten Leute schliefen, am produktivsten zu sein. Das sei seine kreativste Zeit, und er hat nach Mitternacht tatsächlich gute Arbeit geleistet. Am nächsten Tag kam er jedoch kaum in Gang und hielt insbesondere den Nachmittag nur mit reichlich Koffein durch. Dieses Nachmittagskoma bestätigte ihn noch mehr darin, dass er nun einmal jemand sei, der nur in den Nachtstunden zur Hochform aufliefe.

Vor rund zwei Jahren wurde Andy Vater. Der Nachtschlaf wurde häufig von seiner jungen Familie unterbrochen, die ihn üblicherweise gegen halb sechs aus dem Bett riss. Er wurde immer müder, und schließlich rief er mich verzweifelt an: Er könne unmöglich deutlich früher schlafen gehen, denn er sei nun einmal ein Nachtmensch – dann würde er bloß daliegen und ewig die Decke anstarren. Ich erklärte ihm, wenn er weiterhin erst um ein Uhr früh ins Bett ginge und dann um halb sechs mit den Kindern aufstünde, würde er sehr schnell ausbrennen. Deshalb empfahl ich ihm, sich vor 22 Uhr hinzulegen, ab mittags keinen Kaffee mehr zu trinken, abends den Alkohol zu streichen und mindestens eine Stunde vor dem Schlafen keinen Bildschirm mehr zu betrachten. Ich legte erst auf, nachdem ich ihn überzeugt hatte, diesen neuen Rhythmus volle zwei Wochen auszuprobieren. Dann wollten wir uns wieder sprechen.

Noch vor Ende der ersten Woche stellte Andy fest, dass das übliche Nachmittagsloch, das er immer seiner Veranlagung zugeschrieben hatte, ausblieb. Zudem wurde er tagsüber deutlich produktiver und brachte morgens am meisten zustande. Inzwischen hat er beschlossen, wohl doch eher ein Morgenmensch zu sein.

Diese Geschichte erzählte ich Dr. Satchidananda Panda, einem der führenden Wissenschaftler zum Thema circadianer Rhythmen, als wir uns kürzlich im Rahmen einer Veranstaltung auf Island begegneten. »Mich verwirrt dieses Konzept von Nachteule und Lerche«, gestand ich ihm eines Abends beim Essen.

»Das ist interessant«, erwiderte er. »Wir haben ein paar Freiwillige zum Zelten eingeladen. Es gab dort praktisch kein künstliches Licht. Nach einigen Tagen unter natürlichen Lichtrhythmen zeigte sich tatsächlich ein Unterschied zwischen den Eulen und den Lerchen. Sie gingen zu verschiedenen Zeiten schlafen, aber groß war die Differenz nicht.«

»Wie groß?«, fragte ich.

»30 bis 60 Minuten.«

Inzwischen gehe ich davon aus, dass die Vorstellung, von Natur aus Morgenmensch oder Morgenmuffel zu sein, weitgehend ein Mythos ist, auch wenn es durchaus genetische Unterschiede gibt, die unsere circadianen Rhythmen beeinflussen. Der Nobelpreisträger Mike Young konnte nachweisen, dass manche Menschen aufgrund einer bestimmten Genmutation etwas länger wach bleiben. Allerdings wissen wir nicht, wie viele Menschen davon tatsächlich beeinflusst sind.

Wichtiger ist, dass wir uns größtenteils Verhaltensweisen angewöhnt haben, die unseren circadianen Rhythmen nicht entsprechen. Teilweise liegt das einfach am modernen Stadtleben, das uns nachts der 10 000-fachen Lichtmenge aussetzt, die wir noch im 18. Jahrhundert gewohnt waren. Das kann die Körperuhr um bis zu drei Stunden nach hinten verstellen. Im 21. Jahrhundert stehen wir später auf, essen später, treiben später Sport und bleiben länger hellwach und aufmerksam. Am Wochenende versuchen wir dann, zum Ausgleich »auszuschlafen«, aber wenn man in der Woche täglich um sechs Uhr aufsteht, entspricht das Aufstehen am Wochenende um neun Uhr bereits einer Reise über drei Zeitzonen. Sie versetzen sich lediglich in einen Jetlag, und bei manchen Menschen kann schon dies eine Migräne auslösen. Hinzu kommt, dass viele in Wechselschicht arbeiten müssen. Anstatt nun zu begreifen, dass wir ein Problem haben, erklären wir uns lieber zu Nachteulen und reden uns ein, wir seien so geboren. Dabei erlebt der gesamte Westen lediglich epidemischen Schlafentzug.

SCHLAFMANGEL ALS STRESSFAKTOR

Wenn Sie Ihrem Schlaf keine Priorität einräumen, schlafen Sie höchstwahrscheinlich zu wenig. Wir leiden heute derart unter Zeitmangel, dass wir zuallererst am Schlaf sparen, weil uns gar nicht bewusst ist, wie sehr wir ihn brauchen und was für ein Stressfaktor Schlafmangel ist.

In einem Gespräch erklärte mir Professor Matthew Walker*, ein Schlafforscher, der »Das große Buch vom Schlaf« verfasst hat: »Schlafmangel hinterlässt im Gehirn ähnliche Spuren wie Stress.« Wenn wir zu wenig schlafen, zeigen sich Einbrüche bei Gedächtnis, Aufmerksamkeit, kognitiver Funktion, Entscheidungsfindung und Lernfähigkeit. Im Körper steigt der Spiegel von Adrenalin, Noradrenalin und Cortisol an, die Entzündungsmarker schnellen in die Höhe, und wir entwickeln Insulinresistenz, was die Entstehung von Typ-2-Diabetes begünstigt. Außerdem stört Schlafmangel die Hunger- und Sättigungsregulierung (siehe Seite 194), das heißt, wir haben mehr

* Mein ausführliches Gespräch mit Professor Walker finden Sie in meinem Podcast *Feel Better, Live More* auf drchatterjee.com/matthewwalker und drchatterjee.com/whywesleep.

Appetit und werden schlechter satt, wodurch wir leichter zunehmen. Hinzu kommt, dass Schlafmangel mehr Appetit auf Zucker macht, sodass es deutlich unwahrscheinlicher wird, sich quer durchs Alphabet zu essen.

Doch auch auf Zellebene leidet der Körper. Eine faszinierende Studie aus dem Schlafforschungszentrum Surrey verglich Personen mit nur sechs Stunden Nachtschlaf mit Personen, die achteinhalb Stunden schlafen durften. Schon nach einer Woche zeigten sich bei denen, die nur sechs Stunden Schlaf bekamen, an 711 Genen Veränderungen. Ungefähr die Hälfte dieser Gene, von denen etliche mit chronischer Entzündung, Stress, Herzgefäßerkrankungen und Krebs zu tun haben, schraubte ihre Aktivität hoch. Die andere Hälfte (die mit einem intakten Immunsystem und einem stabilen Stoffwechsel in Verbindung stehen) drosselte ihre Aktivität. Schlafmangel veränderte also, wie die Gene arbeiteten. Darüber hinaus senkt Schlafmangel die Herzfrequenzvariabilität (ein Marker für erhöhten Stress, siehe Seite 169), hängt mit geschädigten Telomeren zusammen (ein wichtiger Hinweis auf Zellalterung), verstärkt die Aktivität der HPA-Achse (unsere Stresssirene, siehe Seite 16) und wirkt sich nachteilig auf das Mikrobiom aus (siehe Seite 137).

Das waren jetzt nur einige der Mechanismen, durch die Schlafmangel den Körper in Stress versetzen kann. Er vermittelt dem Gehirn zudem die Information, dass etwas falsch läuft, und das liegt vor allem an seiner Wirkung auf unser emotionales Gehirn. Untersuchungen ergaben, dass die Amygdala – das Alarmsystem des emotionalen Gehirns – bei Schlafmangel deutlich schneller reagiert. Deshalb neigen wir dann bei negativen Reizen zur Überreaktion. Einer Studie zufolge stieg die Reaktivität der Probanden auf Stressreize unter Schlafmangel um 60 Prozent.

Doch während Schlafmangel unsere Schwelle für Stress und Wohlbefinden radikal absenken kann, ist ausreichend Schlaf unglaublich heilsam und kann nachweislich die Auswirkungen massiv stressbelasteter Erlebnisse und Traumata herabsetzen. Wenn jemand nach einer Makrostressdosis schlechter schläft, steigt die Wahrscheinlichkeit, eine posttraumatische Belastungsstörung und eine Depression zu entwickeln. Deshalb sollten Sie gerade nach einem stressigen Tag Ihrem Schlaf oberste Priorität einräumen.

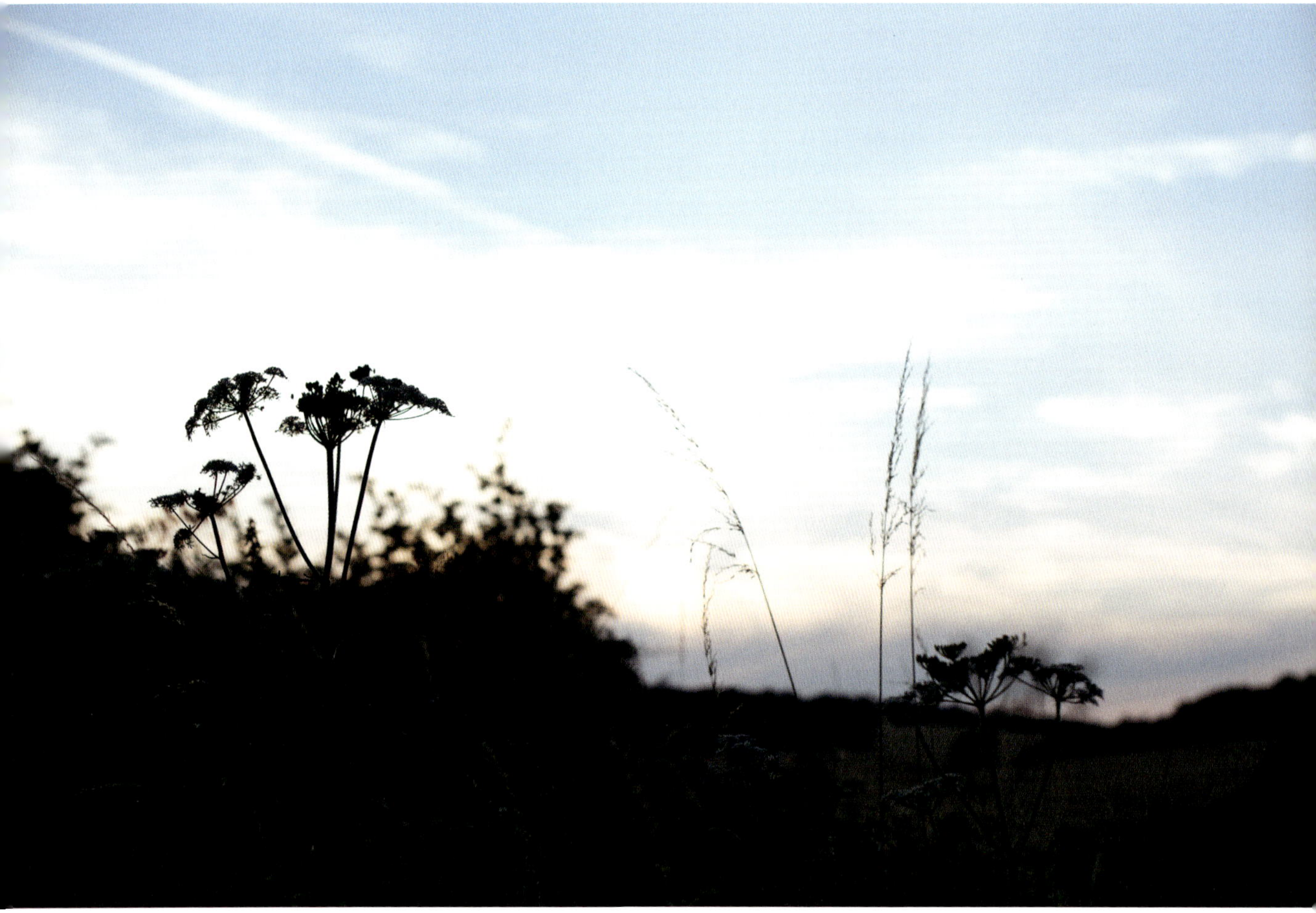

MEHR MELATONIN

Wenn es abends dunkel wird, setzt die Zirbeldrüse tief im Inneren unseres Gehirns Melatonin frei. Viele Jahre galt Melatonin lediglich als Schlafhormon, doch inzwischen wissen wir, dass es weit mehr Wirkungen auf den Körper hat. Zum Beispiel schaltet es die Oxidation ab, eine Art »Rosten« im Körper, das im Übermaß schädlich werden kann, und hilft uns, Entzündungen einzudämmen. Viele von uns bringen jedoch den Rhythmus der Melatonin-Ausschüttung durcheinander, indem wir uns künstlichem Licht aussetzen, nicht zuletzt dem Licht unserer Smartphones und anderer Bildschirme, die wir häufig dicht vors Gesicht halten. Zahlreiche Studien belegen, dass die Nutzung elektronischer Geräte kurz vor der Bettzeit die Melatoninausschüttung um über 50 Prozent reduzieren kann. Bei einem Medikament mit derartigen, potenziell schädlichen Nebenwirkungen müssten die Warnhinweise auf der ganzen Packung stehen!

Nun denken Sie vielleicht: »Schade für die Pechvögel, aber ich schlafe trotzdem gleich ein, auch wenn ich noch auf mein Gerät geguckt habe.« In diesem Fall muss ich Sie leider enttäuschen. Denn Sie schlafen zwar körperlich ein, aber mit hoher Wahrscheinlichkeit ist die Schlafqualität eingeschränkt, weil eine entscheidende Tiefschlafphase, die REM-Phase (siehe Seite 192), signifikant zurückgeht. Und das bedeutet, dass Sie am nächsten Tag deutlich müder sind. Noch irritierender ist, dass der Melatoninspiegel noch Tage später gestört bleibt, selbst wenn Sie das Gerät gar nicht mehr verwenden. Deshalb empfehle ich meinen Patienten stets, die Versuchung zu verringern, indem sie ihre mobilen Geräte gar nicht erst ins Schlafzimmer lassen.

DIE PASSENDE BELEUCHTUNG

Unsere zirkadianen Rhythmen beruhen in hohem Maße darauf, dass wir zur rechten Zeit das passende Licht bekommen. Das bedeutet, dass wir morgens möglichst viel Licht brauchen und abends möglichst wenig. Natürliches Morgenlicht ist blaues Licht, das Energie schenkt und erfrischt. In Japan machen einige Behörden sich das blaue Licht neuerdings auf ungewöhnliche Weise zunutze. Japan hat eine der höchsten Suizidraten der Welt, und viele Menschen nehmen sich das Leben, indem sie vor einen einfahrenden Zug springen. Als Gegenmaßnahme wurden am Ende einiger Bahnsteige LED-Leuchten montiert, die blaues Licht ausstrahlen. Und an einigen Orten, wo dieses Licht eingesetzt wird, ist die Suizidrate um bemerkenswerte 84 Prozent zurückgegangen.

Am Abend hingegen wollen wir kein energetisierendes blaues Licht, sondern eher die Umweltbedingungen, unter denen die Evolution unser Gehirn geprägt hat. Kerzenlicht ist ein perfekter Ersatz für das Lagerfeuer, um das sich unsere Vorfahren scharten, und rotes Licht ist die Wellenlänge, die am wenigsten in den zirkadianen Rhythmus eingreift. Passende Leuchtmittel können Sie zumindest für die Nachttischlampe erwerben, oder Sie probieren elektronisch geregelte Lösungen, bei denen das Licht im Tagesverlauf automatisch die Farbe ändert und zum Abend hin eher warmes Orange und Rot abgibt. Brillen, die blaues Licht blockieren, sind durchaus erschwinglich und können in vielen Fällen am Abend den entscheidenden Vorteil bringen (wenn meine Frau sie um 20 Uhr aufsetzt, ist sie nach 20 Minuten müde). Ich habe sogar für meine Kinder entsprechende Brillen angeschafft.

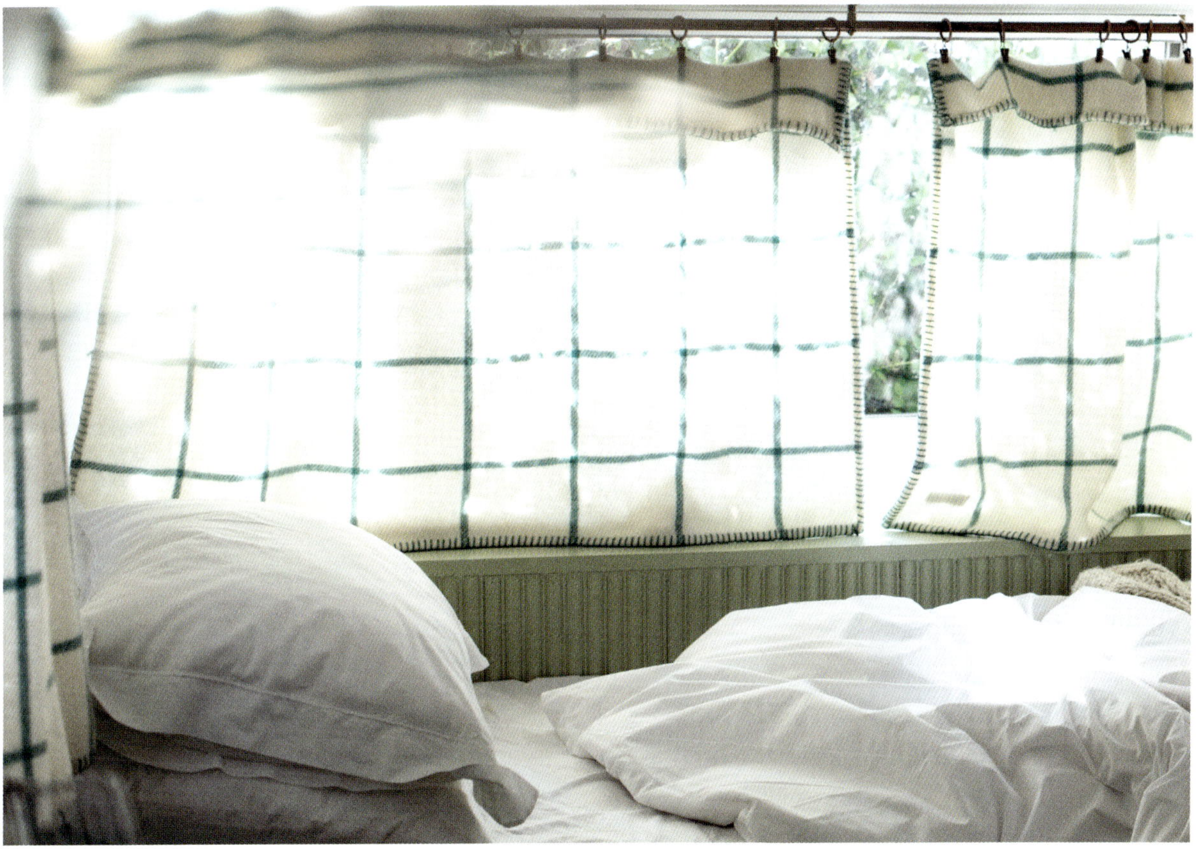

ERNÄHRUNGSRHYTHMUS

Am bekanntesten ist sicher der zirkadiane Rhythmus (Schlafrhythmus), aber das ist keineswegs der einzige Rhythmus, der den Körper steuert. Auch die Verdauung unterliegt einem Tag-Nacht-Rhythmus. Der menschliche Körper ist dafür optimiert, Nahrung tagsüber zu verwerten, doch auch hier leben wir aufgrund der modernen, industrialisierten Welt asynchron. Besonders schädlich ist die Derhythmisierung der Ernährung meiner Erfahrung nach für Schichtarbeiter, die vermehrt eine Insulinresistenz und weitere Probleme wie Diabetes und Krebs entwickeln. Unsere Vorfahren haben eher früher am Tag gegessen und nach Einbruch der Dunkelheit keine schweren Mahlzeiten mehr zu sich genommen. In dem alten Leitsatz, morgens wie ein Kaiser, mittags wie ein König und abends wie ein Bettelmann zu essen, steckt viel Wahrheit.

Doch ich weiß natürlich: Das Leben ist kompliziert. Viele Menschen müssen zu unpassenden Zeiten arbeiten, und mir ist bewusst, dass man seine Essgewohnheiten nicht immer umstellen kann. Doch vielleicht könnten Sie Ihr Essverhalten durch eine Einschränkung der Essenszeiten besser rhythmisieren. Erste Ergebnisse aus Studien an Mäusen am Salk Institute in San Diego deuten darauf hin, dass begrenzte Fütterungszeiten mit vielen Vorteilen einhergehen. Bei diesen Tests erhielten übergewichtige Mäuse zunächst Fast Food und durften die ganze Woche fressen, wann immer sie wollten. Sie entwickelten prompt krankhaftes Übergewicht. Als diese Mäuse dasselbe Futter bekamen, aber nur elf Stunden am Tag fressen durften, blieben sie zwar dick, wurden aber fitter. Danach setzten die Forscher schlanken Mäusen Junk Food vor und ließen sie nach Belieben fressen. Auch diese Mäuse wurden fett. Als diese Gruppe jedoch dieselbe Nahrung erhielt, aber nur noch elf Stunden fressen konnte, blieben die Tiere schlank und wurden fit. Es war *dasselbe* Futter. Dasselbe grässliche Futter. Der einzige Unterschied war, dass die Mäuse es innerhalb eines zeitlich begrenzten, regelmäßigen Zeitraums aufnahmen. In einem letzten Versuch verabreichten die Forscher schlanken Mäusen an Wochentagen zeitbegrenzt Junk Food und ließen sie am Wochenende fressen, wann und so viel sie wollten (was unserer heutigen Lebensweise am ehesten entspricht). Auch diese Mäuse blieben schlank und fit.

BEGRENZTE ESSENSZEITEN

Ich empfehle *jedem,* sich bei der Nahrungsaufnahme auf zwölf Stunden am Tag zu beschränken. Sie dürfen dieses Zeitfenster gern verkürzen, doch die meisten profitieren bereits von Zwölf-Stunden-Intervallen. Acht von diesen zwölf Stunden werden Sie hoffentlich schlafend verbringen. Ich halte begrenzte Essenszeiten für einen der wichtigsten Faktoren für die eigene Gesundheit.

Außerhalb dieses Intervalls dürfen Sie Wasser, Kräutertee, schwarzen Tee oder Kaffee trinken. Damit sollten auch Schichtarbeiter gut klarkommen (siehe Seite 199).

Solche Studien stellen unser bisheriges Ernährungswissen auf den Kopf. Natürlich muss man bedenken, dass sie bisher vorwiegend an Mäusen durchgeführt wurden und Tierversuche nicht immer auf den Menschen übertragbar sind. Die daran beteiligten Wissenschaftler mussten sich über Jahre um die Finanzierung von Tests an Menschen bemühen, was vor allem daran liegt, dass die erwarteten Ergebnisse nicht profitversprechend sind. Dieses Problem wurde jedoch teilweise gelöst, und nun laufen erste Studien mit Menschen. Ergänzend dazu sammelt die Gruppe von Dr. Satchidananda Panda Alltagsergebnisse von Menschen auf der ganzen Welt, die ihre Fortschritte über seine App *My Circadian Clock* aufzeichnen.*

So faszinierend ich diese Mäusestudien auch finde, spiegeln sie doch lediglich, was ich in meiner Praxis schon seit Jahren beobachte. Sobald meine Patienten nur noch in begrenzten Zeiten essen, nehmen sie leichter ab, bekommen Blutzucker und Stresspegel besser in den Griff, und Verdauungsstörungen wie Magenschmerzen oder Sodbrennen gehen zurück. Dieses Konzept habe ich bereits in meinem letzten Buch, *Der 4-Säulen-Plan,* vorgestellt und war überwältigt von den vielen Rückmeldungen, in denen Leser und Leserinnen von vergleichbaren Fortschritten berichteten.

Der Zeitpunkt der Nahrungsaufnahme trägt auch entscheidend zu einer gesunden Herzratenvariabilität bei (siehe Seite 169). Viele meiner Freunde und Patienten, die andächtig ihre Herzvariabilität aufzeichnen, erzählen, dass ein frühes Abendessen zu einer besseren Herzratenvariabilität am nächsten Morgen führt. Späte Mahlzeiten sind für den Körper ein Stressfaktor. Selbst wenn Sie nichts an Ihrer Ernährung verändern, kann schon ein früheres Abendessen den Dauerstress eindämmen und den Ruhemodus einleiten.

---

* Ein ausführliches Gespräch mit Dr. Panda zu diesem Thema finden Sie auf meinem Podcast *Feel Better, Live More* auf drchatterjee.com/panda und drchatterjee.com/trf.

WANN SOLLTE DAS ABENDESSEN ENDEN?

Es mehren sich die Hinweise, dass ein früheres Abendessen für diverse Gesundheitsparameter wie Gewicht, Blutzuckerstabilität und Stressbelastung günstiger ist. Ich empfehle, die letzte Mahlzeit mindestens drei Stunden vor dem Schlafengehen zu beenden. Wenn Sie also um zehn Uhr ins Bett wollen, sollte das Abendessen um sieben Uhr fertig sein. Wenn man das nicht gewohnt ist, klingt es gar nicht so einfach, aber halten Sie durch! Nach ein bis zwei Wochen werden Sie merken, dass der Körper sich umstellt. Viele Patienten sagen später, dass sich Sodbrennen, Magenprobleme und Schlafqualität gebessert hätten.

Wer Spätschicht hat, könnte etwas zu essen mitnehmen oder die letzte Mahlzeit in einer frühen Abendpause einnehmen.

FLÜSSIGEN STRESS VERMEIDEN

Wir im Westen haben uns angewöhnt, bei Stress ein Bier aufzumachen oder ein Glas Wein zu trinken. Alkohol beruhigt, und deshalb »gönnen« wir ihn uns, weil wir glauben, so besser schlafen zu können. Tatsächlich schläft man im Handumdrehen ein – Augen zu und weg. Doch wenn man Alkohol als Einschlafhilfe einsetzt, stört er letztlich den Schlaf, weil er uns nachts häufiger aufwachen lässt. Zudem blockiert er die lebenswichtigen, erholsamen REM-Phasen, sodass wir zwar schlafen, aber die Schäden durch den Alltagsstress nicht repariert werden. Unter Stress neigen wir zudem zu erhöhtem Alkoholkonsum, was leider am Ende noch mehr Stress erzeugt.

Wenn Sie nicht so gut schlafen wie gewünscht, sollten Sie eine oder zwei Wochen weniger (oder gar keinen) Alkohol trinken. Beobachten Sie die Veränderungen. Häufig ist es ein Unterschied wie Tag und Nacht.

Doch nicht nur Alkohol ist flüssiger Stress, sondern auch Koffein. Es mag überraschend klingen, doch mitunter steckt ein Viertel der Koffeinmenge aus der mittäglichen Tasse Kaffee noch um Mitternacht im Körper.

Jeder weiß, dass man direkt vor dem Schlafengehen keinen Kaffee mehr trinken sollte, aber die letzte Tasse mittags wirkt abends, wenn wir das Licht löschen, immer noch wie eine Vierteltasse. Manche Menschen können scheinbar auch nach dem abendlichen Espresso problemlos einschlafen, aber Studien zufolge ist ihr Schlaf weniger erholsam. Für viele Menschen ist Kaffee somit eine versteckte, täuschend »normale« Stressquelle.

Hinzu kommt, dass zu viel Koffein uns mitunter früh am Morgen weckt, oft mit leichten Kopfschmerzen. Ich bezeichne das als »Kaffeekater«: Das Koffein im Körper ist verbraucht, und er giert nach mehr. Ich kann mich in die betroffenen Patienten bestens einfühlen, weil ich dieses Phänomen von mir selbst kenne.

Bei Schlafstörungen oder Angstattacken sollten Sie unbedingt einmal eine ganze Woche vollständig auf Koffein verzichten oder maximal morgens koffeinhaltige Getränke zu sich nehmen. Koffein wirkt stark anregend und sollte mit Vorsicht genossen werden. Häufig ist Koffein eine Mikrostressdosis, die uns Schluck für Schluck in den Stressmodus schubst.

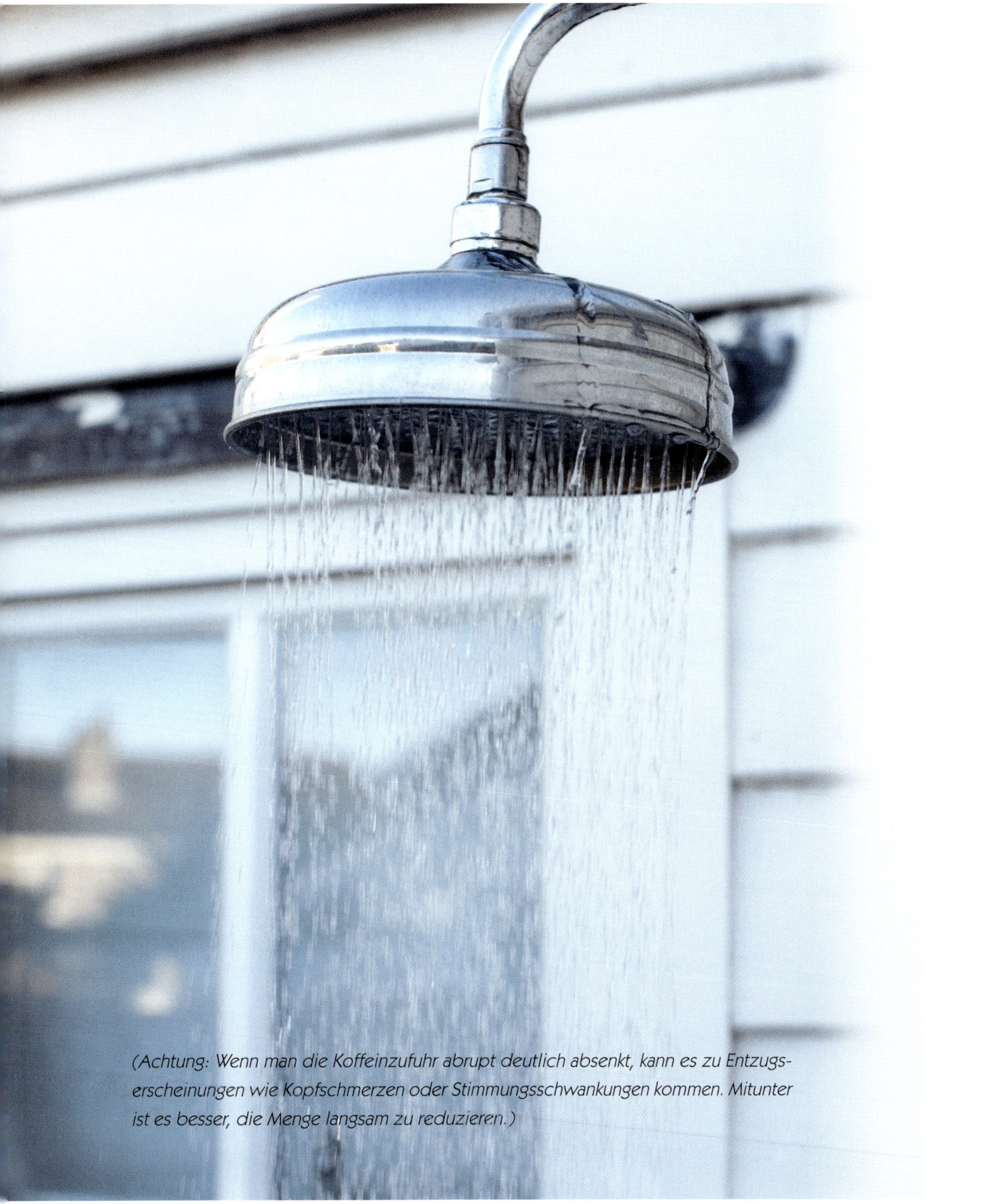

(Achtung: Wenn man die Koffeinzufuhr abrupt deutlich absenkt, kann es zu Entzugserscheinungen wie Kopfschmerzen oder Stimmungsschwankungen kommen. Mitunter ist es besser, die Menge langsam zu reduzieren.)

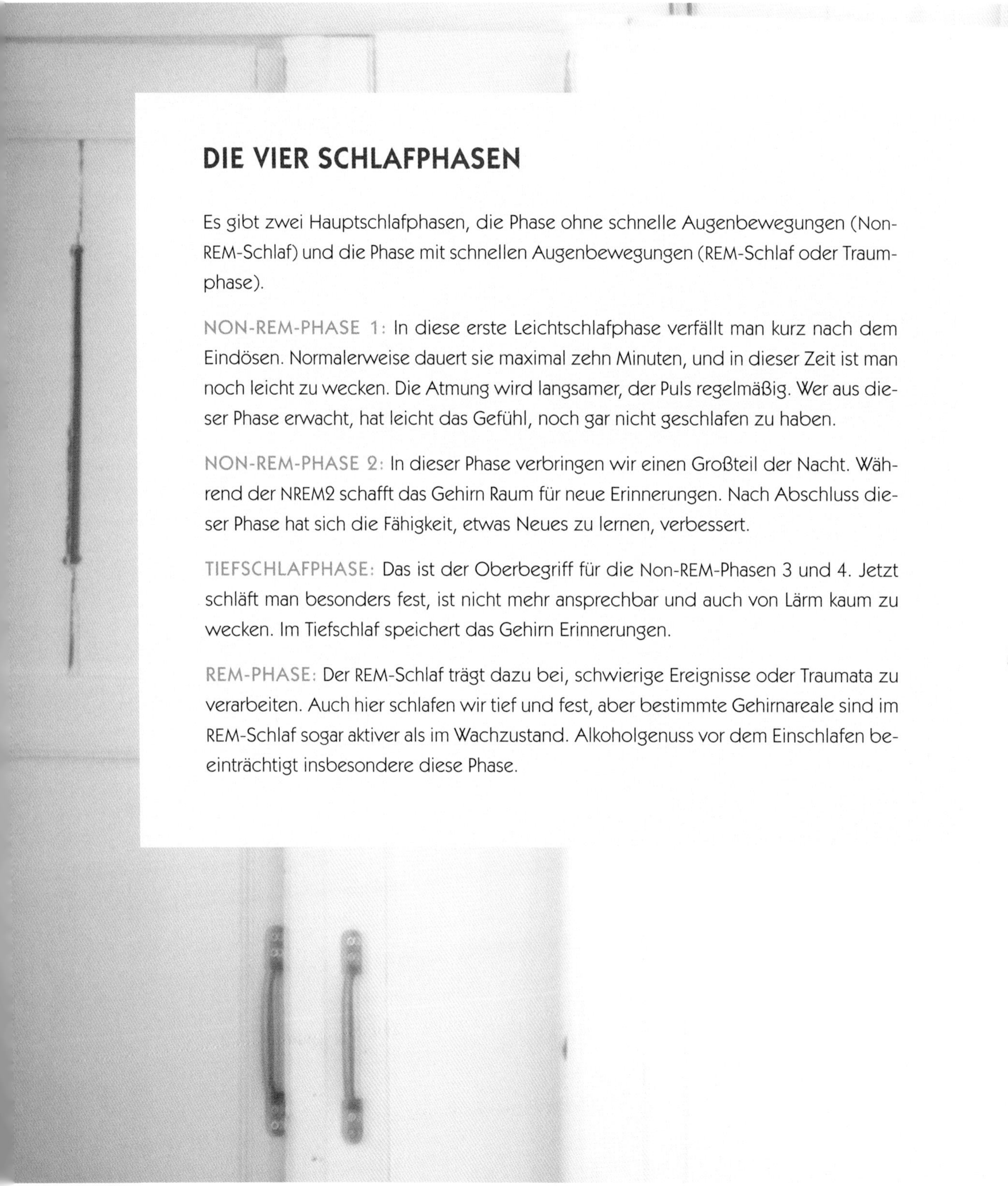

DIE VIER SCHLAFPHASEN

Es gibt zwei Hauptschlafphasen, die Phase ohne schnelle Augenbewegungen (Non-REM-Schlaf) und die Phase mit schnellen Augenbewegungen (REM-Schlaf oder Traumphase).

NON-REM-PHASE 1: In diese erste Leichtschlafphase verfällt man kurz nach dem Eindösen. Normalerweise dauert sie maximal zehn Minuten, und in dieser Zeit ist man noch leicht zu wecken. Die Atmung wird langsamer, der Puls regelmäßig. Wer aus dieser Phase erwacht, hat leicht das Gefühl, noch gar nicht geschlafen zu haben.

NON-REM-PHASE 2: In dieser Phase verbringen wir einen Großteil der Nacht. Während der NREM2 schafft das Gehirn Raum für neue Erinnerungen. Nach Abschluss dieser Phase hat sich die Fähigkeit, etwas Neues zu lernen, verbessert.

TIEFSCHLAFPHASE: Das ist der Oberbegriff für die Non-REM-Phasen 3 und 4. Jetzt schläft man besonders fest, ist nicht mehr ansprechbar und auch von Lärm kaum zu wecken. Im Tiefschlaf speichert das Gehirn Erinnerungen.

REM-PHASE: Der REM-Schlaf trägt dazu bei, schwierige Ereignisse oder Traumata zu verarbeiten. Auch hier schlafen wir tief und fest, aber bestimmte Gehirnareale sind im REM-Schlaf sogar aktiver als im Wachzustand. Alkoholgenuss vor dem Einschlafen beeinträchtigt insbesondere diese Phase.

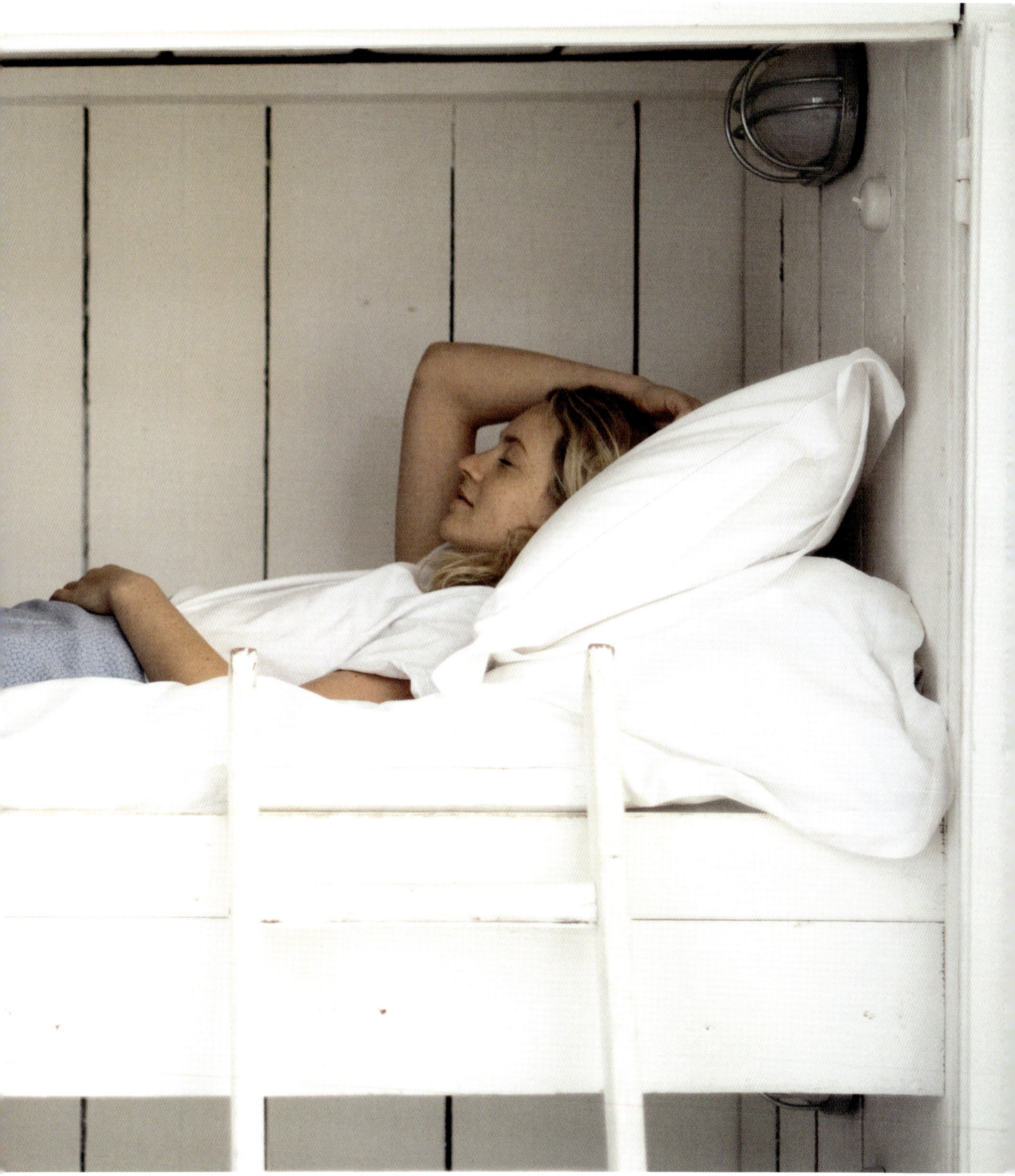

SECHS FAKTEN ZUM SCHLAF

1. WARUM SCHLAFEN WIR ÜBERHAUPT? Viele Gründe liegen nach wie vor im Verborgenen, doch immerhin wissen wir, dass der Körper im Schlaf die tagsüber angesammelten Abbauprodukte ausleitet. Es kommt sozusagen jede Nacht die Müllabfuhr, um körperlichen und emotionalen Müll abzutransportieren.

2. WARUM TRÄUMEN WIR? Die meisten Träume laufen während der REM-Phase ab, in der bestimmte Gehirnareale voll aktiv sind. Zum Zweck des Träumens gibt es viele Theorien. Die ganze Wahrheit kennen wir noch nicht. Allerdings wissen wir, dass Träumen die Kreativität und die Problemlösungsfähigkeiten verbessert.

3. WARUM REAGIEREN WIR GEREIZT, WENN WIR MÜDE SIND? Solange wir unausgeschlafen sind, kann das emotionale Gehirn nicht zur Ruhe kommen. Die Amygdala, unser Alarmsystem, das Gefühle wie Furcht, Traurigkeit, Ärger oder Wut auslöst, wird deutlich empfindlicher.

4. WARUM KÖNNEN WIR UNS MÜDE SCHLECHTER KONZENTRIEREN? Das rationale Gehirn wird vom präfrontalen Kortex gesteuert, der vorderen Hirnrinde. Hier fallen alle wichtigen Entscheidungen. Amygdala und präfrontaler Kortex liegen sozusagen in Dauerfehde. Wenn wir müde sind, reagiert die Amygdala schneller, und der präfrontale Kortex kommt weniger zum Zug.

5. WARUM MACHT SCHLAFMANGEL DICK? Es gibt diverse Gründe, warum Schlafmangel und Übergewicht zusammenhängen. Zunächst einmal ermuntert Müdigkeit zum Essen, weil sie den Spiegel von zwei Hormonen verändert, die entscheidend zur Gewichtskontrolle beitragen. Leptin ist das Sättigungshormon, Ghrelin ist das Hungerhormon. Schlafmangel lässt das Ghrelin ansteigen (also hat man Hunger) und das Leptin absinken (also wird man niemals satt). Das ist nicht die beste Kombination.

6. WARUM KANN MAN IM HOTEL SO SCHLECHT EINSCHLAFEN? Dieses Phänomen ist ziemlich verbreitet – man übernachtet im Hotel und schläft sehr unruhig. Woher kommt das? Evolutionär betrachtet könnte ein neuer Schlafplatz eine unbekannte Bedrohung bergen, sodass wir nicht ganz genau wissen, ob wir sicher sind. Deshalb weigert sich unser auf Überleben gepoltes Menschengehirn, in den Tiefschlaf überzugehen, der doch für die Regeneration und den Stoffwechsel so wichtig ist. Die Forschung geht davon aus, dass wir dadurch in den leichten Schlafphasen verweilen sollen, um auf jede Gefahr gefasst zu sein.

GÖNNEN SIE SICH MEHR SCHLAF

Anstatt sich nach einem harten Tag aufs Sofa zu fläzen, eine Pizza zu futtern, diese mit einer halben Flasche Wein herunterzuspülen und dann lange in den sozialen Medien zu verweilen, sollten Sie sich lieber reichlich Extraschlaf gönnen. Zünden Sie Kerzen an. Lesen Sie eine Zeitschrift oder ein Buch (Studien besagen, dass die Gehirnaktivität im Schlaf sich besser reguliert, wenn man in einem Buch gelesen anstatt einen Bildschirm betrachtet hat). Wenn dann die langen Finger des Melatonins verführerisch durch den Körper wandern, fehlt nur noch ein heißes Bad, das die Körpertemperatur absinken lässt. Denn sobald Sie in die Wanne steigen, fließt alles Blut an die Körperoberfläche, und sobald Sie wieder herauskommen, beginnt die Kerntemperatur zu sinken. Das ist ein Schlafreiz.

Ein besserer Tagesrhythmus und eine ordentliche Portion erholsamer Schlaf ist eine der wirksamsten Methoden, allen Stress abzuschütteln und in den Ruhemodus zu gleiten.

DER PERFEKTE TAGESRHYTHMUS

Auch wenn man sich vielleicht nicht jeden Tag an diesen Rhythmus hält, ticken die inneren Uhren umso harmonischer, je mehr Komponenten wir einbeziehen und je weniger Stresssignale der Körper erhält.

- JEDEN TAG UNGEFÄHR ZUR SELBEN ZEIT AUFSTEHEN. AUCH AM WOCHENENDE. Selbst wenn es am Vortag spät geworden ist, sollten Sie zur selben Zeit aufstehen. Machen Sie lieber später ein Nickerchen.
- JEDEN MORGEN HELLES, NATÜRLICHES LICHT TANKEN. Mit einem klaren zirkadianen Rhythmus schlafen Sie nachts besser.
- NICHT FRÜHSTÜCKEN, WENN SIE KEINEN HUNGER HABEN. Essen Sie nur, wenn Sie hungrig sind. Falls Sie allerdings, wenn Sie das Frühstück auslassen, abends einen Bärenhunger entwickeln, sollten Sie dieses Muster umkehren. In diesem Fall sollten Sie morgens wenigstens eine Kleinigkeit zu sich nehmen, damit Sie die Uhr umstellen können und nicht spät abends Hunger verspüren.
- MÖGLICHST FRÜHZEITIG SPORT TREIBEN. Anstrengendes Training innerhalb der letzten drei Stunden vor der Bettzeit kann die Uhr zurückstellen und das Einschlafen erschweren.
- SO FRÜH WIE MÖGLICH ZU ABEND ESSEN, MÖGLICHST VOR 7 UHR.

- ABENDS KEINE KOFFEINHALTIGEN GETRÄNKE MEHR TRINKEN, am besten nur noch Wasser oder Kamillentee.
- ABENDS MÖGLICHST WENIG BLAUES LICHT. Legen Sie elektronische Geräte wie Laptop, Handy oder Tablet 90 Minuten vor dem Schlafengehen beiseite. Wenn Sie partout noch auf einen Bildschirm starren müssen, verwenden Sie eine Brille, die blaue Strahlung ausfiltert, oder stellen Sie an Ihrem Gerät den entsprechenden Filter an.
- GÖNNEN SIE SICH IN EINER PAARBEZIEHUNG JEDEN ABEND MINDESTENS DREI MINUTEN INTIMITÄT – und wenn Sie einander nur an den Händen halten. (Mehr zur segensreichen Wirkung von Berührungen siehe Seite 90.)
- MEIDEN SIE JEGLICHE AKTIVITÄT, DIE SIE EMOTIONAL AUFWÜHLT ODER ÄRGERT. Zwei Stunden vor dem Schlafengehen sollten Sie weder die Nachrichten noch einen spannenden Krimi sehen.
- SOBALD DAS LICHT GEDÄMPFT WIRD, HÖREN SIE AUF ZU ESSEN. Bei Dunkelheit wird das Schlafhormon Melatonin ausgeschüttet. Sobald es vorliegt, verdauen wir nicht mehr so gut.

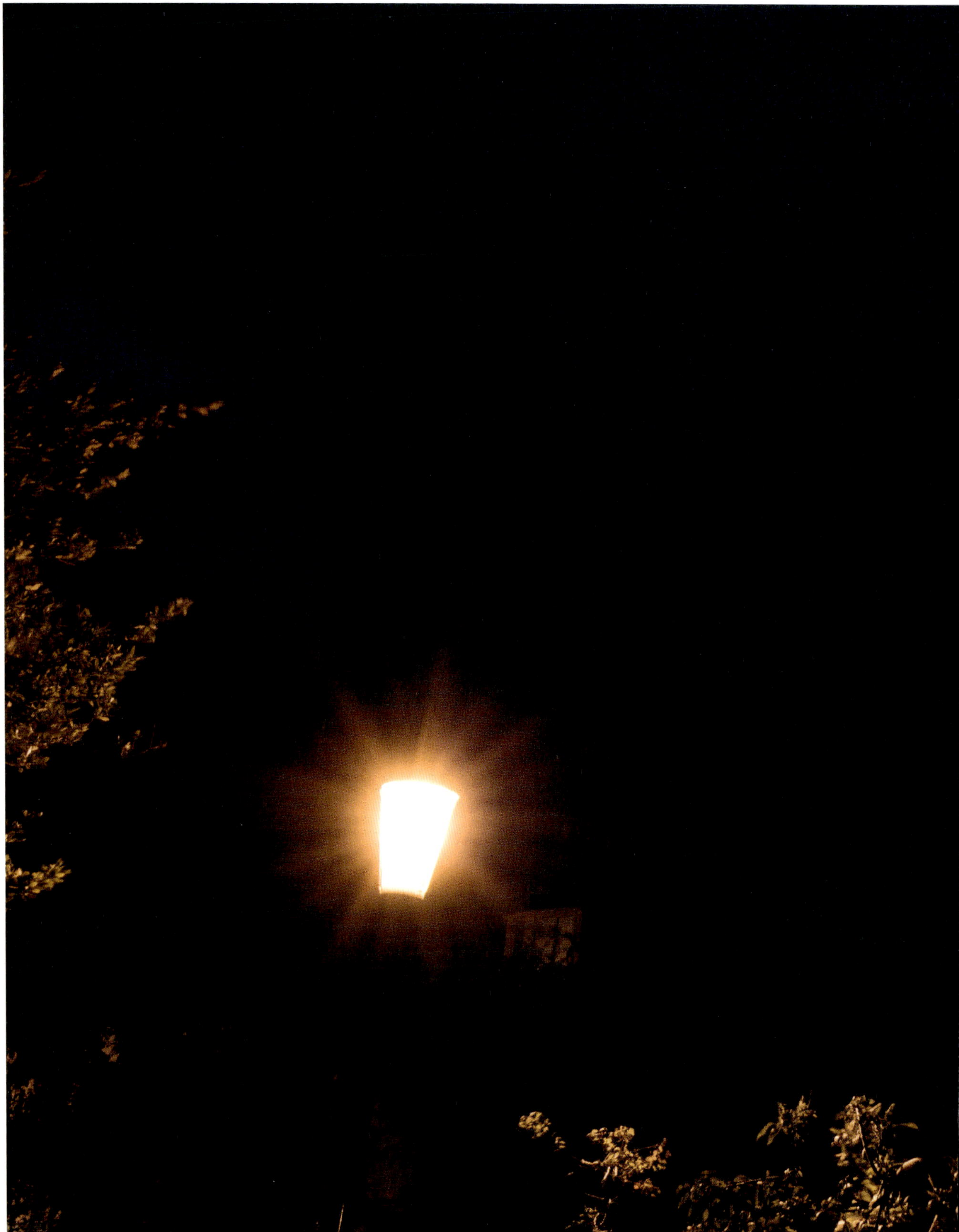

TIPPS FÜR DIE NACHTSCHICHT

1. **Setzen Sie sich abends und während der Nachtarbeit hellem Licht aus.**

2. **Begrenzen Sie am Morgen nach einer Nachtschicht die Lichtzufuhr und nutzen Sie Brillen, die blaues Licht blockieren, damit der Körper nicht das Signal bekommt, dass schon Tag ist.**

3. **Sport vor der Nachtschicht lässt das Cortisol ansteigen und erleichtert das Wachbleiben.**

4. **Proteinreiche, kohlenhydratarme Mahlzeiten** (zum Beispiel ein Thunfischsalat) scheinen nachts besser wachzuhalten. Essen Sie vor der Arbeit am besten so etwas.

5. **Nach Schichtende bitte keinen Alkohol.** Er stört den Schlaf, den Sie sich tagsüber holen müssen.

6. **Gehen Sie morgens sofort ins Bett.** Befassen Sie sich nicht mit alldem, was sonst noch ansteht.

7. **Essen Sie nur innerhalb eines Zwölf-Stunden-Intervalls.** Wer also von acht Uhr abends bis acht Uhr morgens arbeiten muss, könnte kurz vor Schichtbeginn um halb acht essen, dann auch während der Nacht und um halb acht morgens aufhören. Damit stehen alle Zeichen auf einen erholsamen Tagschlaf.

4 / PSYCHE

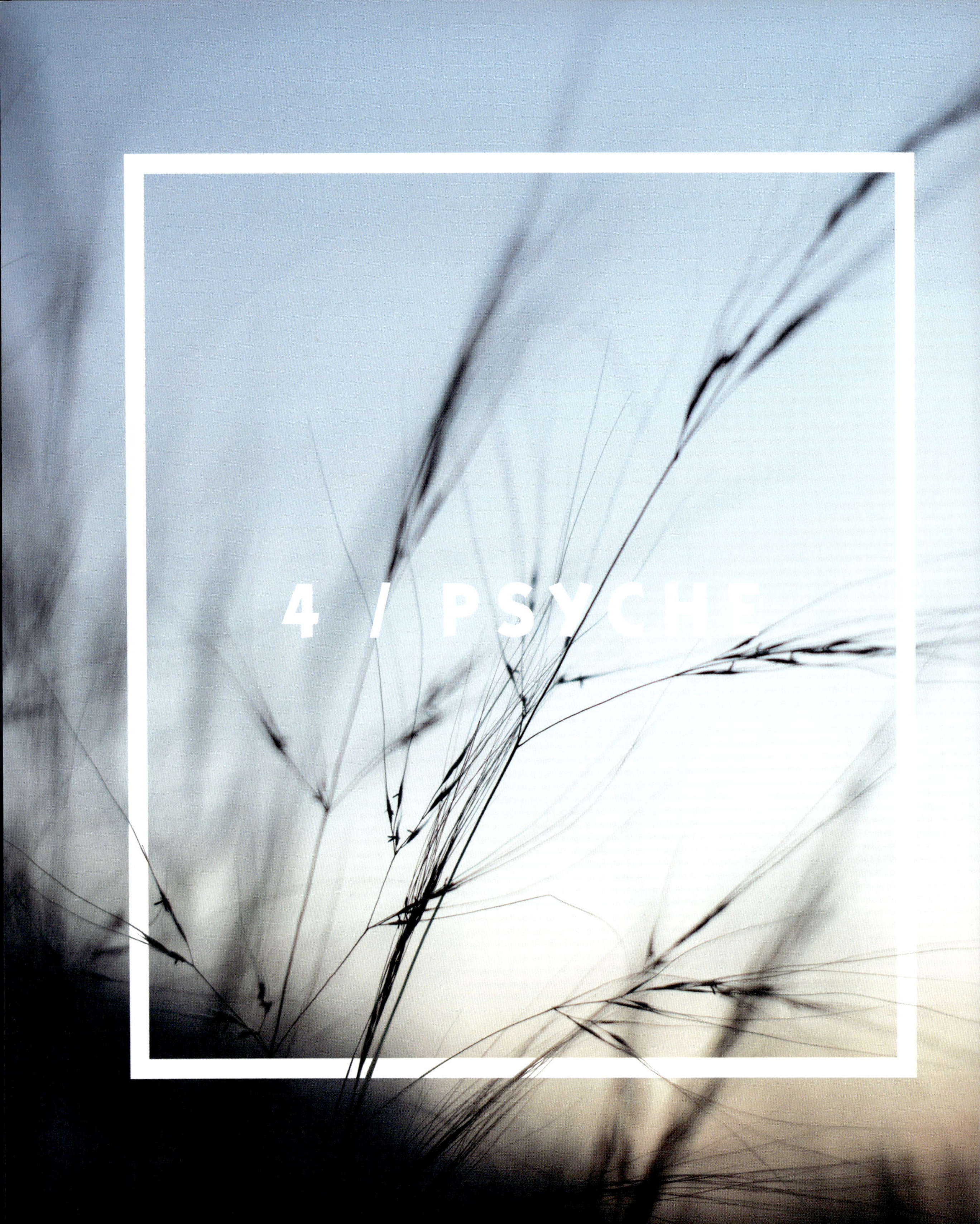

Das Wecksignal ertönt. Sie drehen sich um und tasten nach der Geräuschquelle, finden den Wecker auf dem Nachttisch und blinzeln einmal hin. Das Erste, was Sie sehen, ist das helle Licht des Handys. Übergangslos befinden Sie sich nach einem tiefen, erholsamen Schlaf im Zustand gestresster Alarmbereitschaft. Klingt das bekannt? Wenn nicht, sind Sie eher die Ausnahme als die Regel.

Das 21. Jahrhundert setzt uns psychisch zu. Wir belasten uns mit stressigen Informationen und bombardieren uns mit Licht und Geräuschen. Unzählige Ablenkungen buhlen um unsere Aufmerksamkeit. Wir denken uns nichts dabei, unsere Gedanken neuen Artikeln, Statusmeldungen und E-Mails auszusetzen. Doch dieses Übermaß an Informationen schadet Geist und Psyche.

Jeder weiß, dass es wichtig ist, dem Körper die richtige Nahrung zuzuführen, doch wir sollten der psychischen und geistigen Gesundheit tagtäglich dieselbe Aufmerksamkeit zukommen lassen wie dem Körper. So wie der Körper Nahrung braucht, muss auch das Gehirn zur Ruhe kommen, doch die Vorstellung, geistig zu entspannen, wird oft als Faulheit missverstanden. Seit ich diesen Punkt im *4-Säulen-Plan* erwähnt habe, danken meine Patienten mir regelmäßig für die »Erlaubnis zu entspannen«. Ich wünschte, sie könnten sich diese Erlaubnis selbst erteilen! Wir brauchen geistige Entspannung ebenso wie Vitamine, Fett und Ballaststoffe.

In diesem Abschnitt stelle ich verschiedene einfache Methoden vor, mit deren Hilfe Sie einige verbreitete Mikrostressoren vermeiden können, die Geist und Psyche belasten. Seit das Internet und die dazugehörigen Geräte in jeden Winkel dieser Erde vorgedrungen sind, geht es dabei insbesondere um Technik. Natürlich ist Technik grundsätzlich nichts Schlechtes, doch wir alle brauchen eine Strategie, um uns nicht von ihr beherrschen zu lassen. Ich gebe Ihnen daher Strategien an die Hand, mit deren Hilfe Sie Technik optimal einsetzen können, ohne wichtige Aspekte des Lebens aufzugeben. Außerdem gehe ich auf die einfachsten, aber erfrischendsten Methoden überhaupt ein: Mehr Zeit in der Natur und regelmäßige, kurze Atemübungen.

Kapitel 10

STÄNDIG AUF EMPFANG

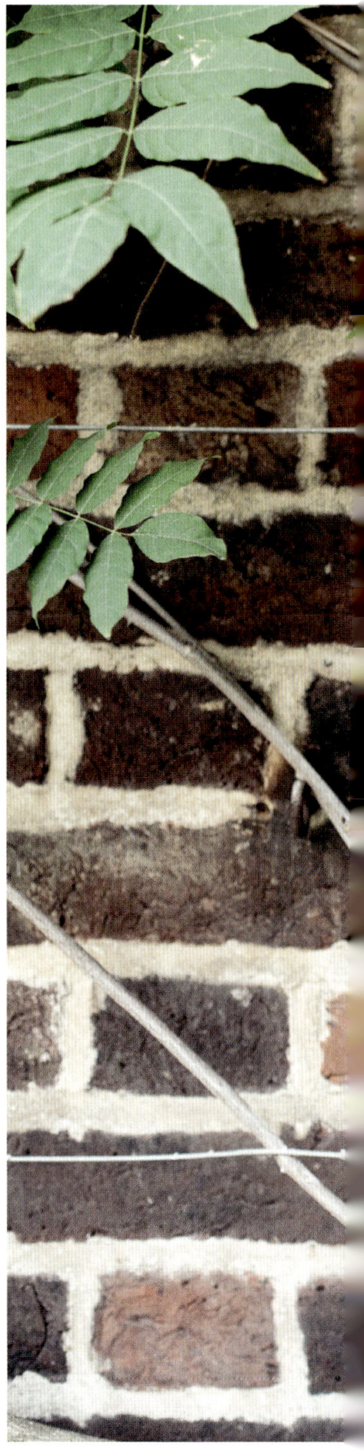

Erinnern Sie sich noch an die Zeit, wo ein Telefon nur zum Telefonieren da war? Es scheint noch nicht so lange her, dass SMS der neueste Schrei waren. Dann kam das Snake Game, und schon hatten Millionen Nokia-Besitzer angebissen. Damals war uns das nicht klar, aber tatsächlich überschritten wir eine Grenze. Der Sinn dieses genialen neuen Geräts, des Mobiltelefons, begann zu verschwimmen. Heute geht es beim Smartphone weniger um persönliche Gespräche, sondern vielmehr um ein hervorragend designtes Überraschungspaket – voller Mikrostressoren. Sie nehmen es zur Hand, schalten es an, und schon prasseln Dutzende von Nachrichten auf das Gehirn ein. Dieser elegante, rechteckige Apparat aus Metall, Silikon und Glas ist für mehr Mikrostress verantwortlich als alles andere im Leben. Dabei habe ich nichts gegen die Technik als solche. Sie ist unglaublich genial und kann viel Gutes tun. Aber großer Einfluss geht mit großer Verantwortung einher, und in meinen Augen weichen die meisten (auch ich) diesem Thema lieber aus. Und damit schaden wir in erster Linie uns selbst.

Diese Technik ist unter anderem deswegen ein solcher Stressfaktor, weil der Mensch von Natur aus eher auf Negatives achtet. Das Gehirn will uns am Leben erhalten, und deshalb ist die Wahrnehmung und Verarbeitung von potenziellen Gefahrensignalen wichtiger als die von Belohnungen. Doch für ständigen zwischenmenschlichen Stress sind wir Menschen schlichtweg nicht geschaffen. Über lange Abschnitte der Evolution lebten Menschen in Stämmen

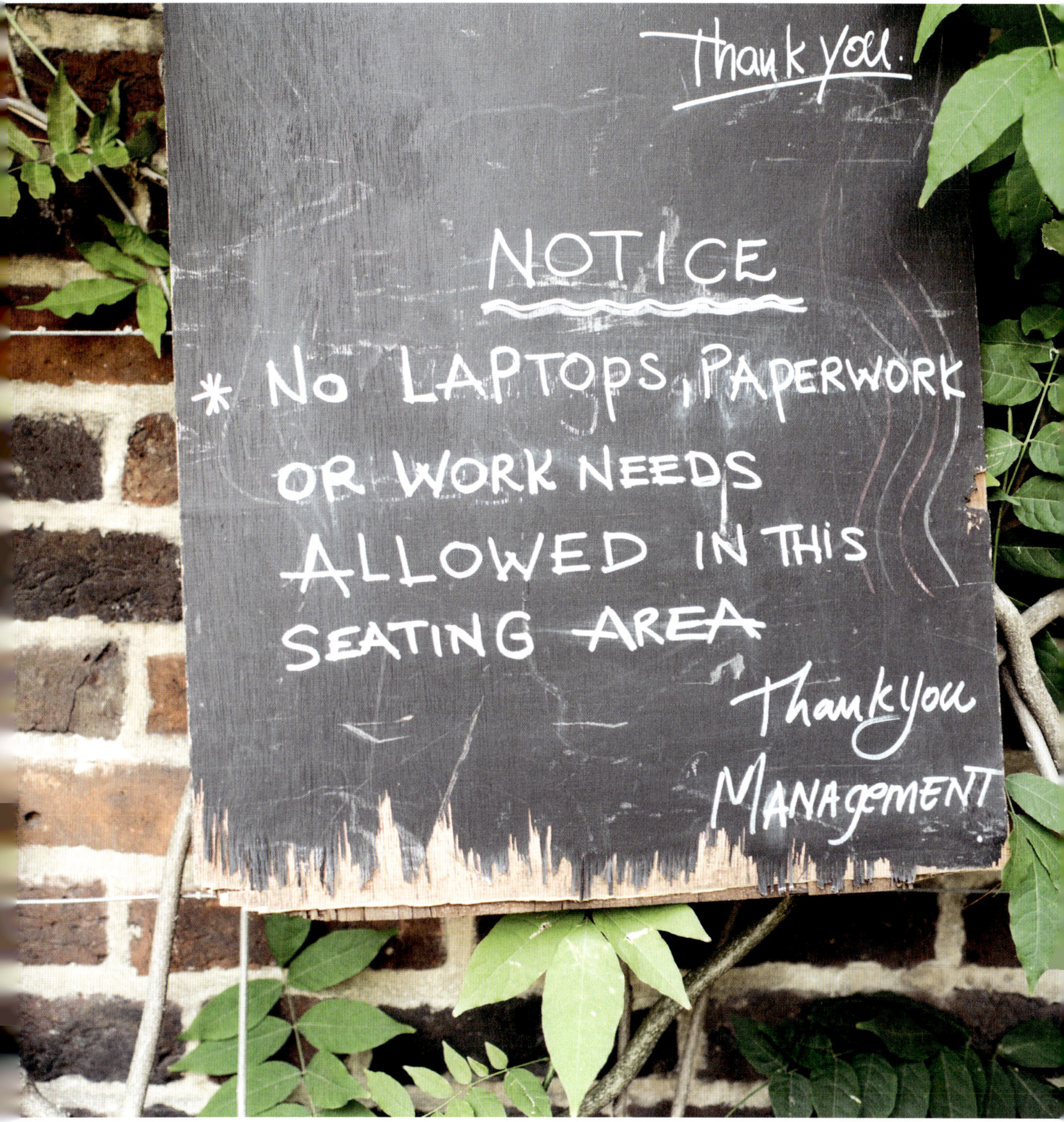
Thank you.
NOTICE
* No LAPTOPS, PAPERWORK
OR WORK NEEDS
ALLOWED IN THIS
SEATING AREA
Thank you
MANAGEMENT

von bis zu 150 Leuten zusammen. Die durchschnittliche Zahl unserer Facebook-»Freunde« beträgt jedoch 338. Auf Twitter liegt die durchschnittliche Anzahl der Follower bei 707. Unsere sozialen Netzwerke sind schon jetzt zu groß, um noch klug mit ihnen umzugehen. Hinzu kommt, dass Menschen online leicht alle Hemmungen ablegen. In einem Menschenstamm würde man sich von Angesicht zu Angesicht gegenüberstehen, und die Konsequenzen von respektlosem Verhalten wären häufig drastisch. Heute jedoch kann man nach einem schlechten Tag alle Aggressionen an der Tastatur entladen und sich damit vor Hunderten von Menschen produzieren, mit denen man verbunden ist.

Kombiniert man diese beiden Phänomene, so entsteht daraus eine üble Situation, die vielen vertraut vorkommen dürfte. Nehmen wir an, Sie posten ein Babybild auf Facebook und bekommen 23 nette Reaktionen, was für ein hübsches Kind Sie doch haben. Sofort geht es Ihnen großartig. Es kommt aber auch ein kritischer Kommentar, dass Sie das Kind falsch halten. An diesem Kommentar bleibt die Aufmerksamkeit sofort hängen, und zwar auf Dauer. Sie geraten ins Grübeln (siehe Seite 41), denn jedes Signal, dass in Ihrem sozialen Umfeld etwas nicht stimmt, alarmiert natürlich das Gehirn. Also muss es sich unbedingt vergewissern, dass diese Information ungefährlich ist. Grübeln ist auch eine Form von Stress. In kleinen Dosen ist es sehr hilfreich, auf längere Sicht jedoch schädlich. Psychologen wissen, dass ständiges Grübeln ein Vorbote einer Vielzahl psychischer Probleme ist – bis hin zum Suizid.

Solche Stressfaktoren werden wir nie gänzlich ausschalten können. Sobald Sie in Ihre Netzwerke gehen, beginnen die Mikrostressdosen, und die stammen nicht nur von den Tastaturkriegern. Es wird immer jemanden geben, der erfolgreicher ist, jemanden, der glücklicher und schlauer zu sein scheint und bei dem öfter die Sonne scheint. Sie können von einem fantastischen Urlaub zurück sein, und am ersten Arbeitstag postet jemand ein Bild vom eigenen Traumurlaub. Obwohl Sie gerade erst dieselbe Erfahrung hinter sich haben, ist das eine Mikrostressdosis, wenn Sie dabei im Büro aus dem Fenster blicken und zusehen, wie eine Taube auf dem Dach einer demolierten Bushaltestelle aus einer dreckigen Wasserlache trinkt. Und solche Mikrostressdosen verschwinden nicht einfach. Sie bleiben in uns hängen. Wir absorbieren sie. Sie beeinflussen unsere Grundstimmung und unsere Biologie.

DAS FACEBOOK-GEHIRN

Viele Patienten in meiner Praxis klagen über wachsenden Stress und psychische Probleme wie Angstattacken. Dabei fällt mir auf, dass ein hoher Anteil von ihnen viel Zeit am Smartphone verbringt. Ich bin mir sicher, dass dies kein Zufall ist. Neuere Studien, die den Einfluss von Facebook auf Heranwachsende untersuchen, kamen zu dem Ergebnis, dass sie durch die Nutzung depressiver werden. Ständige Social-Media-Botschaften scheinen das emotionale Gehirn übermäßig zu aktivieren (siehe Seite 21). Ich bezeichne diesen Zustand als das *Facebook-Gehirn*. Wer zu viel Zeit in den sozialen Medien verbringt, entwickelt einen anderen Blick auf die Welt. Wenn Sie das Gefühl haben, dass alle anderen sich gerade prächtig amüsieren, kommen Sie sich wie ein Versager vor, und damit bekommt das Gehirn die Botschaft, dass Sie an einem gefährlichen Ort sind. Das Facebook-Gehirn wittert leicht Gefahren, wo gar keine sind.

Und es geht nicht nur um Facebook. 2017 fand eine Studie der Royal Society of Public Health heraus, dass Instagram für die 14- bis 24-Jährigen die »schlimmste soziale Plattform« für die psychische Gesundheit ist. Was mich nicht überraschte. Der Anblick schöner, ausgesuchter und vielfach bearbeiteter Bilder verändert unsere Wahrnehmung von »normal« und vermittelt dem Gehirn, dass wir versagen. Ich frage mich, welchen Einfluss dies auf die aktuelle Jugend haben wird, und ich bin froh, dass es noch keine sozialen Medien gab, als ich zur Schule ging. Doch selbst bei mir als Erwachsenem schlägt das Facebook-Gehirn zu. Letztes Jahr kam ich gerade von einer Amerikareise zurück und war wieder in der Praxis. Zufällig gab es noch eine weitere Konferenz, die ich gern besucht hätte, aber dazu hatte ich leider keine Zeit. Viele meiner Freunde posteten ihre Fotos – vom Kaffee, vom morgendlichen Strandlauf, von appetitlichem Frühstück. Hatte ich FOMO (Fear of Missing Out), also Angst, etwas zu verpassen? Aber sicher. War ich gestresst, als ich diese Bilder sah? Absolut.

DIGITALE AUSZEIT

Ich bin so fest davon überzeugt, dass die Dauervernetzung uns schadet, dass ich regelmäßig eine digitale Auszeit einlege. Letzten Februar war ich ziemlich erschöpft, nachdem ich auf einer Lesereise durch das ganze Land überall den *4-Säulen-Plan* vorgestellt und ständig über progressive Medizin gesprochen hatte. Verrückterweise nagte genau das an meiner eigenen Gesundheit. Mitten in all dem Wahnsinn nahm ich ein paar Tage frei und fuhr mit meiner Familie in Urlaub. Wir klinkten uns völlig aus. Sobald wir im Hotel waren, wanderten alle elektronischen Geräte in den Hotelsafe, wo sie für die gesamte Dauer der Reise ausharren mussten. Es war unglaublich befreiend. Natürlich kann man im Urlaub auftanken, doch das war ein anderes Niveau. Als wir heimkamen, hatte ich das Gefühl, zwei Wochen weg gewesen zu sein. Erst da begriff ich, wie viel Energie uns das chronische Verbundensein kostet.

Machen Sie beim nächsten Urlaub doch auch mal eine Handy-Pause. Wobei Sie gar nicht so lange warten müssen. Ein freies Wochenende, ein Ausflug oder einfach ein Abend im Theater sind ebenfalls ein guter Anlass. Den Sonntag verbringe ich sehr gern handyfrei mit meiner Familie (wenigstens den halben Tag). Davon profitiere ich psychisch enorm, und zwar sofort. Daher kann ich es dringend empfehlen.

Wenn Sie glauben, Sie müssten Ihr Handy für den Notfall bei sich haben, können Sie zumindest alle mobilen Datendienste abschalten. Damit kämen SMS oder Anrufe noch durch, aber Sie kämen nicht in die Versuchung, hirnlos herumzusurfen.

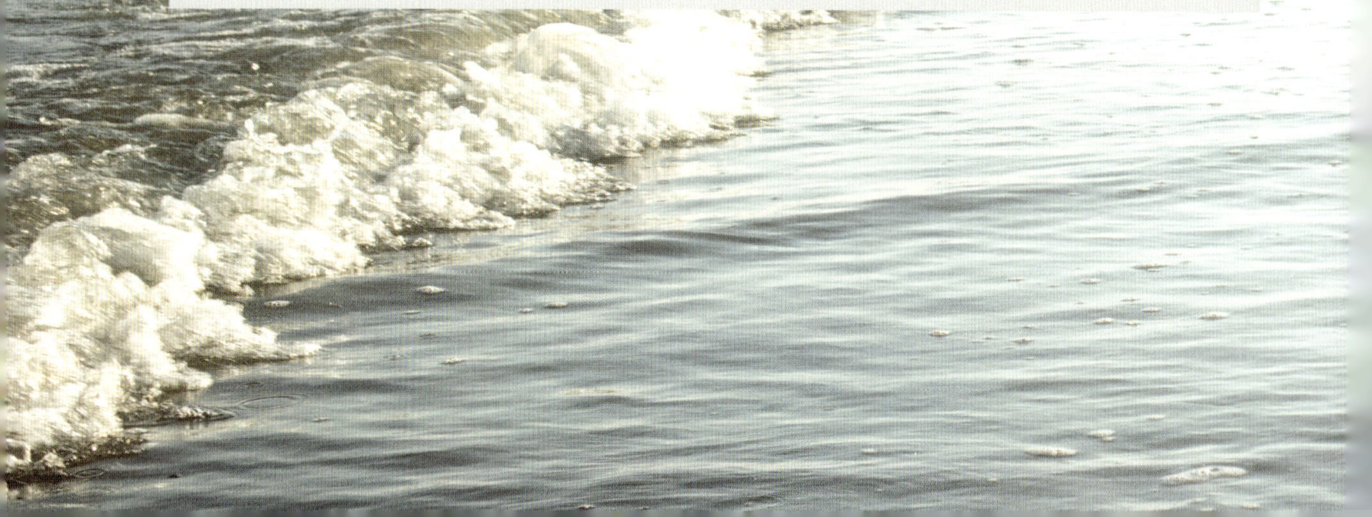

In Teil 1 haben wir bei der Sinnfrage geklärt, wie wichtig es ist, Dinge aus intrinsischer Motivation heraus zu tun, nicht für Anerkennung von außen (siehe Seite 75). Mit diesem Gedanken im Hinterkopf möchte ich Sie bitten, sich folgende Fragen zu stellen:

Muss ich wirklich ständig mein Handy bei mir haben?

Muss ich wirklich jedes Ereignis aus dem Urlaub für meine Social-Media-Freunde posten?

Warum mache ich das?

Liegt es daran, dass ich schlecht abschalten kann? Welchen Zweck hat mein Verhalten wirklich? Geht es mir um die Likes und die äußerliche Anerkennung, oder glaube ich, dass meine »Freunde« das wirklich sehen wollen und sollten? Mache ich das für meine »Freunde« oder für mich? Und beeinträchtigt es das Gefühl, ganz raus zu sein?

Ich maße mir nicht an, Ihnen Vorschriften zu machen. Ich möchte Ihnen nur helfen, solche Entscheidungen richtig einzuordnen. Es ist keineswegs falsch, ein Urlaubsfoto zu posten. Wichtiger ist allerdings, dass Sie sich bewusst machen, warum Sie das tun. Ich bin diese Fragen mit vielen Patienten durchgegangen, die unter stressbedingten Problemen litten. Die Mehrheit davon hat ihr Verhalten anschließend aus eigenem Antrieb verändert.

DIE SUCHT DER UNSICHERHEIT

Erfahrungen wie unser »Urlaub ohne Geräte« haben mich überzeugt, dass wir alle uns von diesen übermächtigen Firmen aus dem Silicon Valley ein Stück zurückziehen sollten. Sie investieren Milliarden und heuern die schlauesten Köpfe der Welt an, um ihre Produkte mit einem möglichst hohen Suchtfaktor auszustatten. Weshalb wir uns heute von der Technik beherrschen lassen. Zu den schlimmsten Albträumen gehört dabei der unendliche Strom der sozialen Medien. Die Feeds sind endlos, und doch können wir uns nur schwer von ihnen lösen, weil sie unsere Belohnungssysteme ansprechen. Bei jedem empfangenen Like wird ein wenig von dem Belohnungshormon Dopamin freigesetzt. Und schon wollen wir wiederkommen. Denn es gibt immer etwas Neues zu lesen, immer noch eine Nachricht zu registrieren.

Gesteigert wird diese Wirkung dadurch, dass man nie weiß, was einen in den sozialen Medien gerade erwartet. Bekommt mein Post zehn Likes oder hundert? Als Manchester City in reiche Hände übergegangen war und die Mannschaft einen Sieg nach dem anderen erzielte, hatten manche Fans keine Lust mehr, überhaupt noch zum Spiel zu gehen. Schließlich gewann ihre Mannschaft ohnehin Woche für Woche. Wenn man das Ergebnis schon kennt, bevor das Spiel überhaupt losgeht, verliert der Sport seinen Reiz. Glücksspieler empfinden genauso. Es ist die Unsicherheit und die verführerische Spannung, die dem Gedanken entspringt, dass sie gewinnen *könnten,* die sie immer wieder zurückkommen lässt.

Auch in anderen Lebensbereichen lassen wir uns leicht ködern. Früher hätte man vielleicht eine Folge seiner Lieblingsserie gesehen. Dank Netflix und Amazon Prime muss man jedoch keinen Finger rühren, und schon beginnt die nächste Folge. Dasselbe geschieht auf YouTube. Damit ermuntern uns diese Plattformen, endlos sitzen zu bleiben, aber auch, parallel dazu andere Dinge zu tun. Wie oft haben Sie sich schon für eine bestimmte Aufgabe an den Computer gesetzt, und plötzlich hatten Sie 20 Fenster offen? Doch Multitasking beeinträchtigt die Konzentration.

GRENZEN ABSTECKEN

Es fasziniert mich, wie Dan Nixon, ein hochrangiger Manager der Bank of England, kürzlich öffentlich Befürchtungen äußerte, dass digitale Unterbrechungen unsere Produktivität nachhaltig beeinträchtigen. Nixon ist kein neurotischer Allgemeinmediziner und auch kein Technikfeind, sondern eine der einflussreichsten Stimmen in der Welt der Wirtschaft. Studien zufolge erledigen wir Aufgaben unter Ablenkung mit einem zehn Punkte schlechteren IQ wie ohne Ablenkung. Dieser IQ-Verlust ist genauso hoch wie nach einer schlaflosen Nacht. Wenn wir ständig das Telefon parat haben, laufen wir somit dümmer durchs Leben, als wir in Wahrheit sind.

Und die negative Wirkung, die das Telefon auf uns hat, hört nach der Arbeit nicht einfach auf. Vor 20 Jahren wäre man nach Hause gegangen und hätte sich mit der Familie oder den Mitbewohnern zusammengesetzt. Wir hätten zusammen gegessen, vielleicht die Kinder ins Bett gebracht und dann beim Fernsehen noch ein bisschen geredet und entspannt. Heute hingegen schalten wir das Gerät wieder an und gehen unsere E-Mails durch. Wenn ich meine Patienten frage, ob sie am Wochenende berufliche E-Mails lesen, nicken praktisch alle. So ein Verhalten gilt längst als normal. Selbst Weihnachten kann eine berufliche E-Mail aufpoppen. Vor ein paar Wochen fügte jemand, der meine Handynummer kennt, mich zu einer großen WhatsApp-Gruppe hinzu. Darüber war ich ganz und gar nicht glücklich, denn ich hüte meine private Nummer. Wer eine Mobilnummer kennt, kann jederzeit zu ihrem Besitzer Kontakt aufnehmen, ob am Wochenende, am Abend oder im Urlaub, egal. Die Person, die dies tat, hatte sich nichts dabei gedacht und meinte es nicht böse – das zeigt allerdings nur, wie sehr wir uns an die Erwartung gewöhnt haben, jederzeit erreichbar zu sein. Persönliche Grenzen werden nicht mehr respektiert. Wir stehlen einander wertvollen Raum zum Denken, ohne darüber nachzudenken.

Doch dagegen lässt sich etwas unternehmen. Wie alle Stressfaktoren können diejenigen, die aus unserem Onlineleben stammen, das emotionale Gehirn auf Kosten des rationalen Gehirns wachsen lassen. Deshalb sollten Sie hier Grenzen ziehen, bevor es unausweichlich schlimmer wird. Wer die Kontrolle zurückerobert, fördert das Wachstum des rationalen Gehirns. Ein Teil davon, der sogenannte dorsolaterale präfrontale

Kortex (DLPFC), ist offenbar an unserer Fähigkeit zur Selbstkontrolle und zu rationalen Entscheidungen beteiligt. Bei Menschen, die beruflich chronischem Stress ausgesetzt sind, ist dieser Bereich tendenziell kleiner, das heißt, es fällt ihnen schwerer, sich selbst zu steuern. Wenn dieses Areal geschädigt ist, können Depressionen leichter auftreten. Wenn Sie jedoch in Bezug auf die digitale Welt bewusst Grenzen ziehen, stärken Sie den DLPFC und trainieren das rationale Gehirn.

BELOHNUNGSAUFSCHUB

Ein gut trainierter DLPFC unterstützt auch eine Fähigkeit, die heutzutage angeblich in Vergessenheit gerät, nämlich den Belohnungsaufschub. Die Fähigkeit, Genuss und Belohnung aufzuschieben, geht mit allen möglichen positiven Folgen einher, doch in der Zeit von Netflix, Spotify und Amazon Prime sind wir es nicht mehr gewohnt, etwas länger warten zu müssen. Wenn wir beschließen, dass wir den schicken, neuen Fernseher, einen neuen Rucksack oder auch nur neue Socken wollen, brauchen wir nur ein paar Buttons anzuklicken, und am nächsten Tag steht der Paketbote vor der Tür.

Ein starker DLPFC bedeutet, dass wir bei einer Versuchung weniger impulsiv reagieren. Diese Funktionen lassen sich trainieren, wenn man sich Aufgaben widmet, die Mühe und Übung erfordern, darunter:

- Ein Musikinstrument lernen.
- Eine Fremdsprache lernen.
- Schach spielen. (für volle Konzentration, Achtsamkeit und Zielstrebigkeit)

- Eine neue Sportart meistern.
- Karten spielen.
- Computerspiele, die Geschick und Geduld erfordern. (Eine Kollegin kaufte ihrer Tochter kürzlich ein Computerspiel, über das man Tanznummern lernen kann. Sie probierte es selbst und fand es unglaublich herausfordernd, die jeweiligen Bewegungen zu beobachten, nachzumachen und einzuüben. Solche Aktivitäten trainieren den DLPFC.)

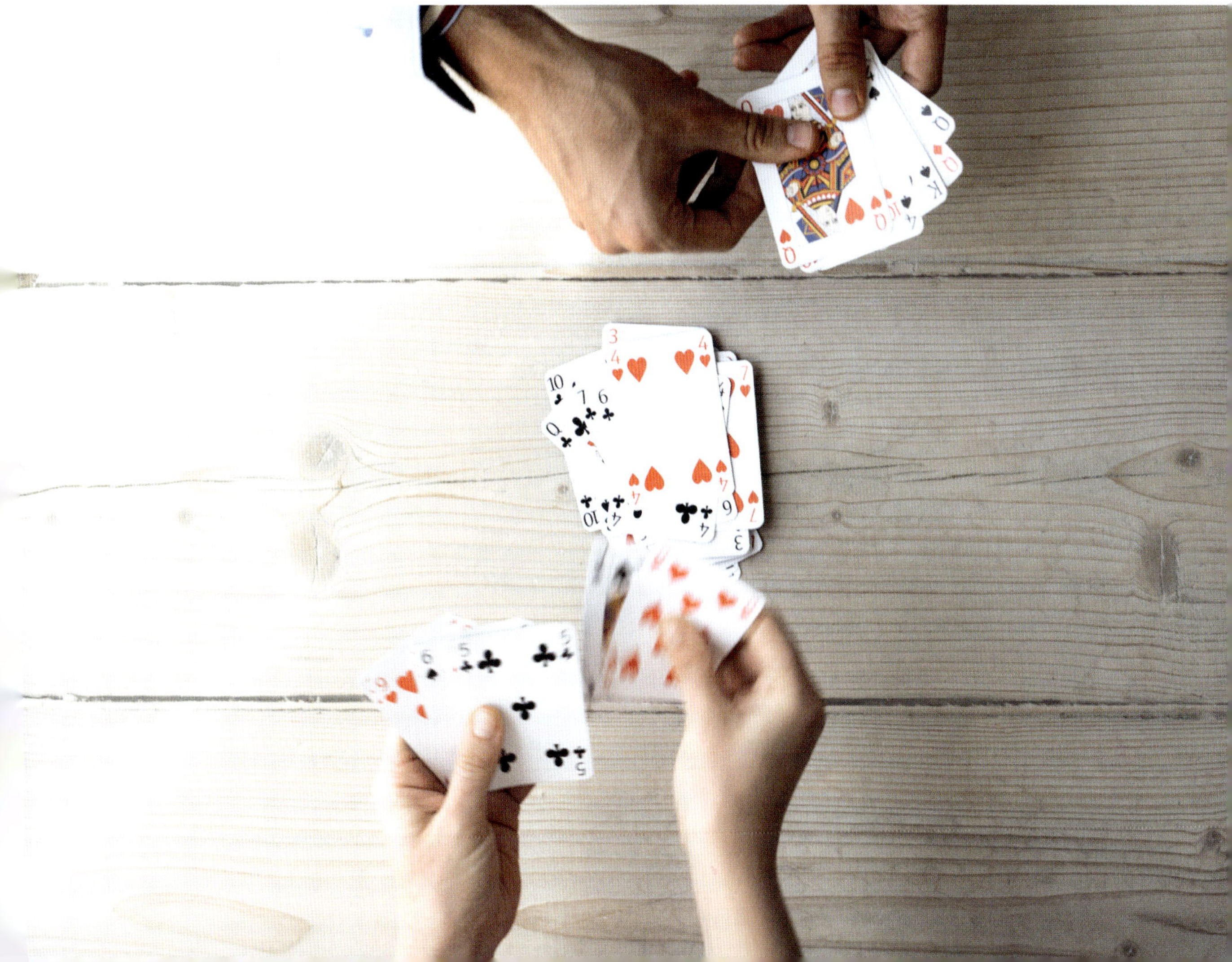

ABSCHALTEN ÜBEN

Diese Übungen unterstützen den rationalen Gehirnanteil. Digitale Technik vermag zahllose faszinierende Dinge, und es wäre unrealistisch bis unmöglich, heutzutage auf sie zu verzichten. Dennoch können wir ihren Einfluss auf uns so weit drosseln, dass er nicht mehr übermächtig ist.

Setzen Sie für den Anfang drei Punkte aus der Liste um. Danach können Sie sich vielleicht steigern.

Mittagessen offline: Stellen Sie das Telefon ab und packen Sie es in die Schublade. Genießen Sie die Offline-Pause.

Kapitulieren Sie offiziell vor den E-Mails: Diese wunderbare Idee habe ich von dem Autor Tim Ferris. Wenn eine kritische Menge unbeantworteter E-Mails erreicht ist, hissen Sie die weiße Fahne. Werfen Sie alles weg und fangen Sie neu an.

Eine FOMO-Stunde gegen die Angst, etwas zu verpassen: Gestatten Sie sich eine Stunde (oder zweimal am Tag eine halbe Stunde) für die sozialen Medien. Dann greifen Sie bei Langeweile nicht automatisch zum Handy.

Festes Zeitfenster für E-Mails: Bearbeiten Sie Ihre Mails zu einem festen Zeitpunkt. Im etwas trägen Mittagsloch zwischen 14 und 15 Uhr sind solche Routinetätigkeiten gut aufgehoben. Ergänzen Sie Ihre automatischen Antworten um den Satz, dass Sie Ihre Mails nur zu diesem Zeitpunkt lesen.

Intermittierendes Fasten fürs Telefon: Vielleicht kennen Sie Diäten wie »5:2«, wo Menschen fünf Tage normal essen und zwei Tage fasten. Ich empfehle fürs Telefon die 4:1-Regel. Schalten Sie das Gerät pro vier wache Stunden für eine Stunde in den Flugmodus.

Stressige Messenger-Gruppen stummschalten. Wenn Sie auf Facebook oder WhatsApp solche Gruppen stummschalten, können Sie sie stressfrei weiternutzen. Das Verlassen solcher Gruppen wird hingegen allen anderen namentlich angezeigt, was feindselige Reaktionen oder noch mehr Stress hervorrufen kann.

Automatisches Synchronisieren und Benachrichtigungen abstellen: Viele Apps synchronisieren sich automatisch, wann immer Sie Ihr Mobilgerät verwenden. Sie sehen sofort, wie viele neue E-Mails da sind. Auch Facebook oder Instagram schicken Nachrichten, wann immer jemand Ihren neuesten Post markiert oder kommentiert. Tech-Unternehmen sind wie Süßwarenhersteller, die auf Zucker setzen, damit die Leute mehr davon wollen. Dagegen kommt man nur an, wenn das Smartphone nicht ständig mit Signalen um die Aufmerksamkeit buhlt.

Klar definierte E-Mail-Accounts: Mit einer Adresse, die für Freunde und Familie reserviert ist, bleibt die Arbeit in der Freizeit außen vor. Eine weitere Adresse für private Onlinebestellungen oder Hotelbuchungen sorgt dafür, dass die anderen Konten nicht überlaufen.

In Gesellschaft das Telefon vollständig wegpacken: Unterschätzen Sie niemals, wie verführerisch seine Ablenkung ist. Auch wenn es stummgeschaltet ist oder mit dem Display nach unten liegt, geht Studien zufolge die kognitive Leistung zurück.

Notizen auf Papier schreiben: Wenn wir unsere Ideen oder Tagebucheinträge auf Papier schreiben und nicht in ein Gerät, haben wir eine bessere Verbindung dazu und verstehen sie besser. Gönnen Sie sich ruhig einen neuen Schreibblock!

Beim Smartphone den Schwarz-Weiß-Modus einschalten: Im Schwarz-Weiß-Modus ist das Smartphone gleich viel weniger verführerisch. Als ich das zum ersten Mal probierte, ging meine Nutzungszeit über Tage deutlich zurück. Sobald ich jetzt merke, dass sie wieder ansteigt, schalte ich wieder ein paar Tage auf die Graustufen um.

News-App löschen: Müssen Sie jede neue Nachricht kennen? Ich habe die App schon vor Jahren gelöscht und bin deutlich weniger gestresst. Wer sein Gehirn ständig mit Bildern vom Krieg und schlimmsten Gräueltaten überflutet, hält dies irgendwann für normal, obwohl es das nicht ist. Das macht Angst und verstärkt den Dauerstress. Entscheiden Sie selbst, ob und wann Sie sich mit den Nachrichten befassen.

Nutzungszeiten erfassen: Ehe man erfasst, wie viel Zeit man wirklich mit Herumscrollen verbringt, hat man vermutlich keine Ahnung, was für ein Zeitfresser das ist. Mein Cousin probierte kürzlich die App *Moment* aus. An manchen Tagen glaubte er, sein Gerät gar nicht benutzt zu haben, doch die App beharrte auf vollen drei Stunden. Im Durchschnitt griff er alle 17 Minuten zu seinem Gerät. Die Verwender dieser speziellen App verbringen durchschnittlich 23 Prozent ihrer wachen Stunden mit dem Smartphone!

Gehen Sie eine Wette ein: Wer kann die Nutzung am meisten einschränken? Fordern Sie sich im Freundeskreis oder in der Partnerschaft heraus, anhand der App *Moment* zu prüfen, wer gewinnt. Das ist eine erstaunliche Motivation. Meine Freundin Emily wetteifert mit ihrem Mann. Wenn sie abends noch mal zum Handy greifen möchte, verkneift sie es sich, weil sie ihn schlagen möchte. Wenn die Motivation nicht reicht, kann ein spielerisches Element oder ein Wettstreit Wunder wirken.

Schaffen Sie sich einen CD-Player oder Plattenspieler an: Als mir vor zwei Jahren bewusst wurde, wie massiv ich inzwischen von meinem Gerät abhängig war, kaufte ich mir einen CD-Spieler ohne WiFi-Funktionen, obwohl der geschockte Verkäufer es mir partout ausreden wollte. Das hat mein Leben verändert! Ich stelle das Mobilgerät ab, lege meine Lieblings-CD ein und brauche mich eine Stunde lang um nichts mehr zu kümmern, was in den sozialen Medien oder in der großen weiten Welt passiert. Wenn Sie so jung sind, dass Sie gar keine CDs besitzen, gibt es für wenig Geld auf eBay iPods ohne Internetverbindung. Und wenn es doch zwingend das Handy sein muss, können Sie es zumindest auf Flugmodus stellen.

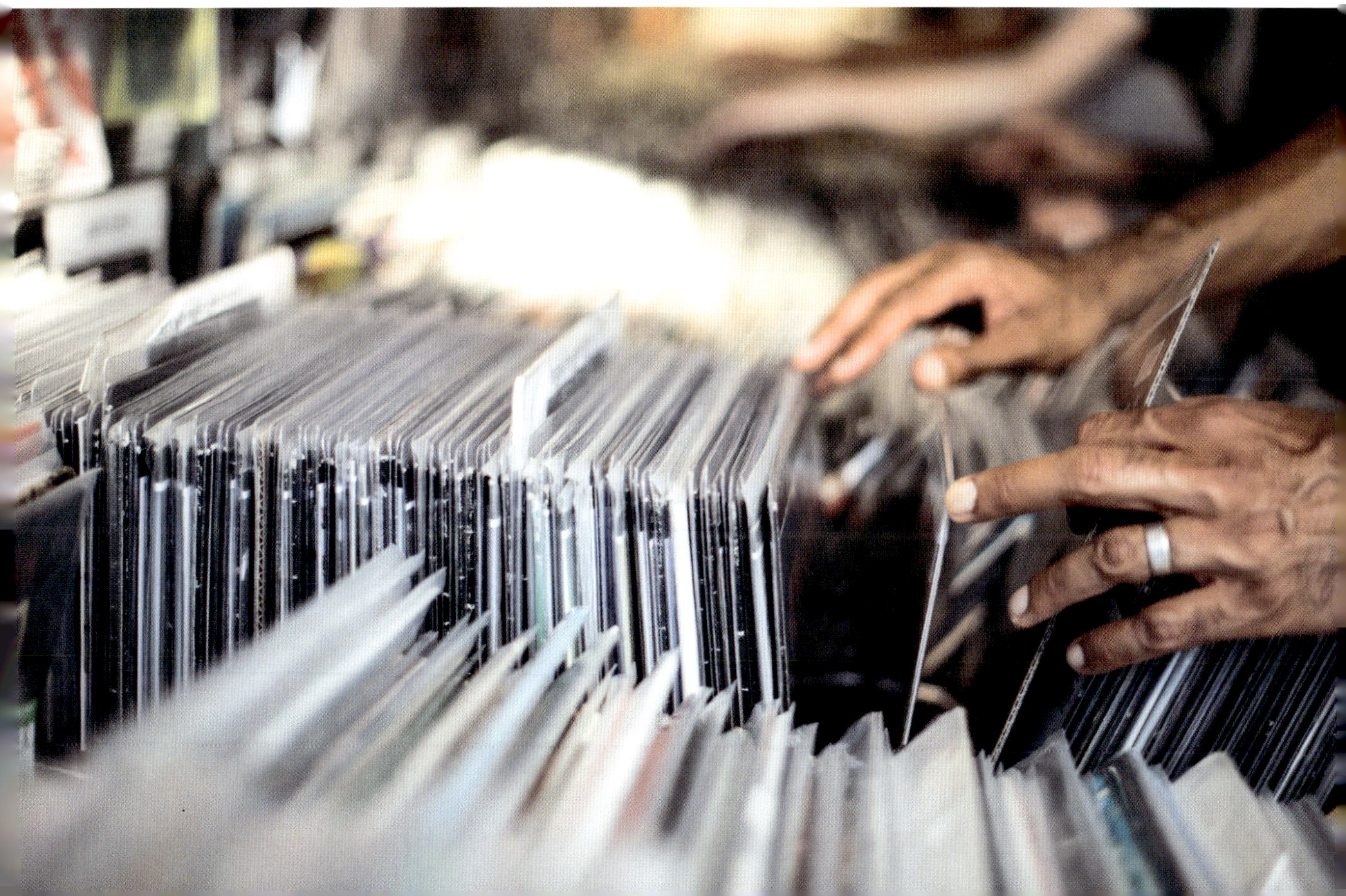

Kapitel 11

AUFTANKEN IN DER NATUR

Was ist das Gegenteil davon, sich hinzusetzen, stundenlang auf ein Display zu starren und sich im Strudel sich bewegender Pixel zu verlieren? Natur. An die frische Luft zu gehen ist das Gegengift zur modernen Technologie. Die Natur ist expansiv und lenkt den Blick nach außen, wohingegen die Technik die Innenschau fördert. Wenn wir im Freien sind, teilen wir Körper und Gehirn mit, dass wir an einem ruhigen Ort sind. Das Smartphone hingegen liefert eine Fülle an Informationen, die dem Gehirn Zeitdruck vermitteln und ihm Angst machen.

Die Natur ist aus einem ganz einfachen, aber oft vergessenen Grund gut für uns: Wir sind ein Teil von ihr. Menschen gehören zur Klasse der Säugetiere. Über Jahrmillionen haben wir uns in der Natur entwickelt, und deshalb fühlen sich die meisten an der frischen Luft so wohl. Ich habe zu Hause ein paar Fitnessgeräte, die ich gern benutze, aber ab März hält mich nichts mehr im Haus, da bin ich im Garten. Ich laufe barfuß, mache Ausfallschritte und Sprünge, lausche dem Rauschen des Windes und atme den Duft der feuchten Erde ein. Es hat eine geradezu magische Komponente, sich auf spielerische Weise mit der Erde zu verbinden. Dabei verschaffe ich mir nicht nur körperliches Training, sondern bekomme auch Nahrung für Geist und Seele.

Sport im Freien ist außerdem viel einfacher. In der Natur nehmen wir die Anstrengung beim Training weniger zur Kenntnis. Überlegen Sie selbst, wie leicht sich ein kilometerlanger Spaziergang im Vergleich zum eintönigen Laufbandtraining anfühlt.

Viele Studien bestätigen die zahlreichen Vorteile von Bewegung im Freien, darunter:

- bessere Konzentration
- sinkender Stresspegel
- weniger Angst
- mehr Zufriedenheit im Beruf

Solche Ergebnisse leuchten den meisten Menschen unmittelbar ein. Intuitiv spüren wir, dass sie wahr sind. Jeder kennt das Gefühl inneren Friedens und Wohlbefindens, wenn wir durch einen saftig grünen Wald wandern oder an einem einladenden Strand spielen. Dennoch geht man davon aus, dass im Jahr 2050 volle 70 Prozent der Weltbevölkerung in einer urbanen Umgebung leben werden. Und die zunehmende Verstädterung belastet die Gesundheit, insbesondere die der Psyche. Ich erlebe immer mehr Patienten in meiner Praxis, auf die in meinen Augen eine brandneue Diagnose zutrifft: *Naturdefizit*.

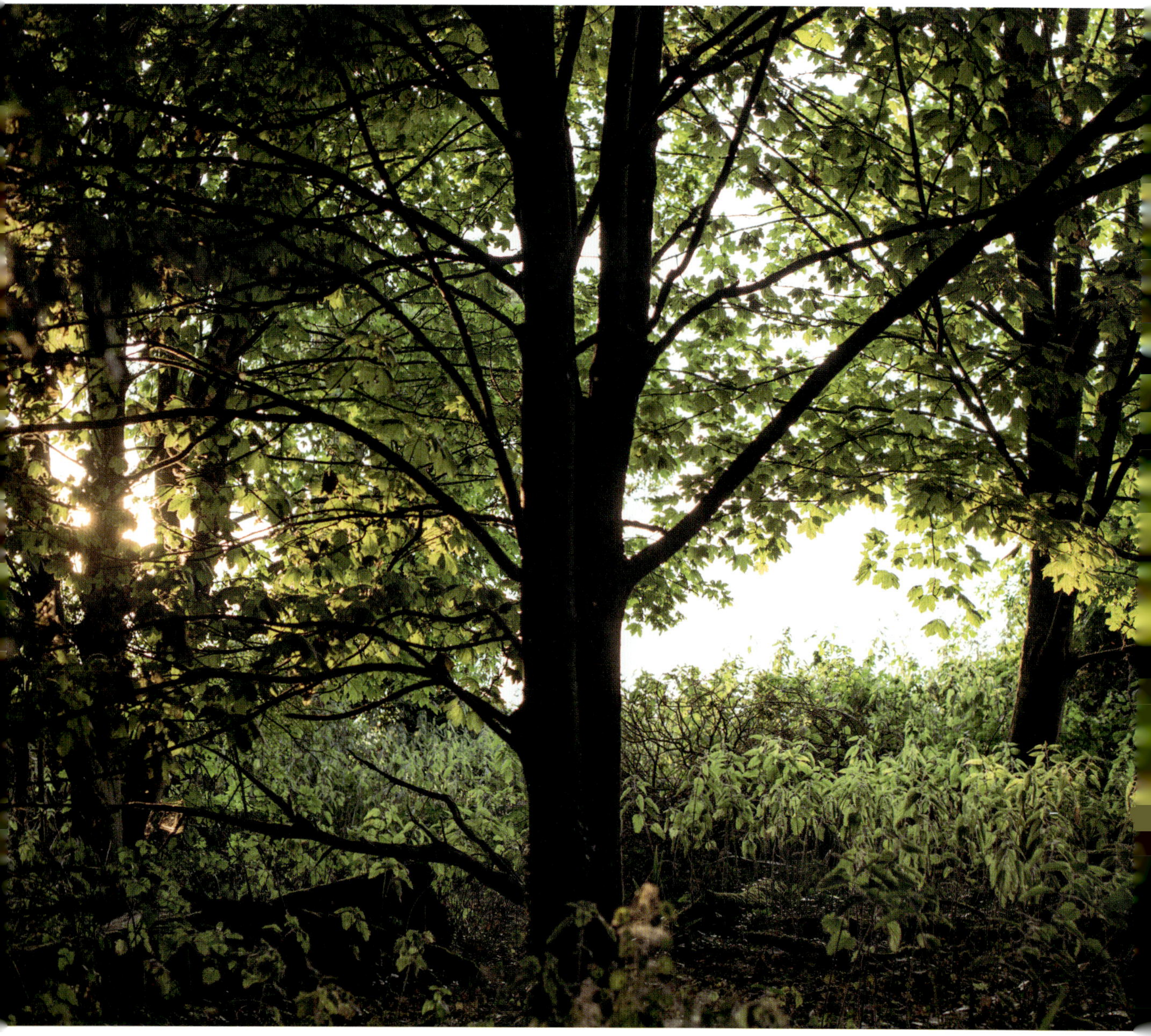

WALDBAD

Die Japaner glauben an einen tröstlichen Instinkt, den sie als *Shinrin-yoku* oder »Waldbad« bezeichnen. Vereinfacht ausgedrückt geht es darum, Zeit zwischen Bäumen zu verbringen. Experten zufolge sondern Bäume ätherische Öle (Phytonzide) aus, mit denen sie sich auf natürliche Weise vor Bakterien und Insekten schützen und die sogar Teil der jeweiligen artspezifischen Kommunikation sein könnten. In einer Studie mit 280 Probanden sanken Cortisolspiegel, Pulsrate und Blutdruck, wenn diese Zeit zwischen Bäumen verbrachten. Eine andere Untersuchung kam zu dem Ergebnis, dass Phytonzide den Stresspegel senken sowie Schlafqualität, Stimmung und Wohlbefinden verbessern, den Blutdruck senken, Angst abbauen und die Herzratenvariabilität erhöhen (was mit einem geringeren Stresspegel einhergeht, siehe Seite 169). Und eine Studie der japanischen Mie University School of Medicine fand heraus, dass Menschen mit Depressionen von einer Behandlung mit dem Zitrusduft Phytonzid D-Limonen profitierten. Hinzu kommt, dass Waldbäder die Aktivität natürlicher Killerzellen erhöhen, die zur körpereigenen Infektabwehr gehören (siehe Seite 86).

Vorteile des Waldbadens

Blutdruck geht zurück	Depressionssymptome bessern sich
Stress geht zurück	verbesserte Schlafqualität
Stresshormone wie Adrenalin und Cortisol sinken ab	Konzentration und Gedächtnis profitieren
Blutzuckerspiegel sinkt	verbesserte Immunfunktion

DIE SEHNSUCHT NACH NATUR

Vor nicht allzu langer Zeit verabschiedeten sich meine Schwiegereltern von dem Rasen hinter ihrem Haus. Erst waren wir entsetzt, aber wir wurden eines Besseren belehrt, denn sie wollten einen urbanen Wald samt Quelle nach japanischem Vorbild. Man braucht sich nur hinzusetzen und dem Murmeln des Wassers zu lauschen, und schon überkommt einen eine unglaubliche Ruhe. Als ich das letzte Mal dort war, dachte ich darüber nach, wie verzweifelt sich das moderne, urbanisierte Gehirn nach jener Natur sehnt, in der es sich von der Evolution her gut aufgehoben fühlt. Wer keinen japanischen Garten anlegen kann, holt sich Pflanzen ins Haus. Wir sitzen am offenen Kamin, obwohl die Heizung viel ökonomischer für Wärme sorgen könnte. Die Ferien verbringen wir am Strand, wir sehen beglückt zu den Sternen empor, betrachten hügelige Landschaften oder liegen am Pool, auch ohne ein einziges Mal den Zeh ins Wasser zu stecken.

Die Natur gestattet uns, mehr Distanz zwischen das permanente Rauschen des Alltags und uns selbst zu bringen. Sie ermuntert uns, über die eigene Nasenspitze hinauszublicken. Vogelgezwitscher oder das Brausen der Brandung können unglaublich entspannend sein. Eine Studie untersuchte Stressreaktionen beim Warten. Einige Teilnehmer lauschten auf die Stille, andere hörten klassische Musik und wieder andere Wellengeräusche. Die Wellengeräusche wirkten dabei am beruhigendsten, denn Puls und Stresswahrnehmung gingen dabei zurück. Britische Wissenschaftler stellten fest, dass wir den Ruhemodus stärken, wenn wir Naturgeräusche hören, und dass der Stressmodus unterdrückt wird.

Der Anblick der Natur kann auch helfen, sich nach Stressbelastung besser zu regenerieren. Untersuchungen an der Universität Essex ergaben, dass Menschen, die eine Naturszene genießen dürfen, im Vergleich zu einer Gruppe, die ein Stadtbild betrachtet, eine höhere Herzratenvariabilität aufweisen (siehe Seite 219) und dass bei ihnen der Ruhemodus aktiver wird. Hinterlegen Sie als Bildschirmschoner am besten ein schönes Naturbild. Dann bekommen Sie bei jedem Blick auf das Gerät eine Dosis Natur. Übrigens hilft uns die Natur auch über kreative Blockaden hinweg. Eine Studie fand heraus, dass die Fähigkeit, Probleme zu lösen und kreativ zu denken, sich durch Zeit in der Natur um unglaubliche 50 Prozent erhöht. Und das wiederum dürfte den beruflichen Stresspegel merklich verbessern. Als Grund dafür vermutet man eine Erhöhung der Aktivität unseres Ruhemodusnetzwerks, um das es im Abschnitt zur Sinnfrage ab Seite 60 geht. Während meiner Arbeit an diesem Buch bin ich bei Schreibblockaden übrigens eine halbe Stunde spazieren gegangen. Manchmal reichte es sogar, nur ein paar Minuten im Garten zu sitzen und den Vögeln zuzuhören.

DIE HEILKRAFT DER FRAKTALE

Ich liebe den Anblick von goldenem Sonnenlicht, das funkelnd durch die Bäume fällt. Die Formen, die das Licht zaubert, wenn es zwischen den Blättern hindurchbricht, sind für mich faszinierend und stimmen mich auf ganz besondere Weise froh. Eine spezielle These, weshalb der Anblick der Natur so heilsam sein kann, beruft sich auf das Phänomen der Fraktale. Diese natürlichen Muster entstehen von Natur aus in Wolken, Schneeflocken, Regentropfen, Flüssen, Seen, Bäumen und entlang unserer Küsten. Der Physikprofessor Richard Taylor von der Universität Oregon konnte belegen, dass unser Gehirn auf solche Muster von Natur aus positiv reagiert. Eine seiner Studien fand heraus, dass wir uns nach dem Betrachten von Bildern mit Fraktalen um 60 Prozent rascher von Stress erholen können als ohne solche Eindrücke.

Laut dem Mathematiker Benoît Mandelbrot, der das Wort »Fraktal« geprägt hat, ist unser »visuelles System gewissermaßen dafür geschaffen, Fraktale zu verstehen. Die Stressreduktion wird durch eine physiologische Reaktion ausgelöst, sobald die Fraktalstruktur des Auges der des wahrgenommenen Fraktalbilds entspricht.« Mandelbrot entdeckte, dass schon kurzes Betrachten von Fraktalen im Gehirn die Alphawellen ansteigen lässt, und das geschieht nur im Ruhemodus. Gehirnscans belegen, dass das Betrachten von Fraktalen den Parahippocampus aktivieren kann, eine Hirnregion, welche an der Verarbeitung und Regulierung von Emotionen beteiligt ist.

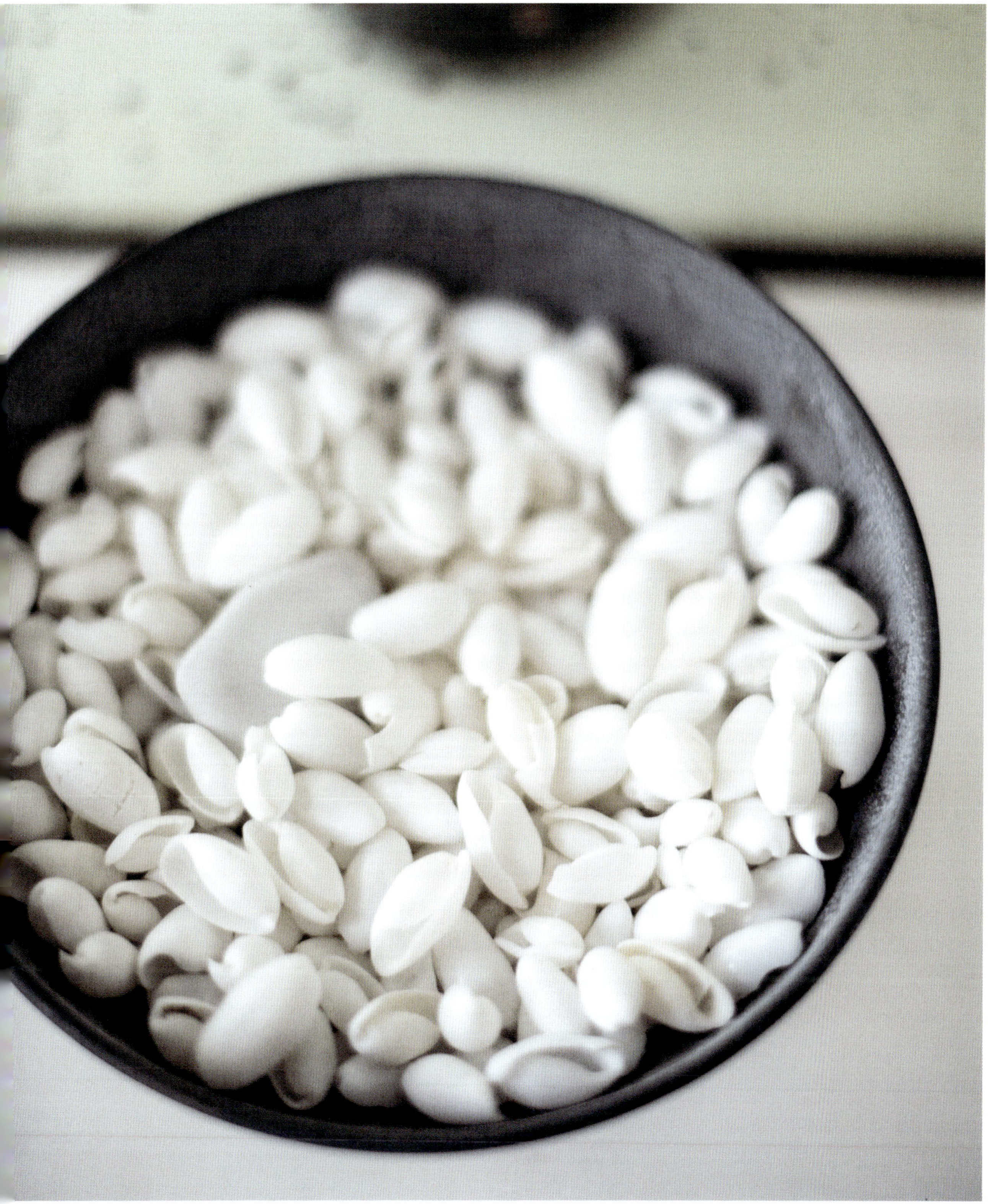

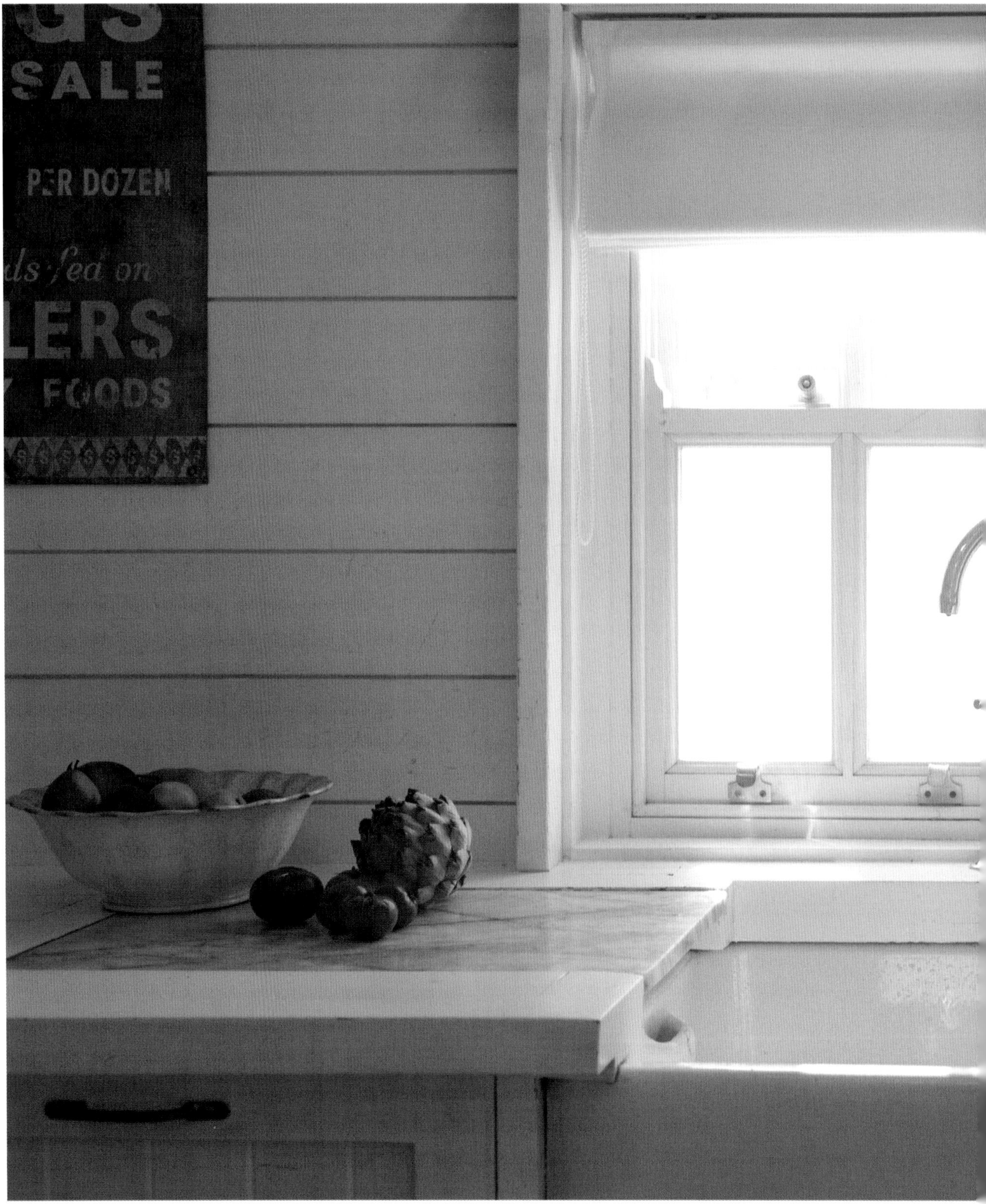
SALE
PER DOZEN
FOODS

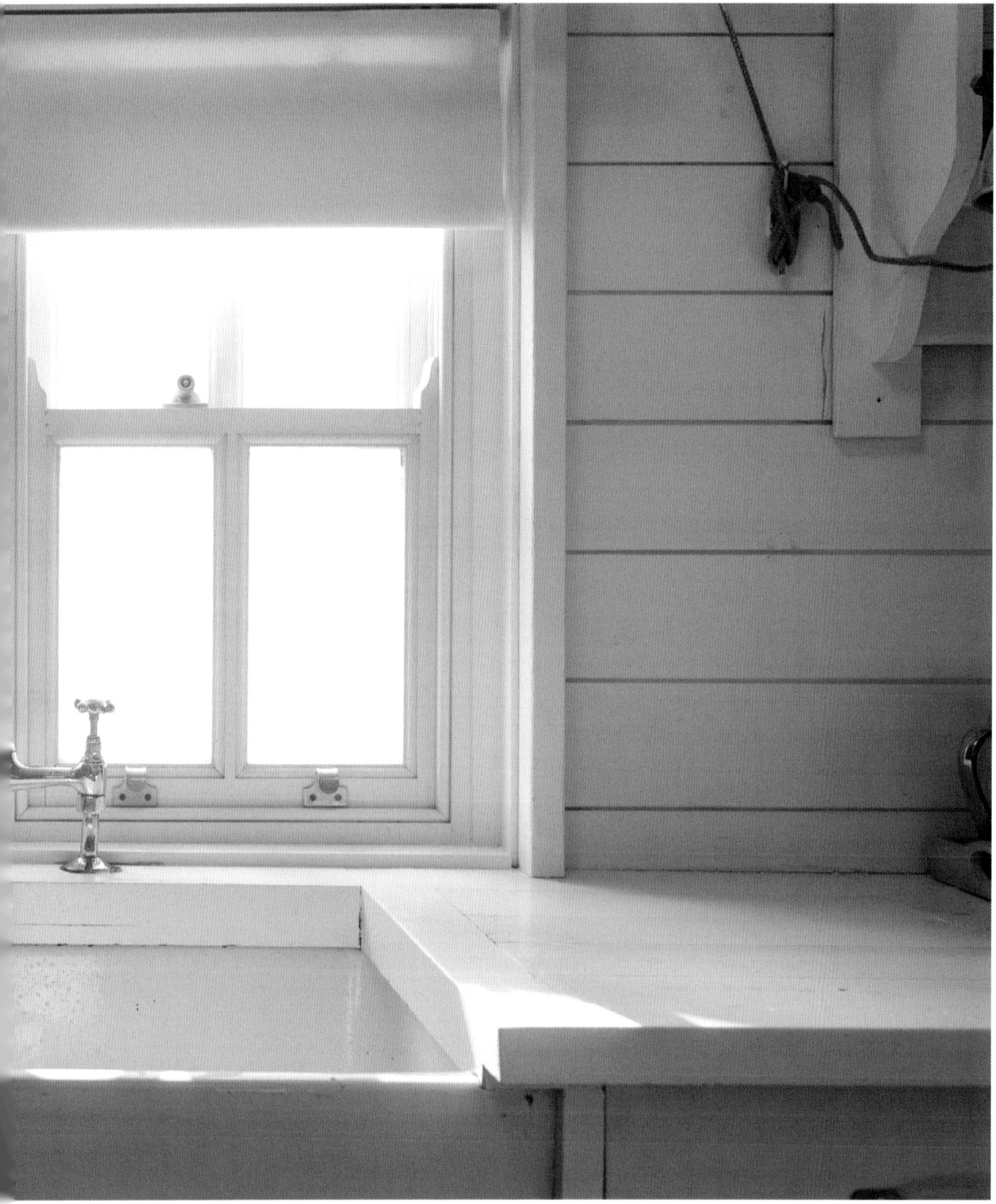

AUSMISTEN

Ein ehemaliger Soldat der britischen Armee erzählte mir mal von seiner Ausbildung im Dschungel von Belize. Um zu erahnen, wo sich feindliche Kräfte versteckt halten könnten, lehrt man die Soldaten, nach geraden Linien Ausschau zu halten. Warum? In der Natur gibt es keine geraden Linien. Daran dachte ich, als ich vor einigen Jahren auf dem New Yorker Times Square stand. Es ist keine Übertreibung, wenn ich sage, dass ich mich geradezu angegriffen fühlte.

Auch wenn ich zu Hause ein Regal oder einen Tisch voller Kram sehe, muss ich seufzen. Es ist eine Mikrostressdosis, denn es vermittelt dem Gehirn nicht nur, dass Chaos herrscht und deshalb Grund zur Sorge besteht, sondern der Kram setzt sich zudem aus geraden Linien und unnatürlichen, unzusammenhängenden Farben und Formen zusammen. Außerdem ergaben Studien zur Gehirnaktivität, dass es uns körperlich belastet, wenn wir von Chaos umgeben sind, denn das Gehirn muss Energie und Ressourcen aufwenden, um Ablenkungen und Unordnung auszublenden. Deshalb kann man sich schlechter konzentrieren, wenn der Schreibtisch voller Kram liegt oder im Computer überall offene Fenster und veraltete Dokumente warten.

Gerümpel kann ganze Räume, ja, ganze Häuser in Beschlag nehmen. Ein Kollege von mir stellte vor kurzem eine neue Haushaltshilfe ein. Es war ihm furchtbar peinlich, als sie das Gästezimmer im Keller sah, denn es stand voller alter Möbel, Kartons und Kinderspielzeug. Als er ihr gestand, wie peinlich ihm das sei, überraschte sie ihn mit der Antwort: »Keine Sorge, das gibt es in jedem Haus, in das ich komme. Jeder hat seine Rumpelkammer.« Bei vielen Menschen sammeln sich zu viele Dinge an. Deshalb hat sich in den letzten Jahren ein millionenschwerer Wirtschaftszweig entwickelt, der Lagerraum bereitstellt und Bestseller wie *Magic Cleaning* von Marie Kondo befördert, die Millionen Menschen (auch mich) zum Ausmisten inspiriert hat. Das Dumme ist, dass wir nie für ein Leben im Überfluss bestimmt waren. In seinem Buch *Affluence Without Abundance* (etwa: »Reichtum ohne Überfluss«) berichtet James Suzman vom Jäger-und-Sammler-Stamm der San, die im Einklang mit der Natur leben und darauf vertrauen, dass die Natur für sie sorgen wird. Wenn es mehr Nahrung gibt, als sie brauchen, lassen sie die Finger davon. Sie essen nie zu viel. Sie nehmen nur, was sie brauchen. So sollten wir eigentlich leben.

FÜNF METHODEN ZUM ENTRÜMPELN

1. **Behalten Sie, was Sie glücklich macht.** Das vereinfacht den Prozess enorm. Sobald Sie sich darauf konzentrieren, was Ihnen guttut und Sie zum Lächeln bringt, bekommt das Gehirn die passenden Informationen, nämlich dass das Leben gut ist und nicht stressig. Das Gehirn reagiert unablässig auf unsere Umgebung. Wir möchten es mit positiven Emotionen füttern.

2. **Tragen Sie wirklich alle Ihre Kleider?** Behalten Sie nur das, was Sie regelmäßig tragen, plus Kleidungsstücke für besondere Anlässe. Auf diese Weise wird auch das morgendliche Ankleiden zum Kinderspiel. Viele Führungskräfte sind dafür bekannt, jeden Tag dasselbe zu tragen. So bleibt mehr mentale Energie für wirklich wichtige Entscheidungen.

3. **Trennen Sie sich von sentimentalen Andenken.** Natürlich erst, wenn Sie dazu bereit sind. Vor kurzem habe ich die Hemden meines Vaters weggegeben, die seit seinem Tod in meinem Kleiderschrank ruhten. Mir wurde bewusst, dass es keinen Grund mehr gab, sie noch zu behalten. Ich habe sie angesehen, mich liebevoll daran erinnert, wie mein Vater sie getragen hat, und sie dann bereitwillig zur Kleiderspende gebracht.

4. **Mit Bedacht fotografieren.** In der prädigitalen Welt haben wir genau überlegt, was wir aufnehmen. Seit dem Siegeszug der Smartphones nehmen wir von jedem Motiv zehn Fotos auf. Achten Sie mehr darauf, wie viele Fotos Sie schießen. Wenn es mehr sind, als Sie brauchen, sollten Sie sie durchgehen und nur das behalten, was Ihnen wichtig ist.

5. **Spiegelt das Gerümpel um Sie herum vielleicht Gerümpel im Kopf?** Manchmal müssen wir nicht nur äußerlich ausmisten, sondern auch innerlich. Die Tipps in den Kapiteln zur Sinnfrage werden Ihnen helfen, sich selbst besser zu verstehen. Dann wird es auch leichter, sich von materiellem Besitz zu trennen.

DIE TÄGLICHE PORTION NATUR

Können Sie mindestens einmal in der Woche, besser noch täglich, etwas Raum für die Natur schaffen? Können Sie Ihr Büro oder Ihr Zuhause naturnäher gestalten? Wenn ich die Kinder in der Schule abgesetzt habe, nehme ich mir möglichst die Zeit für den langen Heimweg über die Wiese, am See mit den Enten vorbei. Nach einem Spaziergang in der Natur bin ich den Rest des Tages ausgeglichener und einfach anders. Die Wiese schenkt mir Anregungen, die mich nähren, nicht auslaugen. Falls Sie in einer Stadt leben und einen Park in der Nähe haben, können Sie in der Mittagspause dort eine Runde drehen. Die meisten Orte haben einen Stadtpark oder einen Fluss, an dem man ein Stück gehen kann.

Versuchen Sie, jeden Tag mit der Natur in Kontakt zu treten. Selbst wenn Sie es nicht in den Stadtpark oder in den Wald schaffen, können Sie mit den Vorschlägen auf der Folgeseite mehr Natur in Ihr Leben bringen. Wichtig ist dabei, dass es täglich passiert.

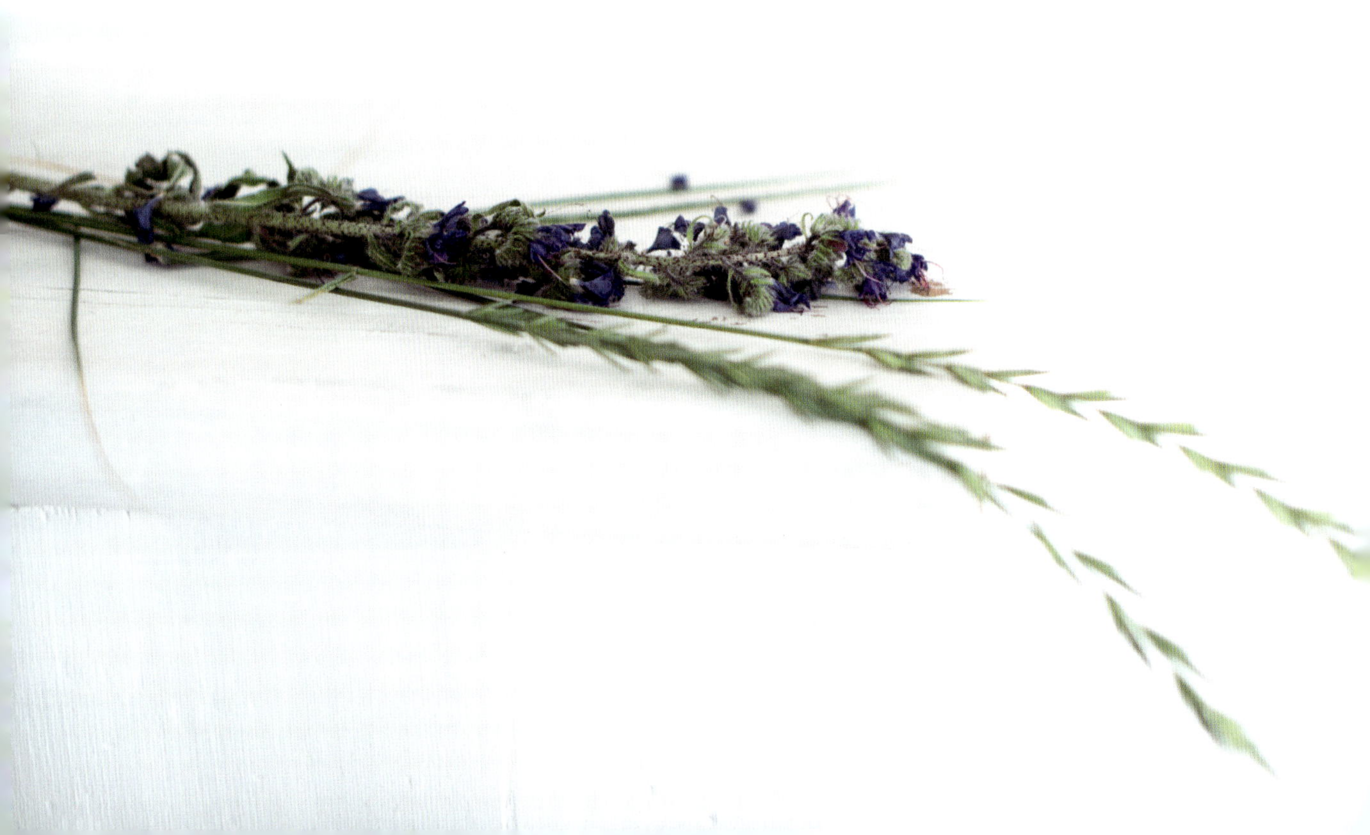

MEHR NATUR IM ALLTAG

Die nachfolgenden Vorschläge tragen zu mehr Natur zu Hause bei. Sie müssen nicht alles umsetzen! Wählen Sie das, was Sie anspricht.

- **Wählen Sie für Ihr Handy oder den Bildschirmschoner am Computer ein Naturbild.**
- **Hängen Sie Bilder natürlicher Landschafen auf,** zum Beispiel Ozeane, Berge oder Wälder.
- **Zünden Sie Kerzen mit natürlichen Duftstoffen an.** (Sie können sogar vor dem Einschlafen bei Kerzenlicht lesen, das fördert die Entspannung.)*
- **Ein Aquarium oder ein Wasserlauf oder Springbrunnen im Garten** wäre eine gute Idee.
- **Arrangieren Sie Muscheln vom Strand** in einer Schale.
- **Im Garten oder im Park barfuß laufen.**
- **Wer keinen Garten hat, könnte ein Minitreibhaus oder Zimmerpflanzen anschaffen.** (Mit selbst gezogenen Kräutern sparen Sie zudem Geld.)
- **Abends noch einmal nach draußen treten und die Sterne betrachten.**
- **Vielleicht könnten Sie ein Haustier anschaffen** oder sich in Abwesenheit der Nachbarn um deren Tier kümmern. Ein Hund erhöht die Wahrscheinlichkeit, sehr regelmäßig in die Natur gezerrt zu werden.
- **Mit Diffusoren für ätherische Öle mehr gesundheitsfördernde Phytonzide ins Haus holen.** Ich persönlich liebe besonders im Winter Thymian, Lavendel und Eukalyptus.

---

* Die Kerze muss von jeglichen Stoffen ausreichend weit entfernt sein, und Sie müssen sie vor dem Einschlafen immer ausblasen.

Kapitel 12
ATEMPAUSEN

Der Stress, der damit einhergeht, 20 Browser-Fenster gleichzeitig offen zu haben, während die Welt mit ihren Nachrichten auf einen einstürmt und die Leute auf Facebook und Instagram ihre spektakulären Leben und Körper zur Schau stellen, vermittelt ein ganz spezielles Gefühl von Angst und Panik und bringt auch den Puls zum Rasen. Ich kenne keine schnellere, wirksamere Methode, derartigen Stress zu reduzieren, als Atmen. Das ist immer und überall möglich, und doch scheinen uns viele Elemente des heutigen Lebens vom richtigen Atmen abzuhalten. Wenn Sie im Büro den ganzen Tag zusammengesackt vor dem Computer sitzen, können Sie nicht richtig atmen. Wenn Sie sich im Zug über einen Bildschirm beugen, können Sie nicht richtig atmen. In engen Hosen oder Röcken kann man nicht richtig atmen. Die heutige Kultur legt viel zu viel Wert auf einen flachen Bauch, was dazu führt, dass die meisten Menschen ständig den Bauch einziehen. Ein lockerer, gewölbter Bauch gilt geradezu als unanständig, doch ohne Bauchatmung können wir nicht vernünftig atmen, was wieder ein kleiner Schritt in Richtung Stressmodus ist.

Gutes Atmen fördert den vollständigen Sauerstoffaustausch, und das hilft nachweislich gegen unterschiedlichste Probleme, ob Schmerzen, Depressionen oder Stress. Wer nach unruhigem Schlaf gestresst und voller Angst erwacht, kann seiner Biologie bereits durch gezielte Tiefenatmung einen Gefallen tun und dem Ruhemodus näherkommen. Und nach einem stressigen Vorfall ist Atmen die perfekte Methode, um dem Gehirn zu vermitteln, dass alles in Ordnung ist, selbst wenn Sie ganz und gar nicht dieser Ansicht sind.

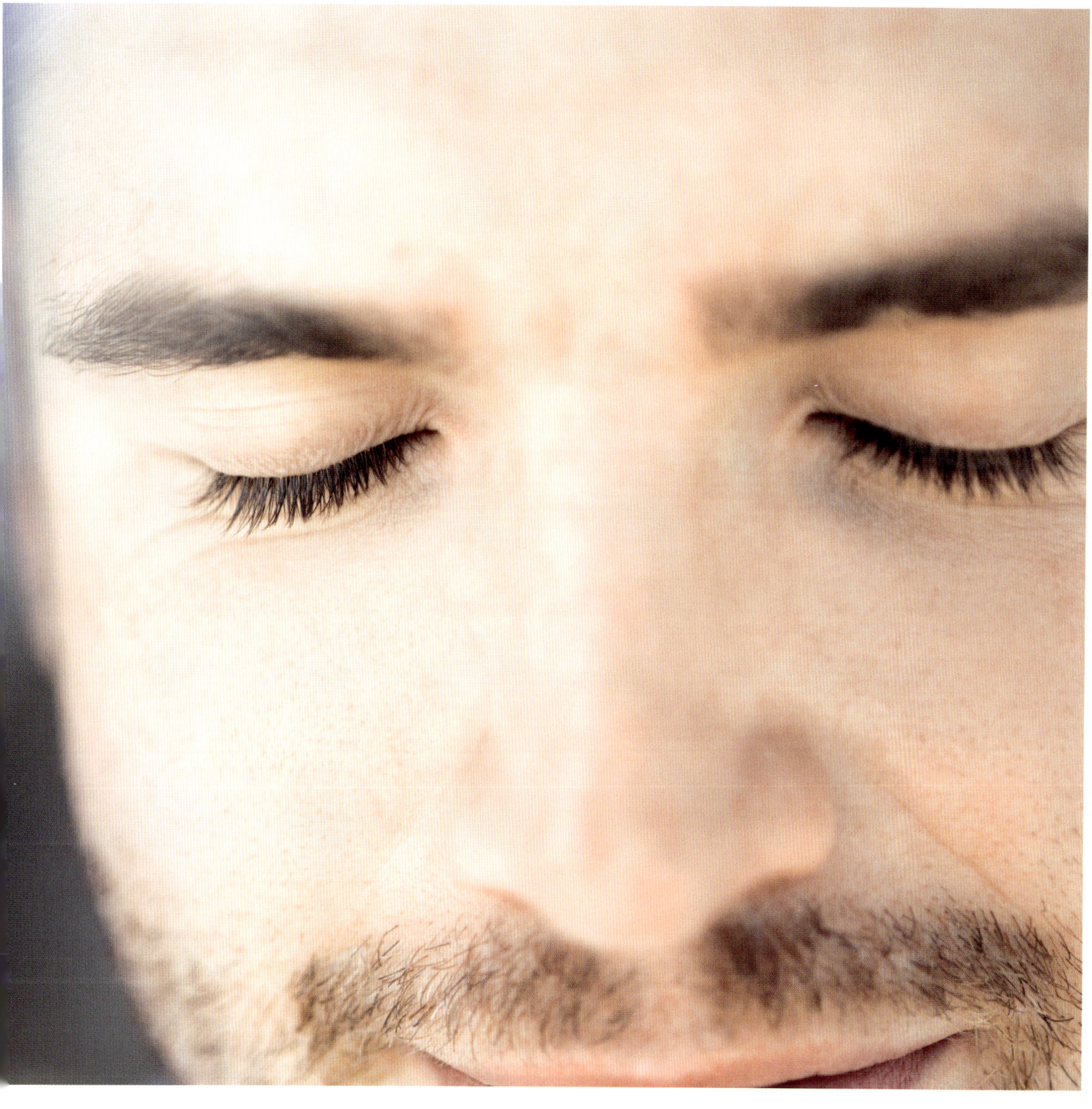

ATMEN IST INFORMATION

Atmen vermittelt Informationen. Je gestresster Sie sich fühlen, desto schneller atmen Sie. Das registriert das Gehirn und entnimmt diesem Signal, dass nicht alles glatt läuft. Schnelles, flaches Atmen unter Stress vermittelt dem Gehirn die Botschaft, dass Sie gerade vor einem Löwen fliehen. Zum Glück gilt diese Regel aber auch andersherum: Langsame Atemzüge sind für das Gehirn ein Signal, dass Sie an einem ruhigen, sicheren Ort sind. Der Stress geht zurück. Studien ergaben, dass die richtige Form der Atmung sogar die Schmerzwahrnehmung verändern kann. Sowohl das Atemtempo als auch die Tiefe der Atemzüge verändern die Stressreaktion. Schon eine Minute langsames Atmen mit nur sechs Atemzügen (einmal Ein- und Ausatmen) reduziert den Stressmodus und aktiviert den Ruhemodus.

Einer der Signalwege, über die Atemübungen wirken, hängt mit einem Bündel miteinander verknüpfter Nervenzellen zusammen, die im Hirnstamm den »Atmungsschrittmacher« darstellen. Ein Herzschrittmacher reguliert bekanntlich den Herzrhythmus. Die Existenz des »Atmungsschrittmachers« ist schon seit rund 25 Jahren bekannt, doch erst seit kurzem wissen wir mehr über seine exakte Funktionsweise. 2017 entdeckte ein Team der Universität Stanford, dass es innerhalb dieses Schrittmachers eine spezialisierte Neuronengruppe gibt, die unsere Atmung beobachtet: Atmen wir regelmäßig? Ist die Atmung aufgeregt? Zeugt sie von Panik? Dieses kleine Nervenbündel registriert, was geschieht, und leitet diese Information an den Teil des Gehirns weiter, der für Erregungszustände verantwortlich ist.

Um mehr herauszufinden, schalteten die Forscher bei Mäusen diese spezielle Neuronengruppe ab. Wenn sie die Mäuse jetzt in eine stressige Umgebung setzten, wuselten diese nicht etwa unruhig herum und witterten nervös (eine Form des schnelleren Atmens), sondern blieben sitzen und betrieben zufrieden gegenseitige Fellpflege. Das ist ein klarer Hinweis auf den starken Einfluss der Atmung auf unsere Stresswahrnehmung und deutet in den Augen der Forscher darauf hin, dass die hier gehemmten Neuronen normalerweise anderen Neuronen aus dem Atmungsschrittmacher die Information entnommen hätten, dass die Mäuse in einer stressreichen Umgebung herumschnupperten. Sie hätten entsprechende Botschaften an das Erregungszentrum im Gehirn weitergegeben, und wegen der dadurch verstärkten Stressreaktion hätten die Tiere prompt besorgt und ängstlich reagiert. Ohne diese spezialisierten Nervenzellen konnten die Stresssignale nicht ins Erregungszentrum gelangen, sodass die Mäuse ruhig blieben.

Ich will jetzt nicht etwa befürworten, diese kleine Neuronengruppe im Gehirn allgemein stillzulegen! Diese Ergebnisse bedeuten jedoch auch: Wenn wir langsam und tief atmen, können wir verhindern, dass im Gehirn Neuronen aktiv werden, die das Erregungszentrum alarmieren. Stattdessen vermitteln wir unserem Körper, dass alles ruhig ist.

DAS ZWERCHFELL UND SEINE AUFGABEN

Was bedeutet »richtig atmen«? Ich habe immer gern gesungen, und mit elf Jahren lernte ich dabei, dass sich der Bauch beim Einatmen nach außen wölben soll. Betrachten Sie einmal ein Baby beim Schlafen, dann können Sie genau das sehen. Der Bauch wölbt sich nach außen, und das leitet die Öffnung des Brustkorbs ein. So ein Baby atmet vom Zwerchfell aus in die Brust, wie wir es alle tun sollten. Das Zwerchfell ist ein Muskel unterhalb der Lunge, der sich dehnen muss, damit die Lunge sich vollständig füllen kann. Vielleicht haben Sie das schon einmal bei einem Schlafenden beobachtet. Sobald wir im Tiefschlaf sind, dehnt sich der Bauch beim Einatmen. Unter Zwerchfellbeteiligung atmen wir bis in die unteren Lungenlappen. Diese Areale, die ohne vernünftiges Atmen nicht aktiviert werden, besitzen vermutlich mehr von den Rezeptoren, die den Ruhemodus fördern, wohingegen in den oberen Lungenlappen mehr von den Rezeptoren für den Stressmodus sitzen.

Das ist einer der Gründe, weshalb es so beruhigend sein kann, beim Atmen das Zwerchfell zu bewegen und die unteren Bereiche der Lunge mit Luft zu füllen. Wenn wir derart vom Zwerchfell her atmen und nicht aus der Brust, sinkt der Cortisolspiegel, und Aufmerksamkeit und Denkvermögen profitieren. Das ist eine phänomenale Erkenntnis! Ein Pharmaunternehmen, das ein Medikament mit einer derartigen Wirkung patentieren könnte, würde zweifellos Millionen scheffeln. Aber uns steht diese Möglichkeit rund um die Uhr kostenlos zur Verfügung.

Der Atmungsprozess wird in der *Medulla oblongata* angestoßen, einem Bereich tief im Inneren des Hirnstamms. Dieser Impuls bringt das Zwerchfell dazu, sich zusammenzuziehen, und das führt dazu, dass in der Lunge Raum entsteht. Die Expansion der Lunge erzeugt ein Druckgefälle, und das wiederum lässt Luft einströmen. Wenn das Zwerchfell sich zusammenzieht, bewegt es sich nach unten und dreht die unteren Rippen weiter nach außen. Wenn wir an tiefes Durchatmen denken, stellen wir uns diese Bewegung häufig senkrecht vor: Beim Einatmen bewegen sich die Rippen nach oben, beim Ausatmen nach unten. Tatsächlich jedoch ist das Zwerchfell ein drei-

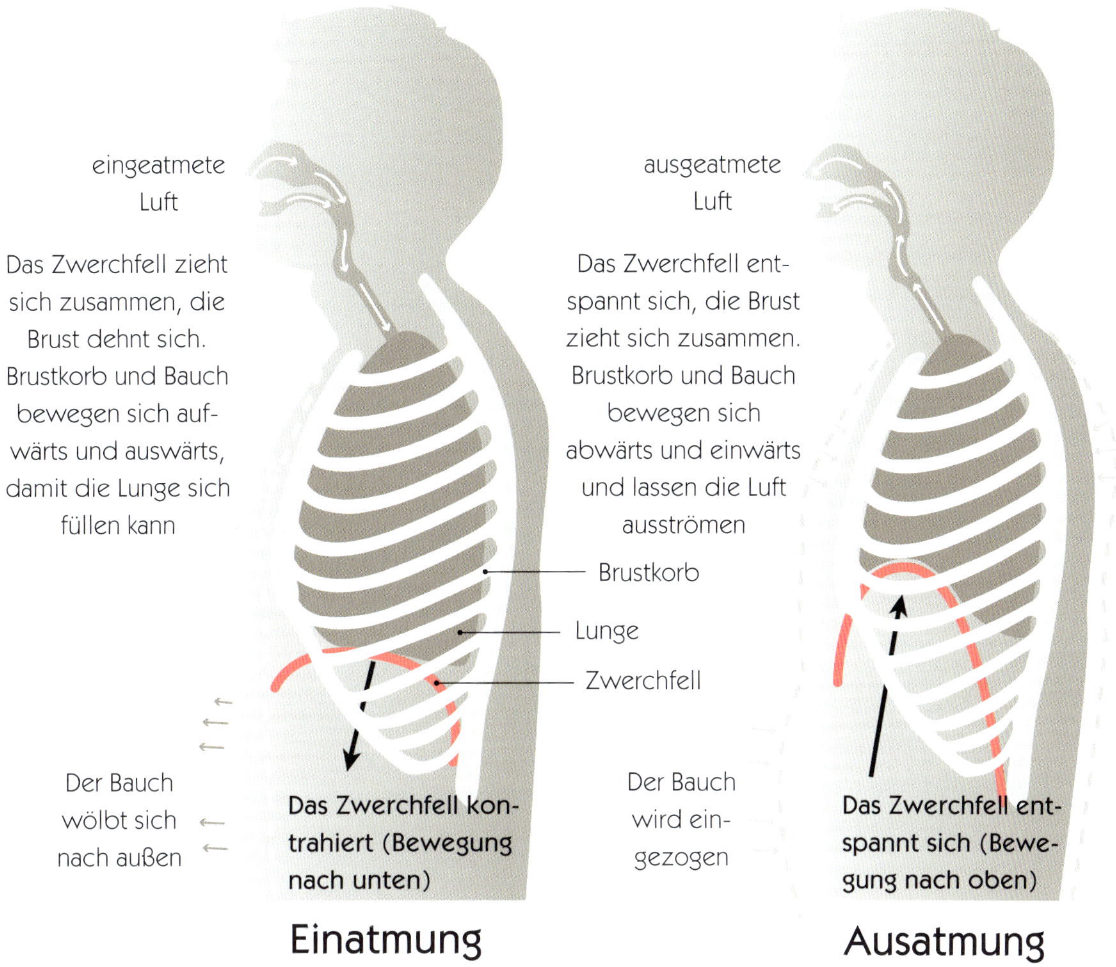

dimensionaler Muskel, der sich in alle drei Ebenen bewegen kann, aufwärts, abwärts, aber auch rundum auswärts. Beim Einatmen sollen Bauch, Flanken und Rücken, aber auch die Lunge sich dehnen. Erst dann kann die Atmung ihr volles Potenzial entfalten.

Solange wir nicht bewusst über unsere Atmung nachdenken, bewegt sich das Zwerchfell nur abwärts, wahrscheinlich um maximal einen Zentimeter. Das reicht für die normale Funktion, ist aber keineswegs optimal. Wenn wir bewusst atmen, kann sich dasselbe Zwerchfell um bis zu zehn Zentimeter nach unten dehnen. Das ist ein bemerkenswerter Unterschied, der vermuten lässt, dass eine verbesserte Atemtechnik die Sauerstoffmenge, die wir dem Körper zuführen, deutlich erhöhen könnte.

KEINE PANIK

Um zu verstehen, warum schnelle, flache Atemzüge das Gefühl hervorrufen, gestresst zu sein, müssen wir genau wissen, warum wir dem Körper Luft zuführen und sie wieder ausatmen. Die meisten glauben, dass es hierbei nur um Sauerstoff geht, aber das ist nicht die ganze Wahrheit. Natürlich dient die Atmung in erster Linie dazu, sauerstoffreiche Luft aufzunehmen, damit dieser Sauerstoff über das Blut in die Muskeln und Organe (einschließlich des Gehirns) gelangen kann. Ebenso wichtig ist jedoch, dass wir dem Körper Kohlendioxid entziehen. Wenn man die Luft anhält, steigt das Bedürfnis zu atmen rasant an, und man verspürt »Lufthunger«. Kaum jemand weiß jedoch, dass es bei diesem verzweifelten Drang zu atmen nicht um Sauerstoffknappheit geht. In Wahrheit resultiert er aus dem sich aufbauenden Kohlendioxid.

Wie bei so vielen Prozessen im Körper kommt es auch hier auf das Gleichgewicht an. Wir wollen nicht, dass sich zu viel Kohlendioxid anstaut, aber wir wollen auch nicht zu wenig davon im Körper haben. Genau das aber geschieht, wenn wir zu schnell atmen. Beim Hyperventilieren oder bei einer Panikattacke (oder bei starkem Stress) wird einem häufig etwas schwindelig, die Hände beginnen zu prickeln, manchmal kommt es auch zu Muskelkrämpfen. Solche Symptome können durch Kohlendioxidmangel ausgelöst werden, und deshalb ist es so wichtig, dass man den eigenen Atem bewusst steuern kann.

DER NASE VERTRAUEN

Die Nase lässt sich mit einem Wasserfilter vergleichen, denn sie lässt die Luft durch eine Vielzahl ausgeklügelter Filter passieren. In der Nase gibt es feine Härchen, an denen Partikel wie Staub oder Schadstoffe hängen bleiben, knöcherne Leisten mit Schwellgewebe (die Nasenmuscheln), welche an der Regulierung der Luftfeuchtigkeit beteiligt sind, sowie Enzyme in den Nasengängen, die Krankheitserreger wie Viren abtöten. Die Nasennebenhöhlen zwischen dem Gaumen und dem hinteren Bereich, wo die Nase in den Rachen übergeht, erzeugen Immunzellen zur besseren Infektabwehr. Die Nasenatmung gehört zu unseren ersten und besten Abwehrschranken gegen die Außenwelt.

Studien zufolge ist Nasenatmung wirkungsvoller als Mundatmung, denn wir können damit zehn Prozent mehr Sauerstoff ins Blut übernehmen. Außerdem können wir dadurch das äußerst wichtige Molekül Stickstoffmonoxid optimal nutzen, das mit einer verbesserten Gehirnfunktion einhergeht und die Blutgefäße erweitert. Das wiederum wirkt sich positiv auf den Blutdruck aus und kann ein Stück weit der männlichen Impotenz entgegenwirken. Hinzukommt, dass Nasenatmung die Kommunikation der Gehirnzellen unterstützt, die Schlafqualität verbessert und Entzündungen zurückdrängt. Viele verschreibungspflichtige Medikamente wie blutdruckregulierende Arzneimittel oder Potenzmittel wie Viagra nutzen diese Signalwege. Wir können ohne jegliche Nebenwirkungen kostenlos sofort loslegen, indem wir einfach darauf achten, durch die Nase zu atmen.

Auch anatomisch ist Nasenatmung der korrektere Weg, denn wir schonen auf diese Weise die Schulter- und Nackenmuskulatur, die nicht dazu geschaffen ist, längere Zeit unsere Atmung zu unterstützen, und deshalb leiden kann. Wenn wir durch die Nase atmen, senkt sich automatisch das Zwerchfell ab, und obendrein steigt dadurch die Aktivität in Hippocampus und Amygdala, einem Teil des Gehirns, der für die Emotionsregulierung und den Umgang mit Furcht zuständig ist. Insofern könnte Nasenatmung ein wichtiger Faktor sein, um Stress zu bekämpfen und die Resilienz zu verbessern.

Das Atmen durch den Mund hingegen hat sich besonders für die Nacht als sehr schädlich erwiesen. Einer meiner Patienten wachte regelmäßig unausgeschlafen und mit trockenem Mund auf. Um endlich durch die Nase zu atmen, klebte er sich kurzerhand den Mund zu! Erstaunlicherweise schlief er danach deutlich besser, was seiner Gesundheit und seinem Angstpegel sehr zugutekam. Einer meiner Freunde konnte ähnliche Erfolge erzielen, ohne den Mund zuzukleben. Er konzentriert sich einfach tagsüber darauf, durch die Nase zu atmen, und das hat sich automatisch auf seine nächtliche Atmung übertragen. Viele Menschen profitieren auch davon, ihre Nasenwege über Nasenspülungen, isotonische Kochsalzlösung und Nasenpflaster zu öffnen. Falls Sie diesbezüglich aktiv werden möchten, sollten Sie die verschiedenen Optionen mit Ihrem Arzt oder Zahnarzt besprechen.

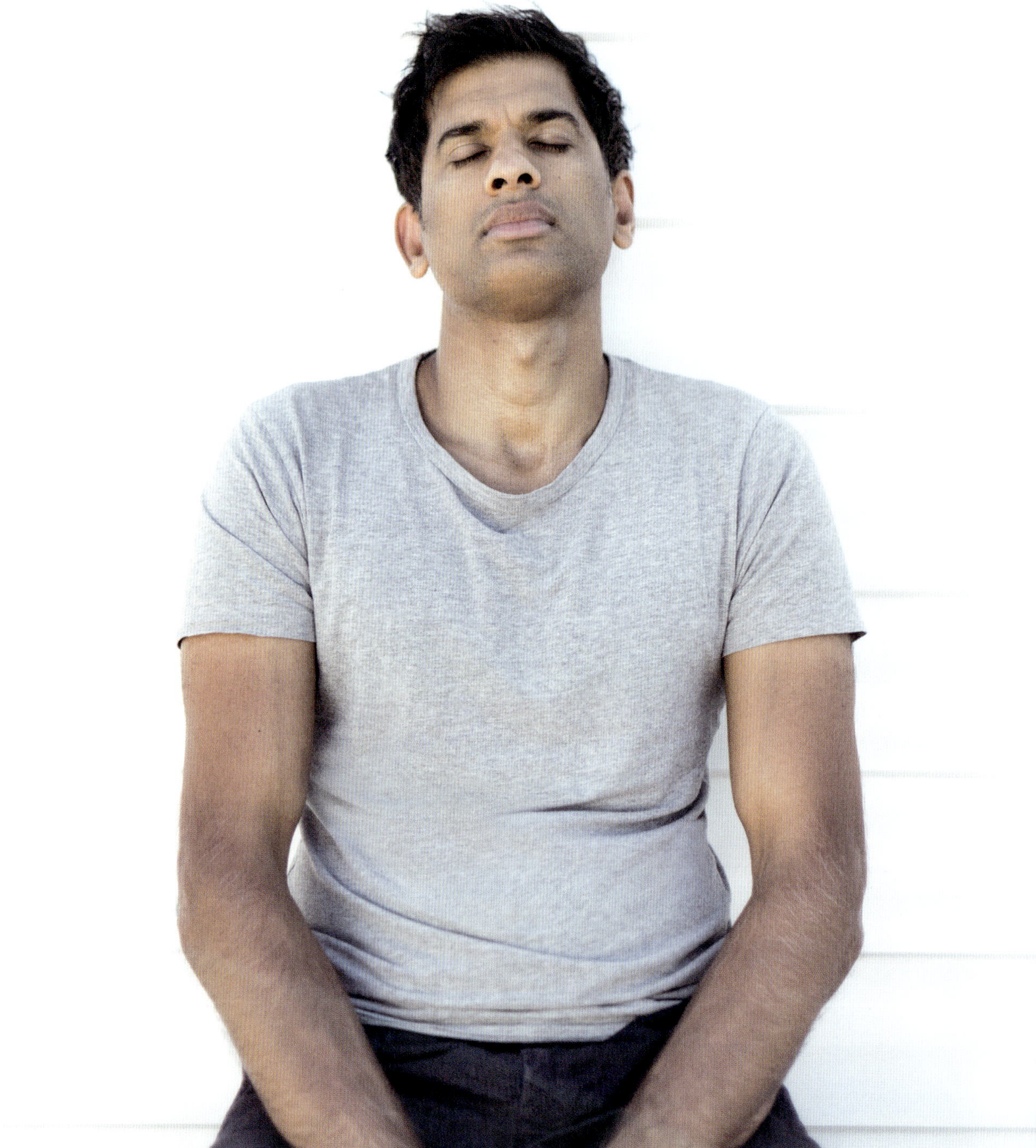

Sechs Vorteile der Nasenatmung

Rechnen Sie mit folgenden Verbesserungen:

1. bessere Laune, mehr psychische Stabilität
2. Aktivität des Ruhemodus wird verstärkt
3. bessere Schlafqualität
4. das Blut nimmt mehr Sauerstoff auf
5. bessere Sauerstoffversorgung der Zellen
6. Stresspegel geht zurück

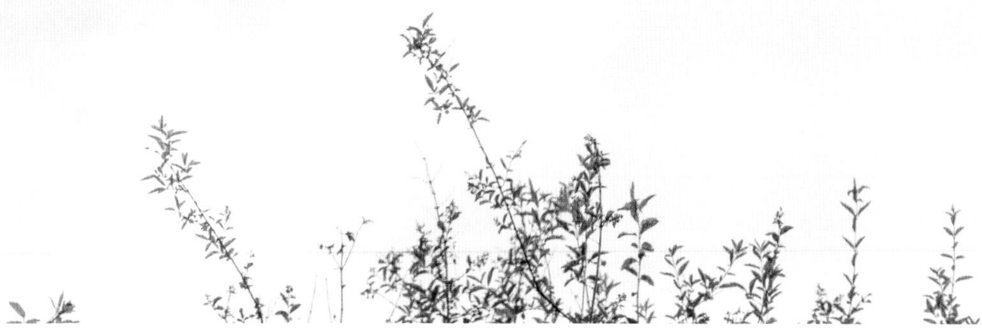

ATMEN WIE EIN YOGI

Yoga ist weit mehr als ein Körpertraining. Viele traditionelle Yoga-Formen legen großen Wert auf die Macht des Atmens. Der Niederländer Wim Hof, der auch als »The Iceman« bekannt ist, hat aus solchen Praktiken viel gelernt. Hof hat einige wirklich bemerkenswerte Dinge geleistet. Zum Beispiel ist er einen Großteil des Mount Everest hinaufgerannt, ist in vereisten Seen geschwommen und hat in Shorts einen Marathon am Polarkreis absolviert. Unter anderem ließ er sich Lipopolysaccharide injizieren (siehe Seite 139), die für den Körper extrem gefährlich sein können, bekam aber keinen septischen Schock (wie jeder normale Mensch), sondern kontrollierte seine Immunreaktion über die Atmung.

2017 bekam ich in Kalifornien Gelegenheit, Wim Hof auf einem Vortrag zu erleben. Er ließ das gesamte Publikum – auch mich – eine seiner Atemtechniken ausprobieren und versprach uns, dass wir danach drei Minuten die Luft anhalten könnten. Ich dachte: »Unmöglich. Vergiss es!«, doch eine halbe Stunde später war ich nicht nur dazu in der Lage, sondern es gelang mir mühelos. Genau wie den 200 übrigen Anwesenden.

Wim forderte uns auf, immer wieder tief ein- und auszuatmen. Wir sollten jedes Mal so viel Luft einatmen und ausatmen wie nur möglich. Nach fünf oder sechs Minuten sollten wir dann vollständig ausatmen und dann einfach aufhören und nicht wieder einatmen. Er stoppte die Zeit, und die meisten konnten etwa zwei Minuten lang die Luft anhalten. Wir wiederholten die vollständige Abfolge noch zwei Mal, und am Ende hielten alle volle drei Minuten die Luft an. Ein Video von dieser Technik finden Sie auf meiner Website unter drchatterjee.com/wimhoffbreathing.

Auch auf Schmerzen können sich Yoga-Atemübungen erstaunlich positiv auswirken. Eine 60 Jahre alte Patientin von mir kämpft seit Jahren mit chronischen Schmerzen und brauchte leider so viele Opiate, dass sie inzwischen davon abhängig ist. Als ich ihr endlich klarmachen konnte, dass sie damit ihr Leben in Gefahr brachte, reagierte sie mit Depressionen und Angst, denn sie war davon überzeugt, ohne diese Medikamente nicht zurechtzukommen. Daraufhin schickte ich sie zu einer erfahrenen Yoga-lehrerin. Wenn heute die Schmerzen unerträglich werden, kann sie sich durch fünf Minuten Tiefenatmung erhebliche Erleichterung verschaffen. Auch dank dieser Intervention kommt sie inzwischen ohne Opiate aus und ist deutlich glücklicher als in den Jahren zuvor.

WECHSELATMUNG

Nadi Shodhana zählt zu den ältesten Atemtechniken im Yoga. Im Grunde ist es einfach: Man atmet erst durch das eine Nasenloch aus und wieder ein und dann durch das andere Nasenloch aus und wieder ein (genauere Erklärungen siehe Seite 247). Von der gesundheitsfördernden Wirkung des *Nadi Shodhana* profitieren Yogis seit Jahrhunderten, doch die moderne Wissenschaft ist erst seit kurzem klüger. 2011 stellte eine kleine Studie fest, dass schon nach sechs Wochen täglichem 30-minütigen Üben Puls und Blutdruck zurückgehen und die Lungenkapazität steigt. Eine andere Studie fand heraus, dass die Stressreaktion des Körpers signifikant davon beeinflusst wird, durch welches Nasenloch wir einatmen. Offenbar kann das Einatmen durch das linke Nasenloch zur Beruhigung beitragen, weil dabei Puls und Blutdruck absinken.

Das sind natürlich nur erste, kleine Studien, die nicht den Goldstandard erfüllen, den wir anlegen, um solche Thesen als bewiesen zu betrachten. Andererseits existieren diese Atemtechniken seit Jahrtausenden. Ich selbst registriere, dass sich durch das Üben mein Stresspegel verändert, und Familienmitglieder und Patienten erzählten Vergleichbares. Wenn Sie also erschöpft, überlastet und ausgelaugt sind, könnten solche Übungen sehr wohl zur Entspannung beitragen und dem Körper die nötigen Informationen liefern, um in den Ruhezustand zu schalten. Da es keinerlei Nachteile gibt, rate ich dazu, es einfach mal auszuprobieren – vielleicht hilft es ja! Möglicherweise können Sie Atemübungen auch in Ihre Morgenroutine einbauen (siehe Seite 67).

MEDITATION

Meditation ist die bekannteste und vermutlich effektivste Form von Atemübungen.

Ich persönlich stelle fest, dass Meditieren mich meine Probleme und Stressquellen sehr viel klarer erkennen lässt. Es ist, als würde ich dabei zu einem unbeteiligten Außenstehenden, der all den »Lärm« als das erkennen kann, was er ist – häufig ein selbst erzeugtes Getöse, das in erster Linie in meinem Kopf existiert. Das Dumme ist, dass dieser Lärm leicht unser Selbstbild dominieren kann. Regelmäßiges Meditieren kann dazu beitragen, sich aus dem eigenen Stressökosystem zu lösen und besser zu erkennen, was tatsächlich in Ihrem Leben abläuft. An die Stelle des ungefilterten Erlebens »Ich bin so gestresst« tritt ein Gedanke wie: »Ich registriere, dass es in meinem Leben im Moment viel Stress gibt.« Das ist ein subtiler, aber absolut entscheidender Perspektivwechsel. Der Stress wird dabei zu etwas, das nur vorübergehend vorliegt, ein Gedanke, ein Gefühl oder ein Umstand, der verstreicht, nicht etwas, das Sie überwältigt und Ihr Leben definiert.

Zahlreiche Studien bestätigen, wie gut Meditation gegen Stress, Angst und Depressionen hilft. Andere Untersuchungen melden, dass Meditieren den Blutdruck senken und die Immunfunktion verbessern kann. Eine Arbeit kam zu dem Ergebnis, dass atmungsorientiertes Meditieren Menschen mit starken Depressionen helfen konnte, die auf Antidepressiva nicht ansprachen; eine andere fand heraus, dass Meditieren die Auswirkungen von Schlafmangel abfedern kann. Darüber hinaus kann Meditation das Wachstum von grauen Zellen und Nervenzellen im Gehirn unterstützen und die Aktivität in der Amygdala herabsetzen. Für jeden, der ein ruhigeres Leben führen möchte, ist das eine echte Hilfe.

Mögliche Vorteile des Meditierens:

- Blutdruck geht zurück
- Stresspegel sinkt
- weniger Angst
- stabilere Psyche
- bessere Konzentration, mehr Zielstrebigkeit
- verbesserte Immunfunktion
- insgesamt mehr Energie
- weniger Grübeln über negative Aspekte

FÜNF-MINUTEN-MEDITATION

Es gibt viele Meditationsformen. Einige sind atmungsbetont, viele andere nicht. Am besten experimentieren Sie mit verschiedenen Methoden herum, bis Sie etwas finden, das Ihnen zusagt. Manchmal helfen anfangs Meditations-Apps wie *Calm* oder *Headspace,* aber das liegt nicht jedem. Praktizieren Sie die gewählte Methode jedoch unbedingt jeden Tag für fünf Minuten und verzichten Sie dabei bewusst auf alle Erwartungen. Sie brauchen sich lediglich jeden Tag zur selben Zeit fünf Minuten für Ihre Meditation hinzusetzen.

Bitte wählen Sie dafür einen ruhigen Ort, an dem Sie bequem sitzen können. Wenn es Ihnen schwerfällt, dabei den Rücken gerade aufzurichten – lassen Sie es! Zu Beginn Ihres Übens dürfen Sie gern auf Ihre Bequemlichkeit achten, damit Sie nicht fünf Minuten völlig verspannt dasitzen und durch den ständigen Versuch abgelenkt werden, Ihre Haltung beizubehalten. Wenn die Gedanken dabei nicht zur Ruhe kommen, schadet das nichts. Viele Menschen denken, das würde bedeuten, dass sie es »nicht richtig machen«. Aber das stimmt nicht. Es zeigt lediglich, womit das Gehirn gerade beschäftigt ist. Bei regelmäßigem Üben wird sich das verändern. Immerhin wird Ihnen bewusst, dass Ihr Gehirn aktiv ist – gestern waren Sie vermutlich noch nicht so weit.

Registrieren Sie bitte, wie es Ihnen vor und nach dem Üben geht, auch wenn nicht alle Veränderungen gleich offensichtlich sind. Häufig stellen sich die positiven Folgen erst im Tagesverlauf ein – mehr Energie, bessere Konzentration, weniger Angst und das Gefühl, dass es Ihnen grundsätzlich gutgeht.

Die Kunst der Meditation ist so schwer wie ein Marathonlauf. Sie erfordert regelmäßiges Üben und viel Geduld. Lassen Sie sich davon nicht abschrecken. Ich bitte nur um fünf Minuten am Tag. Das ist ein guter Anfang und eine so niedrige Hürde, dass Sie diese sehr wahrscheinlich bewältigen können (was wiederum die Motivation hebt). Für viele meiner Patienten ist Meditieren das perfekte Mittel gegen den Dauerstress des 21. Jahrhunderts, und das tägliche Üben hat ihr Leben verwandelt. Worauf warten Sie noch?

Meine Patientin Jenny war 32 Jahre alt und arbeitete als Arztsekretärin in einem Krankenhaus, wo viel Hektik herrschte. Sie stand stark unter Druck und empfand insbesondere in Besprechungen unter den Kollegen häufig Angst. Einige Male war sie kurz vor einer Panikattacke. Verständlicherweise machte sie sich Gedanken, wie solche Reaktionen sich auswirken könnten, und hatte Angst, ihren Job zu verlieren. Diese Angst und Sorge wiederum beeinträchtigten ihr Familienleben.

Ich legte ihr eine regelmäßige Atemübung ans Herz. Sie wählte zwei Punkte aus meinem Angebot: Abwechselnd durch beide Nasenlöcher atmen sowie die 3-4-5-Atmung. Das übte sie gleich morgens, aber auch abends, wenn sie nach Hause kam. An besonders stressigen Arbeitstagen zog sie sich zwischendurch in ein leeres Besprechungszimmer zurück und machte zehn Minuten lang eine der beiden Übungen. Der Unterschied war frappierend. Sie fühlte sich leistungsfähiger, und die Angst ließ nach. Das wiederum verbesserte ihr Selbstvertrauen und ihre Arbeitsleistung. Mir fällt keine einfachere, preiswertere und nebenwirkungsärmere Behandlungsform ein.

DIE TÄGLICHE ATEMÜBUNG

Bitte gehen Sie die Techniken auf den nächsten zwei Seiten durch und wählen Sie einen oder zwei Punkte, die Sie ansprechen. Mindestens eine dieser Methoden sollten Sie täglich durchführen. Schon eine Minute konzentriertes, bewusstes Atmen pro Tag kann viel bewirken.

Besonders wertvoll sind Atemübungen für Menschen, denen Meditieren eher schwerfällt. Sie müssen nicht jedes Mal dasselbe machen. Probieren Sie herum. Hören Sie auf Ihren Körper. Experimentieren Sie. Ich bin sicher, dass Sie schon nach wenigen Tagen eine Technik gefunden haben werden, die Ihnen zusagt.

ATEMTECHNIKEN

EINE MINUTE, SECHS ATEMZÜGE. Neue Gewohnheiten einzuüben ist schwer, darum fangen wir einfach an. Für diese Übung müssen Sie lediglich eine Minute reservieren, in der Sie bewusst sechs Mal atmen. Jeder Atemzug (Einatmen und Ausatmen) soll also etwa zehn Sekunden dauern. Verwenden Sie dafür einen Timer oder eine Uhr mit Sekundenzeiger. Wenn Sie solche Übungen noch nie gemacht haben, fallen Ihnen acht Atemzüge pro Minute anfangs vermutlich leichter. Im Idealfall machen Sie diese Übung einmal gleich morgens nach dem Aufstehen, einmal nach dem Mittagessen und einmal abends vor dem Schlafengehen. Sie lässt das Herz langsamer schlagen, aktiviert den Ruhemodus und ersetzt viel von den schlechten Informationen durch wohltuende. Schon mit nur 60 Sekunden am Morgen achten Sie den ganzen Tag über besser auf Ihren Atem.

3-4-5-ATMUNG. Diese Übung eignet sich ausgezeichnet für Patienten, die angst- oder stressempfindlich sind. Einfacher geht es nicht: Drei Sekunden einatmen, vier Sekunden den Atem anhalten, fünf Sekunden ausatmen. Wenn das Ausatmen länger dauert als das Einatmen, geht die Aktivierung des Stressmodus zurück, und der Körper wird ermuntert, auf den Ruhemodus umzuschalten. Wiederholen Sie die Übung mehrfach oder nehmen Sie sich dafür fünf Minuten Zeit. Hören Sie auf Ihren Körper. Er signalisiert, was Ihnen guttut.

QUADRAT-ATMUNG. Diese Übung ist jederzeit möglich. Meine Patienten berichten jedoch, dass sie abends besonders gut wirkt. Sie atmen vier Sekunden ein, halten vier Sekunden die Luft an, atmen vier Sekunden aus und warten vor dem nächsten Einatmen vier Sekunden. Die Quadrat-Atmung trägt zum Stressabbau bei, beruhigt das Nervensystem und löst das Gehirn von ablenkenden Gedanken. Angeblich halten Navy Seals damit ihren Stress im Zaum.

NADI SHODHANA. Abwechselnd durch beide Nasenlöcher zu atmen kann sowohl Energie schenken als auch das Einschlafen fördern (siehe Seite 241). Setzen Sie sich bequem und mit entspannten Schultern hin. Halten Sie mit dem rechten Daumen das rechte Nasenloch zu und atmen Sie vollständig durch das linke Nasenloch aus. Atmen Sie durch das linke Nasenloch wieder ein und zählen Sie dabei bis vier. Legen Sie nun den Ringfinger und den kleinen Finger der rechten Hand auf das linke Nasenloch, um es zu schließen. Lösen Sie den rechten Daumen, atmen Sie durch das rechte Nasenloch aus und zählen Sie dabei bis vier. Am Ende lassen Sie die Finger, wo sie sind, atmen durch das rechte Nasenloch wieder ein und zählen dabei bis vier. Den Daumen wieder auf das rechte Nasenloch legen und durch die linke Seite ausatmen. Das ist eine komplette Runde.

Beginnen Sie mit zehn Runden. Sobald Sie die Übung gut beherrschen, können Sie sie ausbauen.

KAPALABHATI. Der Feueratem mit aktiver Zwerchfellbeteiligung ist eine ziemlich intensive Übung, die schnell Energie bereitstellt. Beim tiefen Einatmen durch die Nase dehnt sich der Bauch. Beim Ausatmen ziehen Sie den Bauchnabel aktiv und mit Kraft in Richtung Wirbelsäule. (Hilfreich ist die Vorstellung, ihn in diese Richtung auszustoßen.) Nach jedem Ausatmen atmen Sie automatisch wieder ein, wenn sich der Bauch wieder dehnt. Machen Sie zehn bis 20 solcher Atemzüge und achten Sie darauf, wie es Ihnen hinterher geht.

Diese Yogaübung sollten Sie am besten von einer zertifizierten Yoga-Lehrerin oder einem Yoga-Lehrer lernen. Sie sollte nicht auf leeren Magen durchgeführt werden und eignet sich nicht für Schwangere, für Patienten mit einem Stent oder Herzschrittmacher, mit Epilepsieneigung sowie bei oder nach Hernien.

Videoanleitungen zu diesen Atemübungen finden Sie auf drchatterjee.com/breathing.

ATEM IST LEBEN

Atmen ist das Erste, was wir tun, wenn wir auf die Welt kommen, und das Letzte, was wir tun, ehe das Herz seinen Dienst einstellt. Es ist die einfachste und doch grundlegendste menschliche Handlung und versorgt Körper und Gehirn mit Energie. Nur dank der Atemluft schlägt unser Herz.

Allein über bewusstes Atmen können wir Stress kontrollieren. Stress und Atmung sind unmittelbar miteinander verknüpft, und schon mit wenigen Minuten bewusstem Atmen am Tag vermitteln Sie Gehirn und Körper, dass das Leben in ruhigen Bahnen verläuft. Wenn Sie sich intensiv auf Ihren Atem konzentrieren, erzeugen Sie eine Oase der Ruhe, eine Art Kraftfeld, in dem die Mikrostressdosen keine Macht haben.

Bitte hören Sie jetzt auf zu lesen und legen Sie das Buch aus der Hand. Eine Minute sollen Sie nur atmen. Vier Sekunden einatmen, vier Sekunden halten, vier Sekunden ausatmen, vier Sekunden halten. Und vier Mal wiederholen.

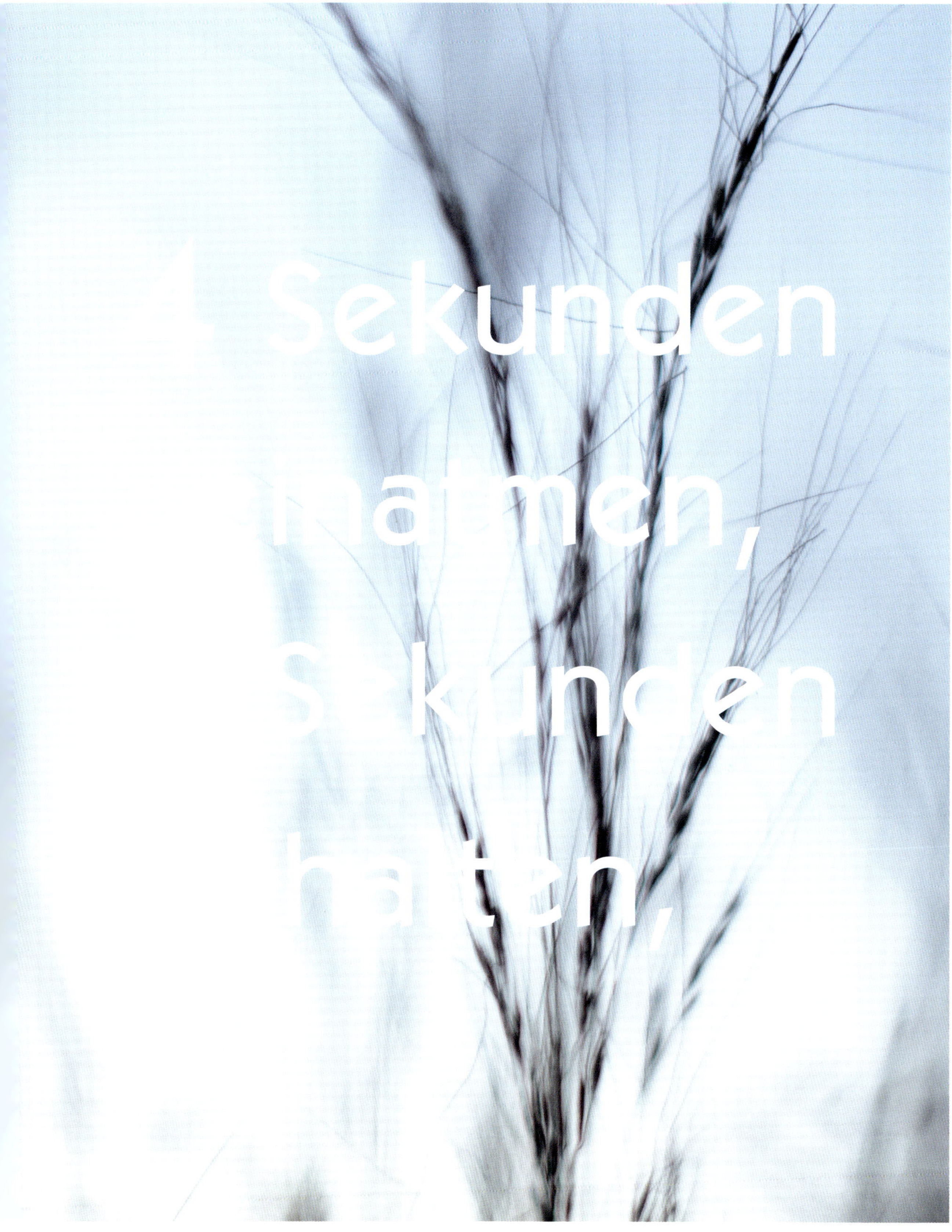
Sekunden
natmen,
Sekunden
halten,

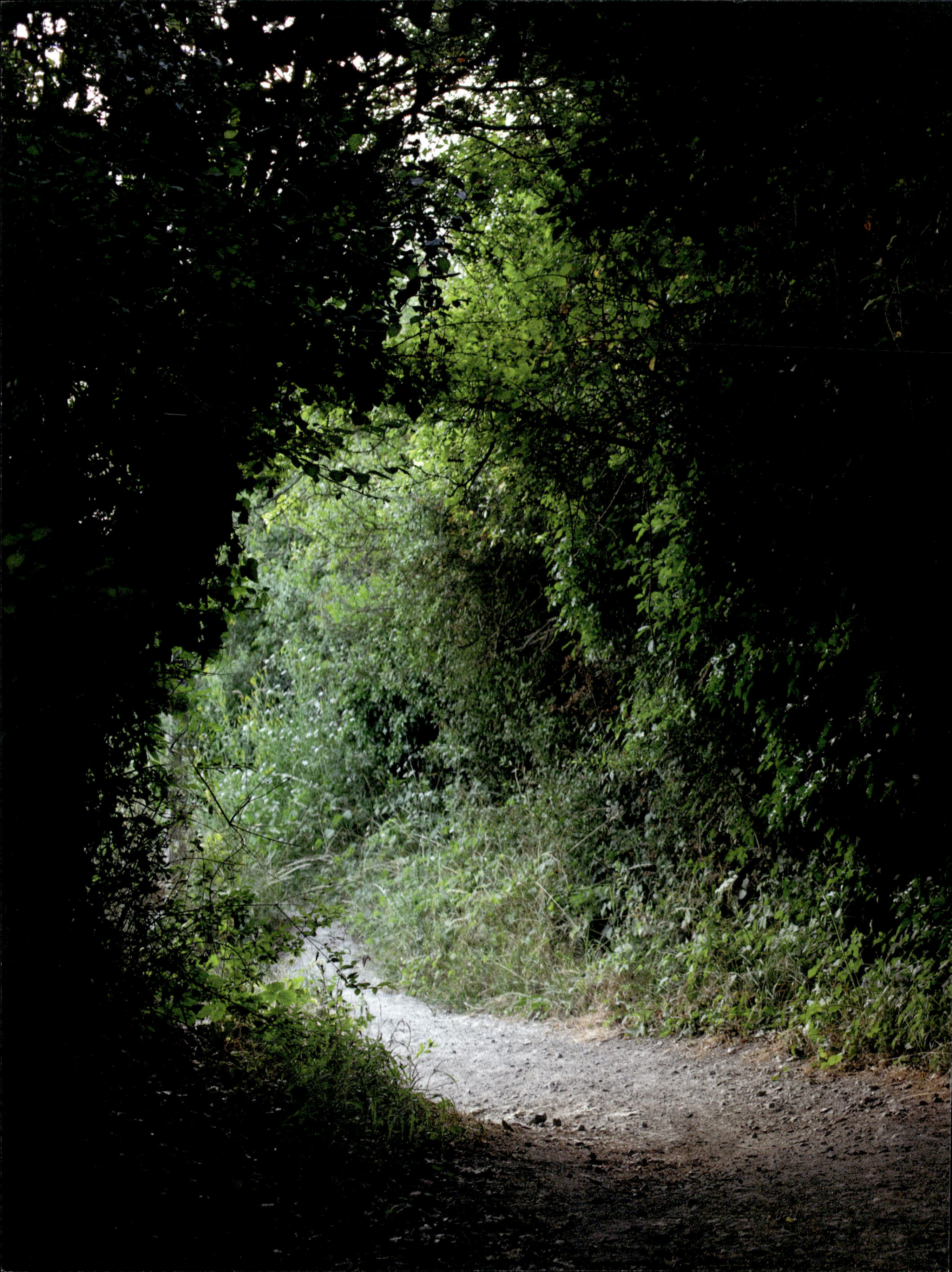

4 Sekunden ausatmen, 4 Sekunden halten

(4 Mal wiederholen)

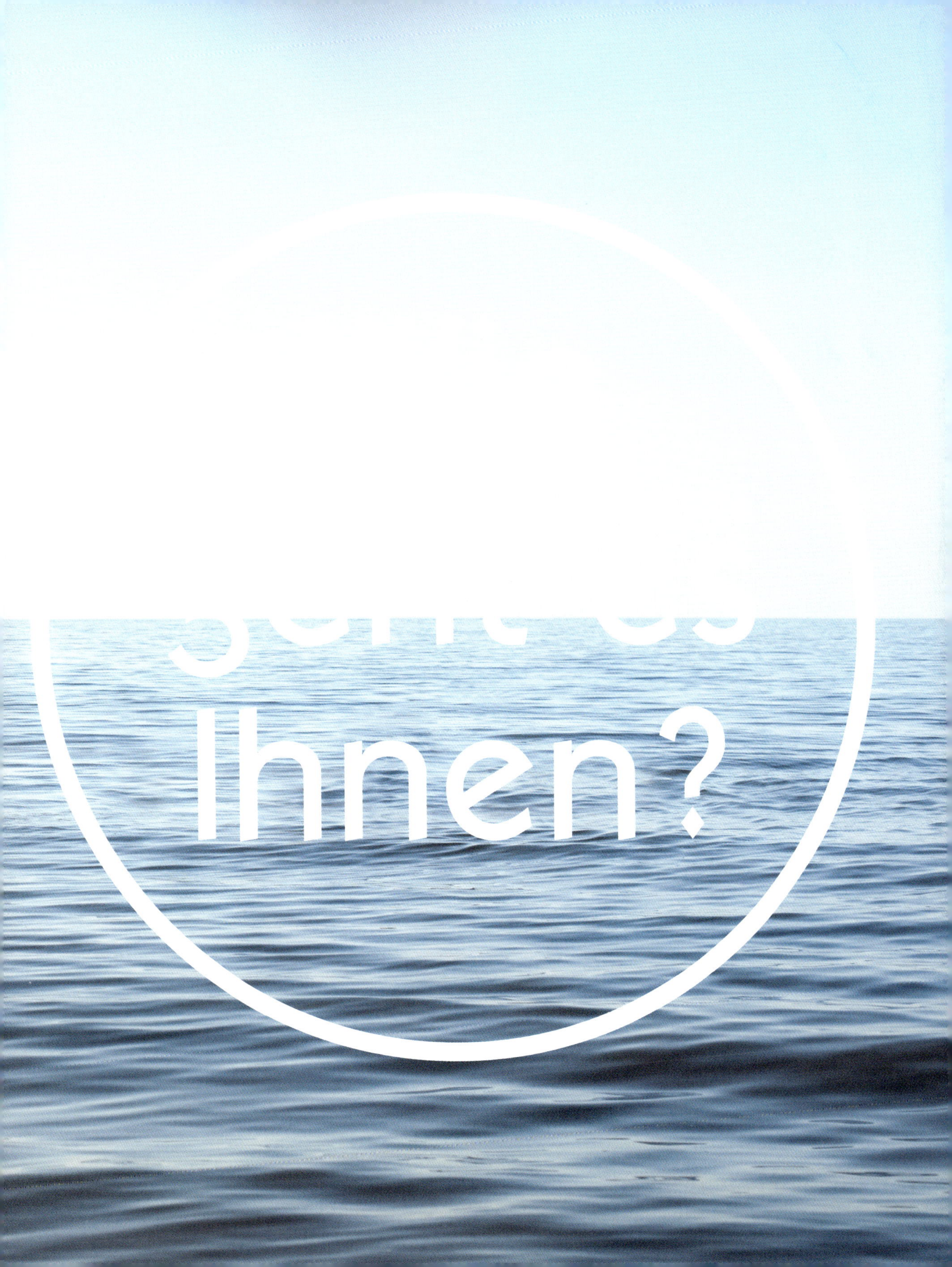
Ihnen?

ZUM ABSCHLUSS

Mein Kruschtelregal ist ein echtes Problem, weil ich es so lange nicht angerührt habe, dass es mich jetzt überwältigt. Das kann ich nur angehen, indem ich es nicht als eine große Aufgabe betrachte, die ich erledigen muss, sondern mir bewusst mache, dass ich es in eine Vielzahl kleinerer Aktionen zerlegen kann. Ich muss den linken Handschuh zu seinem rechten Gegenstück packen, den Pass in den Schrank legen und den Golfball in die Kiste im Schuppen. Ganz einfach. Und schon ist das Regal wieder leer.

Mit dem Stress im Leben ist es genauso. Nachdem Sie dieses Buch gelesen haben, verstehen Sie hoffentlich besser, was Stress in Wahrheit ist, und erkennen, wo er überall lauert. Mikrostress stürmt unablässig und von allen Seiten auf Sie ein – dagegen kann ich nichts tun. Ich kann aber dazu beitragen, sich besser dagegen zu wappnen.

Die wohl wichtigsten Maßnahmen aus diesem Buch sind zweifellos die Kernelemente des L. I. V. E.-Konzepts (siehe Seite 71). Ein Leben ohne Sinn und Zweck ist ein massiver Stressfaktor. Mit diesem Thema sollten Sie sich daher umgehend auseinandersetzen. Ab diesem Moment werden Sie die übrigen Empfehlungen deutlich leichter umsetzen können. Aber natürlich müssen Sie keineswegs *alles* machen. Es geht nicht um Perfektion, sondern darum, alle Säulen gleichermaßen zu entwickeln.

Sie halten mit diesem Buch eine Schatzkiste voller wirkungsvoller Methoden in den Händen, und das meiste ist kostenlos und einfach. Wenn Sie genug davon wirklich umsetzen, werden Sie irgendwann zum Anti-Stress-Helden (oder zur Heldin), weil Sie ein Kraftfeld innerer Ruhe aufgebaut haben, mit dem Sie bestens gegen alltäglichen Mikrostress gewappnet sind.

Aber Sie müssen irgendwo anfangen. Nicht jede Seite dieses Buches dürfte für Ihr Leben relevant sein, doch ich möchte Sie bitten, nun eine Methode herauszupicken, die Sie auf Anhieb angesprochen hat. Etwas, das tief in Ihnen etwas zum Schwingen brachte und Sie denken ließ: »Das könnte ich gleich machen.« Vielleicht war das etwas ganz Einfaches – die Hand des Partners halten, 60 Sekunden bewusst atmen, Kerzen anzünden. Das spielt keine Rolle. Ihre Welt wird nicht von den Büchern geformt, die Sie lesen, sondern von Ihrem Handeln. Dieses einfache Ritual ist Ihr erster Schritt.

Gehen Sie ihn.

QUELLEN UND WEITERFÜHRENDE LITERATUR

EINLEITUNG

Aditi Neurkar et al., »When Physicians Counsel About Stress: Results of a National Study«, 14 January 2013, https://jamanetwork.com/journals/jamainternalmedicine/fullarticle/1392494

SINNFRAGE

R. Cohen, C. Bavishi and A. Rozanski, »Purpose in Life and Its Relationship to All-Cause Mortality and Cardiovascular Events: A Meta-analysis«, February-March 2016, https://www.ncbi.nlm.nih.gov/pubmed/26630073

Andrew Steptoe, Angus Deaton and Arthur Stone, »Subjective Wellbeing, Health, and Ageing«, 5 November 2014, https://www.thelancet.com/journals/lancet/article/PIIS0140-6736(13)61489-0/fulltext

Pia Hedberg et al., »Depression in Relation to Purpose in Life Among a Very Old Population: A Five-Year Follow-up Study«, August 2010, https://www.ncbi.nlm.nih.gov/pubmed/20686985

Arlene D. Turner et al., »Is Purpose in Life Associated with Less Sleep Disturbance in Older Adults?«, 10 July 2017, https://sleep.biomedcentral.com/articles/10.1186/s41606-017- 0015-6

GELASSENHEITSRITUALE

Michael D. Wood et al., »Buffering Effects of Benefit Finding in a War Environment«, 4 March 2011, https://www.tandfonline.com/doi/abs/10.1080/08995605.2010.521732

J. David Cresswell et al., »Affirmations Improve Student Performance in Undergraduates«, 1 May 2013, http://journals.plos.org/plosone/article?id=10.1371/journal.pone.0062593

Jeremy P. Jamieson, Matthew K. Nock and Wendy Berry Mendes, »Reappraising Stress Reduces Heart Rate«, 26 September 2011, https://www.ncbi.nlm.nih.gov/pmc/articles/PMC3410434/

Xianglong Zeng et al., »Meta-Analysis of Loving Kindness Meditation«, 3 November 2015, https://www.ncbi.nlm.nih.gov/pmc/articles/PMC4630307/

ZEIT FREISCHAUFELN

Grant Hilary Brenner, »Your Brain and Creativity«, 22 February 2018, https://www.psychologytoday.com/gb/blog/experimentations/201802/your-brain-creativity

BEZIEHUNGEN

BERÜHRUNGEN ZULASSEN

C. D. Walker, »Maternal Touch and Feed as Critical Regulators of Behavioural and Stress Responses in the Offspring«, November 2010, https://www.ncbi.nlm.nih.gov/pubmed/20862707

M. W. Kraus, C. Huang and D. Keltner, »Tactile Communication, Co-operation, and Performance: An Ethological Study of the NBA«, October 2010, https://www.ncbi.nlm.nih.gov/pubmed/21038960

Mariana von Mohr, Louise P. Kirsh and Aikaterini Fotopolou, »The Soothing Function of Touch: Affective Touch Reduces Feelings of Social Exclusion«, 18 October 2017, https://www.nature.com/articles/s41598-017-13355-7

F. McGlone, J. Wessberg and H. Olausson, »Discriminative and Affective Touch: Sending and Feeling«, 21 May 2014, https://www.ncbi.nlm.nih.gov/pubmed/24853935

J. A. Leonard et al., »The Effect of Friendly Touch on the Delay of Gratification on Preschool Children«, 2014, https://www.ncbi.nlm.nih.gov/m/pubmed/24666195/

INTIME MOMENTE GENIESSEN

J. M. Twenge, R. A. Sherman and B. E. Wells, »Declines in Sexual Frequency Among American Adults, 1989-2014«, 6 March 2014, https://www.ncbi.nlm.nih.gov/pubmed/28265779

Lancet, »The Third National Survey of Sexual Attitudes and Lifestyles«, 30 November 2013, https://www.thelancet.com/journals/lancet/issue/vol382no9907/PIIS0140-6736(13)X6059-3?code=lancet-site

J. A. Coan, H. S. Schaefer and R. J. Davidson, »Lending a Hand: Social Regulation of the Neural Response to Threat«, https://www.ncbi.nlm.nih.gov/pubmed/17201784

J. D. Meeker, A. M. Calafat and R. Houser, »Urinary Bisphenol A Concentrations in Relation to Serum Thyroid and Reproductive Hormone Levels in Men from a Fertility Clinic«, 15 February 2010, https://www.ncbi.nlm.nih.gov/pubmed/20030380

J. H. Mendelson, N. K. Mello and J. Ellingboe, »Effects of Acute Alcohol Intake on Pituitary-Gonadal Hormones in Normal Human Males«, September 1977, https://www.ncbi.nlm.nih.gov/pubmed/894528

FREUNDSCHAFTEN PFLEGEN

Mental Health Foundation, »The Lonely Society?«, 2 May 2010, https://www.mentalhealth.org.uk/sites/default/files/the_lonely_society_report.pdf

L. F. Berkman and S. L. Syme, »Social Networks, Host Resistance, and Mortality: A Nine-Year Follow-up Study of Alameda County Residents«, February 1979, https://www.ncbi.nlm.nih.gov/pubmed/425958

Nicole K. Valtorta et al., »Loneliness and Social Isolation as Risk Factors for Coronary Heart Disease and Stroke: Systematic Review and Meta-Analysis of Longitudinal Observational Studies«, April 2016, https://heart.bmj.com/content/102/13/1009

George M. Slavich et al., »Neural Sensitivity to Social Rejection Is Associated with Inflammatory Responses to Social Stress«, 2 August 2010, https://www.ncbi.nlm.nih.gov/pmc/articles/PMC2930449/

KÖRPER

KANN ESSEN GLÜCKLICH MACHEN?

Lancet editorial, March 2015, https://www.thelancet.com/journals/lanpsy/article/PIIS2215-0366%2814%2900051-0/abstract?code=lancet-site

R. F. Slykerman et al., »Effect of *Lactobacillus rhamnosus* HN001 in Pregnancy on Postpartum Symptoms of Depression and Anxiety: A Randomised Double-Blind Placebo-Controlled Trial«, October 2017, https://www.ncbi.nlm.nih.gov/pubmed/28943228

A. P. Allen et al., »*Bifidobacterium longum* 1714 as a Translational Psychobiotic: Modulation of Stress, Physiology, and Neurocognition in Healthy Volunteers«, 1 November 2016, https://www.ncbi.nlm.nih.gov/pmc/articles/PMC5314114/

IN BEWEGUNG BLEIBEN

Timothy J. Shoenfeld et al., »Physical Exercise Prevents Stress-Induced Activation of Granule Neurons and Enhances Local Inhibitory Mechanisms in the Dentate Gyrus«, 1 May 2013, http://www.jneurosci.org/content/33/18/7770

Eli Puterman et al., »The Power of Exercise: Buffering the Effect of Chronic Stress on Telomere Length«, 26 May 2010, https://www.ncbi.nlm.nih.gov/pmc/articles/PMC2877102/

C. W. Janssen et al., »Whole-Body Hyperthermia for the Treatment of Major Depressive Disorder: A Randomized Clinical Trial«, 1 August 2016, https://www.ncbi.nlm.nih.gov/pubmed/27172277

RHYTHMEN NEU JUSTIEREN

Carla S. Möller-Levet et al., »Effects of Insufficient Sleep on Circadian Rhythmicity and Expression Amplitude of the Human Blood Transcriptome«, 25 February 2013, https://www.ncbi.nlm.nih.gov/pmc/articles/PMC3607048/

Seung-Schik Yoo et al., »The Human Emotional Brain Without Sleep – a Prefrontal Amygdala Disconnect«, 23 October 2017, https://www.cell.com/current-biology/fulltext/S0960-9822(07)01783-?_returnURL=https%3A%2F%2Flinkinghub.elsevier.com%2Fretrieve%2Fpii-%2FS0960982207017836%3Fshowall%3Dtrue

Anne Germain and Michael Dretsch, »Sleep and Resilience – a Call for Prevention and Intervention«, 1 May 2016, https://www.ncbi.nlm.nih.gov/pmc/articles/PMC4835317/

Tetsuya Matsubayashi, Yasayuki Sawada and Michio Ueda, »Does the Installation of Blue Lights on Train Platforms Prevent Suicide? A Before-and-After Observational Study from Japan«, May 2013', https://www.jad-journal.com/article/S0165-0327(12)00587-3/abstract

Amandine Chaix, »Time-Restricted Feeding Is a Preventative and Therapeutic Intervention Against Diverse Nutritional Challenges«, 2 December 2014, https://www.ncbi.nlm.nih.gov/pmc/articles/PMC4255155/

PSYCHE

STÄNDIG AUF EMPFANG

Holly B. Shakya and Nicholas A. Christakis, »Association of Facebook Use with Compromised Well-Being: A Longitudinal Study«, 1 February 2017, https://academic.oup.com/aje/article/185/3/203/2915143

Royal Society for Public Health Report, »#Status of Mind: Social Media and Young People's Health and Well-being« (undatiert), https://www.rsph.org.uk/our-work/campaigns/status-of-mind.html

Eric J. Vanman, Rosemary Baker and Stephanie J. Tobin, »The Burden of Online Friends: The Effects of Giving Up Facebook on Stress and Well-Being«, 9 April 2018, https://www.tandfonline.com/doi/full/10.1080/00224545.2018.1453467

Adrian F. Ward et al., »Brain Drain: The Mere Presence of One's Own Smartphone Reduces Available Cognitive Capacity«, 3 April 2017, https://www.journals.uchicago.edu/doi/abs/10.1086/691462

AUFTANKEN IN DER NATUR

A. J. Park et al., »The Physiological Effects of Shinrin-yoku (Taking in the Forest Atmosphere or Forest Bathing): Evidence from Field Experiments in 24 Forests Across Japan«, January 2010, https://www.ncbi.nlm.nih.gov/pubmed/19568835

Richard Taylor, »Fractals in Psychology and Art«, 3 February 2016, https://blogs.uoregon.edu/richardtaylor/2016/02/03/human-physiological-responses-to-fractals-in-nature-and-art/?xid=PS_smithsonian

Daniel K. Brown, Jo L. Barton and Valerie F. Gladwell, »Viewing Nature Scenes Positively Affects Recovery of Autonomic Function Following Acute-Mental Stress«, 6 April 2013, https://pubs.acs.org/doi/10.1021/es305019p

ATEMPAUSEN

Kevin Yackle et al., »Breathing Control Center Neurons That Promote Arousal in Mice«, 31 March 2017, http://science.sciencemag.org/content/355/6332/1411

Xiao Ma et al., »The Effect of Diaphragmatic Breathing on Attention, Negative Affect, and Stress in Healthy Adults«, 6 June 2017, https://www.ncbi.nlm.nih.gov/pmc/articles/PMC5455070/

Anup Sharma et al., »A Breathing-Based Meditation Intervention for Patients with Major Depressive Disorder Following Inadequate Response to Antidepressants: A Randomized Pilot Study«, January 2017, https://www.ncbi.nlm.nih.gov/pmc/articles/PMC5272872/

R. J. Davidson et al., »Alterations in Brain and Immune Function Produced by Mindfulness Meditation«, https://www.ncbi.nlm.nih.gov/pubmed/12883106

F. Kurth et al., »Brain Gray Matter Changes Associated with Mindfulness Meditation in Older Adults: An Exploratory Pilot Study Using Voxel-Based Morphometry«, https://wwww.ncbi.nlm.nih.gov/pubmed/25632405

M. K. Leung, »Meditation-Induced Neuroplastic Changes in Amygdala Activity During Negative Affective Processing«, https://www.ncbi.nlm.nih.gov/pubmed/28393652

DANK

Dass ich nur zwölf Monate nach dem ersten Buch mein zweites Buch vorlegen kann, wäre ohne die Hilfe und Unterstützung sehr vieler Menschen nicht möglich gewesen.

Ich danke Vidhaata, die mir hilft zu verstehen, wer ich wirklich bin.

Jainam und Anoushka sorgen dafür, dass ich meine Arbeit nie zu wichtig nehme, und erinnern mich täglich daran, die kleinen Freuden im Leben zu würdigen. Ihr spornt mich an, besser zu werden, und lehrt mich, ein besserer Mensch zu sein. Ihr beide seid ein besonderes Geschenk, und ich liebe euch mehr, als ich mit Worten ausdrücken kann.

Mum lehrte mich bedingungslose Liebe. Dein Drang, dich immer wieder anzutreiben und Neues auszuprobieren, inspiriert mich.

Dada, weil du immer für mich da bist.

Jeremy, Ayan und Luke danke ich für die vielen »Jamsessions« zu neuen Ideen. Ihr habt mir endlos zugehört und mich mit Feedback versorgt. Danke für eure Freundschaft.

Mike für die beständige Unterstützung und deinen Rat als Mentor.

Antony, weil du auf deine Intuition gehört hast.

Chetana und Dinesh haben mich gelehrt, wie man das Leben von einer anderen Warte aus betrachtet. Ohne es zu wissen, habt ihr viele Ideen zu diesem Buch beigesteuert.

Dhru hat die erstaunliche Fähigkeit, das Beste aus allen herauszuholen, wofür ich immer wieder dankbar bin. Du hattest großen Einfluss auf dieses Buch.

Steve und Carron, ihr zwei zählt zu den besten Freunden, die ich mir je erhoffen konnte.

Christian Platt danke ich für seine erfrischende Ehrlichkeit und Intuition. Er hat mir klargemacht, was möglich ist.

James und Dallas für die brüderliche Verbundenheit über den großen Teich.

Will Francis ist einfach der allerbeste Literaturagent. Das ist erst der Anfang.

Clare Moore danke ich fürs beständige Dranbleiben, die Bereitschaft, Neues anzugehen, und die Fähigkeit, mit einfach allem fertigzuwerden.

Ein spezieller Dank geht an Will Storr, Matthew Walker, Satchin Panda, Francis McGlone, Miguel Mateas, Alessandro Ferretti, Jodie Hawkey, Bobby Chatterjee, Ashley Tarran-Jones, Kelly Brogan, Gary Ward, Jo Murphy, Sophie, Carina und das ganze Team bei Factual.

Nirav, Antonio und das ganze Team bei Anatta: Danke für euren Rat, eure professionelle Arbeit und den Schubs aus der Komfortzone.

John und Susan, ihr habt meinen Ideen mit frischen Überlegungen und kreativem Genie unglaubliches Leben eingehaucht. Dank eurem Input kann ich weitaus mehr Menschen erreichen – danke!

Venetia, Emily, Julia, Josie, Emma, Sarah und alle übrigen Mitarbeiter von Penguin Life – es ist ein Hochgenuss, mit euch zusammenzuarbeiten. Danke, dass ihr an mich geglaubt und mich unermüdlich unterstützt habt.

Und schließlich danke ich allen, die ich je behandeln durfte. Meine Patienten und Patientinnen haben mir weitaus mehr beigebracht, als ich ihnen je erklären durfte.

REGISTER

G

H

I

K

SINNFRAGE

NOTIZEN

KÖRPER

NOTIZEN

BEZIEHUNGEN

NOTIZEN

PSYCHE

NOTIZEN

BITTE
SCHALTEN
SIE AB